全国中医药行业高等教育"十三五"规划教材
全国高等中医药院校规划教材（第十版）　配套用书

# 高等数学习题集

（新世纪第四版）

（供中医学、中西医临床医学、中药学、药学、制药工程等专业用）

主　审　周　喆（长春中医药大学）

主　编　李秀昌（长春中医药大学）

　　　　邵建华（上海中医药大学）

副主编　（以姓氏笔画为序）

　　　　白丽霞（山西中医学院）

　　　　包　红（辽宁中医药大学）

　　　　刘　欣（河北中医学院）

　　　　孙　健（长春中医药大学）

　　　　张忠文（甘肃中医药大学）

　　　　赵　莹（上海中医药大学）

　　　　胡灵芝（陕西中医药大学）

中国中医药出版社
·北京·

**图书在版编目（CIP）数据**

高等数学习题集 / 李秀昌，邵建华主编 .—4 版 .—北京：
中国中医药出版社，2016.9（2020.2 重印）
全国中医药行业高等教育"十三五"创新教材
ISBN 978 – 7 – 5132 – 3530 – 3

Ⅰ .①高…　Ⅱ .①李…　②邵…　Ⅲ .①高等数学—
中医药院校—习题集　Ⅳ .① 013 – 44

中国版本图书馆 CIP 数据核字（2016）第 160910 号

中国中医药出版社出版

北京经济技术开发区科创十三街31号院二区8号楼
邮政编码　100176
传真　010 64405750
山东润声印务有限公司印刷
各地新华书店经销

开本 787×1092　1/16　印张 11　字数 246 千字
2016 年 9 月第 4 版　2020 年 2 月第 4 次印刷
书号　ISBN 978 – 7 – 5132 –3530 –3

定价　32.00 元
网址　www.cptcm.com

社长热线　010 64405720
购书热线　010 64065415　010 64065413
微信服务号　zgzyycbs

书店网址　csln.net/qksd/
官方微博　http：//e.weibo.com/cptcm

淘宝天猫网址　http：//zgzyycbs.tmall.com

全国中医药行业高等教育"十三五"规划教材
全国高等中医药院校规划教材（第十版）配套用书

## 《高等数学习题集》编委会

# 前　言

　　为了全面贯彻落实《国家中长期教育改革和发展规划纲要（2010—2020年）》《关于医教协同深化临床医学人才培养改革的意见》，适应新形势下我国中医药行业高等教育教学改革和中医药人才培养的需要，在国家中医药管理局主持下，由国家中医药管理局教材建设工作委员会办公室、中国中医药出版社组织编写的"全国中医药行业高等教育'十三五'规划教材"（即"全国高等中医药院校规划教材"第十版）出版后，我们组织原教材编委会编写了与上述规划教材配套的教学用书——习题集和实验指导，目的是使学生对学过的知识进行复习、巩固和强化，以便提升学习效果。

　　习题集与现行的全国高等中医药院校本科教学大纲一致，与规划教材内容一致。习题覆盖教材的全部知识点，对必须熟悉、掌握的"三基"知识和重点内容以变换题型的方法予以强化。内容编排与相应教材的章、节一致，方便学生同步练习，也便于与教材配套复习。题型与各院校各学科现行考试题型一致，同时注意涵盖国家执业中医师、中西医结合医师资格考试题型。命题要求科学、严谨、规划，注意提高学生分析问题、解决问题的能力，临床课程更重视临床能力的培养。为方便学生全面测试学习效果，每章节后均附有参考答案。

　　实验指导在全国高等中医药院校本科教学大纲的指导下，结合各高等中医药院校的实验设备和条件，本着求同存异的原则，仅提供基本实验原理、方法与操作指导，相关学科教师可在实际教学活动中结合本校的具体情况，灵活变通，选择相关内容，使学生在掌握本学科基本知识、基本原理的同时，具备一定的实验操作技术和能力。

　　本套习题集和实验指导供高等中医药院校本科生、成人教育学生、执业医师资格考试人员等与教材配套学习和复习应考使用。请各高等中医药院校广大师生在使用过程中，不断总结经验，提出宝贵的修改意见，以便今后不断修订提高。

国家中医药管理局教材建设工作委员会<br>
中国中医药出版社<br>
2016 年 9 月

# 编写说明

《高等数学习题集》是全国中医药行业高等教育"十三五"规划教材《高等数学》（第十版）的配套教学用书。

在高等数学的学习过程中，不但要掌握教材中的定义、定理、性质等重要结论，还要学会解题，解题是最基本的学习方式。无论是学生数学概念的形成、数学命题的掌握、数学方法和技能技巧的获得，还是学生学习能力的培养和提高，都必须通过解题来实现。同时，解题也是评价学生知识和能力的主要手段。因此，解决问题是数学教育的核心，习题是数学教材的重要组成部分。

本习题集具有以下特点：

一、题型多样，选用方便

每章不仅对教材后的习题［习题集中计算及证明题（A）］给出了解答，而且又补充了单项选择题、填空题和判断题。在单项选择题和计算及证明题中，又给出了 B 型题，B 型题综合性更强。这样，既方便于不同层次的学生学习，又方便于教师组题出卷。

二、知识覆盖面宽，适用范围广

与教材内容相呼应，包含了一元微积分、多元微积分、微分方程、线性代数的各种习题，习题难度适当，适用于高等中医药院校各类专业的本科生使用。

三、选题典型

习题集中所选的习题均为长期工作在教学第一线的教师集数年工作经验择优选用的，因此针对性很强。尤其是有一部分题目可以一题多解，我们也不吝篇幅尽量给出多种参考答案。目的在于启发和引导学生开拓思路，以培养发散思维。

我们期望，通过平时的练习和阶段性的测验，使学生对高等数学的内容在理解、记忆、分析、归纳、推演和创新等各方面的能力都得到提高，从而全面地提高学生综合的科学素质。

　　本习题集在编写过程中参考了大量同类书刊并借鉴了同行们的经验，在此表示感谢。虽然我们对习题集进行了反复的推敲、修改，但仍难免有疏漏之处，恳请使用本书的师生和广大读者提出宝贵意见，以便再版时修订提高。

《高等数学习题集》编委会

2016 年 6 月

# 目　录

## 9　线性代数初步

## 综合测试题

# 1  函数与极限 ▷▷▷▷

## 习  题

### 一、单项选择题

(A)

1. 函数 $f(x)=\ln\dfrac{1+x}{1-x}$ 的定义域是(    ).

    A. $(-\infty,1]$          B. $[1,+\infty)$

    C. $(-\infty,1)\bigcup(1,+\infty)$      D. $(-1,1)$

2. $\lim\limits_{n\to\infty}\dfrac{3n^2}{n+2}=$(    ).

    A. $\dfrac{3}{2}$          B. $-3$          C. $0$          D. $\infty$

3. 函数 $y=|\sin 2x|$ 的最小周期是(    ).

    A. $2\pi$          B. $\pi$          C. $\dfrac{\pi}{2}$          D. $\dfrac{\pi}{4}$

4. $\lim\limits_{x\to 1}\dfrac{x^2-1}{x^2-3x+2}=$(    ).

    A. $1$          B. $2$          C. $-2$          D. 不存在

5. $\lim\limits_{x\to 0}\dfrac{\sin^2 mx}{2x^2}=$(    ).

    A. $0$          B. $\dfrac{m}{2}$          C. $\dfrac{m^2}{2}$          D. $\infty$

6. $\lim\limits_{x\to 0}\left(\dfrac{2-x}{2}\right)^{\frac{2}{x}}=$(    ).

    A. $e^{-1}$          B. $e$          C. $1$          D. $0$

7. 如果 $\lim\limits_{x\to\infty}\left(\dfrac{x+c}{x-c}\right)^{x}=6$,那么常数 $c=$(    ).

    A. $3\ln 2$          B. $\dfrac{1}{2}\ln 6$          C. $3\ln 6$          D. $e^3$

8. 函数 $f(x)=\begin{cases} x^2\sin\dfrac{1}{x} & x\neq 0 \\ 0 & x=0 \end{cases}$ 在 $x=0$ 处(　　).

　　A. 极限不存在　　　　　　　　　　　B. 极限为1

　　C. 连续　　　　　　　　　　　　　　D. 极限存在但不连续

9. 设 $f(x)=\begin{cases} \dfrac{\sin x}{2x} & x<0 \\ (1+ax)^{\frac{1}{x}} & x>0 \end{cases}$ 且 $\lim\limits_{x\to 0}f(x)$ 存在,则 $a=(　　)$.

　　A. $-\dfrac{1}{2}$　　　　　B. 2　　　　　　　　C. ln2　　　　　　　D. $-$ln2

10. 当 $x\to 1$ 时,下列变量中不是无穷小的是(　　).

　　A. $x^2-1$　　　　　　　　　　　　B. $x(x-2)+1$

　　C. $3x^2-2x-1$　　　　　　　　　　D. $4x^2-2x+1$

11. 函数 $f(x)=\begin{cases} \cos\dfrac{\pi x}{2} & |x|\leqslant 1 \\ |x-1| & |x|>1 \end{cases}$ 的间断点是(　　).

　　A. $x=1$　　　　　　B. $x=-1$　　　　　C. $x=0$　　　　　D. $x=1$ 或 $x=-1$

12. $\lim\limits_{x\to\pi}\dfrac{\sin x}{\pi-x}=(　　)$.

　　A. 1　　　　　　　　B. $-1$　　　　　　　C. 0　　　　　　　D. $\infty$

13. $\lim\limits_{x\to 0}(1-3x)^{\frac{1}{x}}=(　　)$.

　　A. $e^3$　　　　　　　B. $e^{-3}$　　　　　　C. $e^{\frac{1}{3}}$　　　　　　D. $e^{-\frac{1}{3}}$

14. $\lim\limits_{n\to\infty}\left(1+\dfrac{2}{n}\right)^{kn}=e^{-3}$,则 $k=(　　)$.

　　A. $\dfrac{3}{2}$　　　　　　　B. $\dfrac{2}{3}$　　　　　　C. $-\dfrac{3}{2}$　　　　　　D. $-\dfrac{2}{3}$

15. 函数 $y=f(x)$ 在 $x=x_0$ 点处有定义是它在该点处连续的(　　).

　　A. 必要条件　　　　B. 充分条件　　　　C. 充要条件　　　　D. 无关条件

16. 函数 $f(x)=f(x)=\begin{cases} x-1 & 0<x\leqslant 1 \\ 2-x & 1<x\leqslant 3 \end{cases}$,在 $x=1$ 处间断是因为(　　).

　　A. $f(x)$ 在点 $x=1$ 处无定义　　　　　B. $\lim\limits_{x\to 1^-}f(x)$ 不存在

　　C. $\lim\limits_{x\to 1^+}f(x)$ 不存在　　　　　D. $\lim\limits_{x\to 1}f(x)$ 不存在

17. 当 $x\to 0$ 时,下列等价无穷小错误的是(　　).

　　A. $\sin x\sim x$　　　　B. $\tan x\sim x$　　　　C. $1+\cos x\sim\dfrac{1}{2}x^2$　　　D. $e^x-1\sim x$

18. 若当 $x\to 0$ 时,$2x^2+3x^3$ 与 $\sin\dfrac{ax^2}{3}$ 为等价无穷小,则 $a=(　　)$.

　　A. 2　　　　　　　　B. 3　　　　　　　　C. 6　　　　　　　D. 1

19. $\lim\limits_{x \to 0}\left(x\sin\dfrac{1}{x} + \dfrac{1}{x}\sin x\right) = ($ ).

    A. 0            B. 1            C. 2            D. 不存在

20. $x = 0$ 是函数 $f(x) = \begin{cases} x-1 & x<0 \\ 0 & x=0 \\ x+1 & x>0 \end{cases}$ 的( ).

    A. 可去间断点     B. 跳跃间断点     C. 无穷间断点     D. 连续点

（B）

21. $y = x^2 + 1, x \in (-\infty, 0]$ 的反函数是( ).

    A. $y = \sqrt{x} - 1, x \in [1, +\infty)$         B. $y = -\sqrt{x} - 1, x \in [0, +\infty)$

    C. $y = -\sqrt{x-1}, x \in [1, +\infty)$     D. $y = \sqrt{x-1}, x \in [1, +\infty)$

22. 当 $x \to \infty$ 时,下列函数有极限的是( ).

    A. $\sin x$         B. $\dfrac{1}{e^x}$         C. $\dfrac{x+1}{x^2-1}$         D. $\arctan x$

23. 已知以下四数列.

    $(1) x_n = 2;(2) x_n = \dfrac{2}{3n+1};(3) x_n = (-1)^{n+1}\dfrac{2}{3n+1};(4) x_n = (-1)^{n-1}\dfrac{3n-1}{3n+1}$ 其中收敛

的是( ).

    A. (1)         B. (1)(2)         C. (1)(4)         D. (1)(2)(3)

24. 从 $\lim\limits_{x \to x_0} f(x) = 1$ 不能推出( ).

    A. $\lim\limits_{x \to x_0^-} f(x) = 1$         B. $\lim\limits_{x \to x_0^+} f(x) = 1$

    C. $f(x_0) = 1$         D. $\lim\limits_{x \to x_0}[f(x) - 1] = 0$

25. 当 $x \to \infty$ 时,函数 $f(x) = x + \cos x$ 是( ).

    A. 无穷小量            B. 无穷大量

    C. 有极限且极限不为 0     D. 有界函数

26. 函数 $f(x) = \dfrac{\sin x}{x} + \dfrac{e^{\frac{1}{x}}}{1-x}$ 的间断点的个数是( ).

    A. 0            B. 1            C. 2            D. 3

27. $\lim\limits_{x \to 1}\dfrac{x^2-1}{x-1}e^{\frac{1}{x-1}} = ($ ).

    A. 2                         B. 0

    C. $\infty$                       D. 不存在但也不为无穷大

28. 设函数 $f(x) = \lim\limits_{x \to \infty}\dfrac{1+x}{1+x^{2n}}$,讨论 $f(x)$ 的间断点,其结论为( ).

    A. 不存在间断点         B. 存在间断点 $x=1$

    C. 存在间断点 $x=0$         D. 存在间断点 $x=-1$

29. $f(x) = \begin{cases} \cos x - 1, & x < 0 \\ k, & x > 0 \end{cases}$，则 $k = 0$ 是 $\lim\limits_{x \to 1} f(x)$ 存在的（　　　）.

    A. 充分非必要条件          B. 必要非充分条件

    C. 充要条件                 D. 无关条件

30. 设 $\lim\limits_{x \to 0}(1 + 2x - 2x^2)^{\frac{1}{ax + bx^2}} = 2$，则 $a$、$b$ 的值分别是（　　　）.

    A. $a = 1, b = 2$               B. $a = 0, b = 2$

    C. $a = \ln 2, b = 0$           D. $a = \dfrac{2}{\ln 2}, b$ 任意值

## 二、填空题

1. 函数 $y = \dfrac{1}{\sqrt{x^2 - x - 2}} + \ln(2x - 7)$ 的定义域是（　　　　　）.

2. 已知 $f(x-1) = x^2 + 2x$，则 $f(x) = $（　　　　　）.

3. $\lim\limits_{x \to \infty} \dfrac{5x^4 - 2x^2 + 1}{7x^5 + 2x^2 + x + 3} = $（　　　　　）.

4. $\lim\limits_{x \to 0} \dfrac{\sin 5x - \sin 2x}{\sin 3x} = $（　　　　　）.

5. 设 $f(x) = \begin{cases} (1 + kx)^{\frac{m}{x}} & x \neq 0 \\ a & x = 0 \end{cases}$，若 $f(x)$ 在 $x = 0$ 处连续，则 $a = $（　　　　　）.

6. $\lim\limits_{x \to 0} \dfrac{\sin x}{x^2 - x} = $（　　　　　）.

7. 当 $x \to 0$ 时，$\tan x - \sin x$ 为 $x$ 的（　　　　　）阶无穷小量.

8. $\lim\limits_{x \to 1}(\sqrt{x} - 1)\cos \dfrac{1}{x - 1} = $（　　　　　）.

9. 设函数 $f(x) = \begin{cases} x^2 \sin \dfrac{1}{x} & x > 0 \\ a + x^2 & x < 0 \end{cases}$，则 $a = $（　　　　　）时，$\lim\limits_{x \to 0} f(x)$ 存在.

10. $a = $（　　　　　）时，使函数 $f(x) = \begin{cases} a + x & x \leqslant 0 \\ \cos x & x > 0 \end{cases}$，在 $x = 0$ 点连续.

## 三、判断题

1. 函数 $y = \sin x$ 在 $[0, \pi]$ 上单调增加.（　　　）

2. $y = x^2, x \in (0, +\infty)$ 是偶函数.（　　　）

3. $y = \dfrac{x^2 - 1}{x - 1}$ 与 $y = x + 1$ 是不相同的函数.（　　　）

4. $y = \sqrt{-u}$ 与 $u = \dfrac{1}{x^2}$ 不能复合成复合函数.（　　　）

5. 奇函数与奇函数之积仍为奇函数.（　　　）

6. 如果 $\lim\limits_{x \to x_0} f(x) = A$ 存在，那么函数 $f(x)$ 在点 $x_0$ 处一定有定义 . (　　)

7. 若 $\lim\limits_{x \to x_0} f(x)g(x) = A$ 存在，那么 $\lim\limits_{x \to x_0} f(x)$ 和 $\lim\limits_{x \to x_0} g(x)$ 一定存在 . (　　)

8. 若函数 $f(x)$ 在点 $x_0$ 处极限存在，则 $f(x)$ 在 $x_0$ 处连续 . (　　)

9. $\tan x$ 与 $\sin x$ 是 $x \to 0$ 时的等价无穷小 . (　　)

10. 无界函数一定是无穷大量 . (　　)

## 四、计算及证明题

### (A)

1. 求下列函数的定义域 .

① $y = \sqrt{1 - x^2}$；　　　　　　② $y = a\ln(bx - c)\ (ab \neq 0)$ .

2. 判断下列各对函数是否相同 .

① $f(x) = \dfrac{x}{x},\ g(x) = 1$；　　　　② $f(x) = \ln x^2,\ g(x) = 2\ln x$；

③ $f(x) = \sqrt{x^2},\ g(x) = x$；　　　　④ $f(x) = \sqrt{x^2 - 1},\ g(x) = \sqrt{x+1} \cdot \sqrt{x-1}$ .

3. 已知 $f(x) = \begin{cases} 1 + x^2 & -\infty < x \leqslant 0 \\ 2 & 0 < x < +\infty \end{cases}$，求 $f(0.5),\ f(-0.5)$ .

4. 求下列函数的反函数 .

① $y = \sqrt[3]{1 + x}$；　　　　　　② $y = \dfrac{1 - x}{1 + x}$ .

5. 已知 $f(x) = \dfrac{x}{1 + x}$，求 $f(0.5),\ f[f(x)],\ [f(x)]^2$ .

6. 某商品供给量 $Q$ 对价格 $P$ 的关系为：

$$Q = Q(p) = a + b \times c^p$$

若当 $P = 2$ 时，$Q = 30$；当 $P = 3$ 时，$Q = 50$；当 $P = 4$ 时，$Q = 90$ . 求供给量 $Q$ 对价格 $P$ 的函数关系 .

7. 把下列函数分解成若干基本初等函数 .

① $y = \arctan(x^2)$；　　　　　② $y = \sqrt{\sin x^3}$；

③ $y = e^{\sqrt{x^2 + 1}}$；　　　　　　④ $y = \ln \sin x$ .

8. 设 $f(x)$ 的定义域 $D = [0, 1]$，求下列各函数的定义域 .

① $f(x^2)$；　　　　　　　② $f(\sin x)$；

③ $f(x + a)\ (a > 0)$；　　　④ $f(x + a) + f(a - x)\ (a > 0)$ .

9. 设 $f(x) = \begin{cases} 1 & |x| < 1 \\ 0 & |x| = 1 \\ -1 & |x| > 1 \end{cases}$，$g(x) = e^x$

求 $f[g(x)]$ 和 $g[f(x)]$，并做出这两个函数的图形 .

10. 计算 $f(x) = \dfrac{x}{x}$、$g(x) = \dfrac{|x|}{x}$，当 $x \to 0$ 时的左、右极限，并说明在 $x \to 0$ 时，它们的极限是否存在.

11. 求下列极限.

① $\lim\limits_{x \to 2} \dfrac{x-1}{x+3}$；

② $\lim\limits_{x \to 3} \dfrac{x^2-2x-3}{x-3}$；

③ $\lim\limits_{x \to 0}\left(1 - \dfrac{2}{x-3}\right)$；

④ $\lim\limits_{x \to 2} \dfrac{x^2-3}{x-2}$；

⑤ $\lim\limits_{x \to 1} \dfrac{x^2-1}{2x^2+x-3}$；

⑥ $\lim\limits_{x \to 0} \dfrac{4x^3-2x^2+x}{3x^2+2x}$；

⑦ $\lim\limits_{x \to 1} \dfrac{x^2-3x+2}{1-x^2}$；

⑧ $\lim\limits_{h \to 0} \dfrac{(x+h)^3-x^3}{h}$；

⑨ $\lim\limits_{x \to 1} \dfrac{x^n-1}{x-1}$（$n$ 为正整数）；

⑩ $\lim\limits_{x \to \infty} \dfrac{2x+3}{6x-1}$；

⑪ $\lim\limits_{x \to \infty} \dfrac{1000x}{1+x^2}$；

⑫ $\lim\limits_{u \to +\infty} \dfrac{\sqrt[4]{1+u^3}}{1+u}$；

⑬ $\lim\limits_{n \to \infty} \dfrac{(n-1)^2}{n+1}$；

⑭ $\lim\limits_{x \to \infty} \dfrac{(2x-1)^{30}(3x-2)^{20}}{(2x+1)^{50}}$；

⑮ $\lim\limits_{x \to 0} \dfrac{x^2}{1-\sqrt{1+x^2}}$；

⑯ $\lim\limits_{x \to -8} \dfrac{\sqrt{1-x}-3}{2+\sqrt[3]{x}}$；

⑰ $\lim\limits_{x \to 4} \dfrac{\sqrt{2x+1}-3}{\sqrt{x-2}-\sqrt{2}}$；

⑱ $\lim\limits_{x \to 1} \dfrac{3}{1-x^3} - \dfrac{1}{1-x}$；

⑲ $\lim\limits_{x \to +\infty}(\sqrt{x^2+x+1} - \sqrt{x^2-x+1})$；

⑳ $\lim\limits_{x \to +\infty}(\sqrt{(x+p)(x+q)} - x)$；

㉑ $\lim\limits_{n \to \infty}\left(\dfrac{1}{n^2} + \dfrac{2}{n^2} + \cdots + \dfrac{n-1}{n^2} + \dfrac{n}{n^2}\right)$；

㉒ $\lim\limits_{x \to \infty} \dfrac{x^2+1}{x^3+x}(3+\cos x)$.

12. 指出下列函数在指定条件下，是否无穷小、无穷大.

① $\dfrac{1+2x^2}{x}$（$x \to 0$）；

② $\dfrac{\sin x}{x}$（$x \to +\infty$）；

③ $\lg x$（$x \to 0^+$）；

④ $2x+5$（$x \to -\infty$）；

⑤ $1-\cos 2t$（$t \to 0$）；

⑥ $2^x-1$（$x \to 0^-$）.

13. 在 $x \to 1$ 时，指出无穷小 $(1-x)^{3/2}$、$\dfrac{1-x}{1+x}$、$2(1-\sqrt{x})$ 对于 $1-x$ 的阶.

14. 已知 $y = \dfrac{px^2-2}{x^2+1} + 3qx + 5$，$x \to +\infty$，问 $p$、$q$ 取何值时，$y$ 为无穷小？$p$、$q$ 取何值时，$y$ 为无穷大？

15. 当 $x \to 0$ 时，下列无穷小量与 $x$ 相比，是什么阶的无穷小量？

① $x^3+1000x$；

② $\sqrt{1+x} - \sqrt{1-x}$；

③ $x+\sin x^2$；

④ $\sqrt{x}+\sin x$；

⑤ $\dfrac{(x+1)x}{4+\sqrt[3]{x}}$;  　　　　　⑥ $\ln(1+2x)$.

16. 设 $f(x)=\begin{cases}3x+2 & x\leqslant 0 \\ x^2+1 & 0<x\leqslant 1 \\ \dfrac{2}{x} & 1<x\end{cases}$

分别讨论 $x\to 0$ 及 $x\to 1$ 时，$f(x)$ 的极限是否存在?

17. 设 $f(x)=\begin{cases}\dfrac{1}{x^2} & x<0 \\ 0 & x=0 \\ x^2-2x & 0<x\leqslant 2 \\ 3x-6 & 2<x\end{cases}$

讨论 $x\to 0$ 及 $x\to 2$ 时，$f(x)$ 的极限是否存在? 并且求 $\lim\limits_{x\to-\infty}f(x)$ 及 $\lim\limits_{x\to+\infty}f(x)$.

18. 已知 $\lim\limits_{x\to c}f(x)=4$，$\lim\limits_{x\to c}g(x)=1$，$\lim\limits_{x\to c}h(x)=0$，求下列极限.

① $\lim\limits_{x\to c}\dfrac{g(x)}{f(x)}$;  　　　　　② $\lim\limits_{x\to c}\dfrac{h(x)}{f(x)-g(x)}$;

③ $\lim\limits_{x\to c}[f(x)\cdot g(x)]$;  　　　　　④ $\lim\limits_{x\to c}[f(x)\cdot h(x)]$;

⑤ $\lim\limits_{x\to c}\dfrac{g(x)}{h(x)}$.

19. 若 $\lim\limits_{x\to 3}\dfrac{x^2-2x+k}{x-3}=4$，求 $k$ 的值.

20. 若 $\lim\limits_{x\to 1}\dfrac{x^2+ax+b}{1-x}=5$，求 $a$、$b$ 的值.

提示:$\lim\limits_{x\to 1}(x^2+ax+b)=0$，将 $a$、$b$ 的关系式代入原式,从分子中分解出 $(x-1)$ 的因子.

21. 若 $\lim\limits_{x\to\infty}\left(\dfrac{x^2+1}{x+1}-ax-b\right)=0$，求 $a$、$b$ 的值.

提示:先通分.

22. 求下列极限.

① $\lim\limits_{x\to 0}\dfrac{\tan x-\sin x}{x}$;  　　　　　② $\lim\limits_{x\to 0}\dfrac{\sin 2x}{\sin 3x}$;

③ $\lim\limits_{x\to 0}\dfrac{x-\sin x}{x+\sin x}$;  　　　　　④ $\lim\limits_{x\to 0}\dfrac{2\arcsin x}{3x}$;

⑤ $\lim\limits_{x\to 0}\dfrac{\tan x-\sin x}{\sin^3 x}$.

23. 求下列极限.

① $\lim\limits_{x\to\infty}\left(1+\dfrac{2}{x}\right)^{2x}$;  　　　　　② $\lim\limits_{x\to\infty}\left(1-\dfrac{2}{x}\right)^{\frac{x}{2}-1}$;

③ $\lim\limits_{x\to 0}\left(\dfrac{2-x}{2}\right)^{\frac{2}{x}}$;  　　　　　④ $\lim\limits_{x\to\infty}\left(\dfrac{x-1}{x+1}\right)^{x}$;

⑤ $\lim\limits_{x \to +\infty} \left(1 - \dfrac{1}{x}\right)^{\sqrt{x}}$；

⑥ $\lim\limits_{x \to 0} \dfrac{\ln(1 + 2x)}{\sin 3x}$；

⑦ $\lim\limits_{n \to \infty} \{n[\ln(n+2) - \ln n]\}$.

24. 给 $f(0)$ 补充定义一个什么数值，能使 $f(x)$ 在点 $x = 0$ 处连续?

① $f(x) = \dfrac{\sqrt{1+x} - \sqrt{1-x}}{x}$；

② $f(x) = \sin x \cos \dfrac{1}{x}$；

③ $f(x) = \ln(1 + kx)^{\frac{m}{x}}$.

25. 求下列极限.

① $\lim\limits_{x \to 0} \dfrac{\ln(1 + x^2)}{\sin(1 + x^2)}$；

② $\lim\limits_{x \to 0} \left[\dfrac{\lg(100 + x)}{(a^x + \arcsin x)}\right]^{\frac{1}{2}}$.

**(B)**

26. 求下列函数的极限.

① $\lim\limits_{x \to a} \dfrac{\sin x - \sin a}{x - a}$；

② $\lim\limits_{x \to 0} \dfrac{\sqrt{2 + x^2} - \sqrt{2}}{1 - \cos x}$；

③ $\lim\limits_{x \to 1} x^{\frac{4}{x-1}}$；

④ $\lim\limits_{x \to \infty} \dfrac{x^2 + 1}{2x - 1} \sin \dfrac{\pi}{x}$；

⑤ $\lim\limits_{x \to 0} \dfrac{2 + e^{\frac{1}{x}}}{1 + e^{\frac{2}{x}}}$.

27. 设 $\lim\limits_{x \to -1} \dfrac{x^3 - ax^2 - x + 4}{x + 1}$ 具有极限 $L$，试求 $a$ 与 $L$ 的值.

# 参　考　答　案

## 一、单项选择题

**(A)**

1. D　2. D　3. C　4. C　5. C　6. A　7. B　8. C　9. D　10. D　11. B　12. A　13. B
14. C　15. A　16. D　17. C　18. C　19. B　20. B

**(B)**

21. 正确答案 C

原式解出：$x^2 = y - 1$　$x = -\sqrt{y-1} \ [x \in (-\infty, 0)]$　$y = -\sqrt{x-1}$

22. 正确答案 C

$\lim\limits_{x \to \infty} \sin x$ 不存在；

$\lim\limits_{x \to \infty} \dfrac{1}{e^x} = \begin{cases} 0 \\ +\infty \end{cases}$ 不存在；

$\lim\limits_{x \to \infty} \dfrac{x+1}{x^2 - 1} = 0$；

$\lim\limits_{x \to \infty} \arctan x = \begin{cases} \dfrac{\pi}{2} \ (x \to +\infty) \\ \\ -\dfrac{\pi}{2} \ (x \to -\infty) \end{cases}$

**23.** 正确答案 D

$$\lim_{x\to\infty}2=2;\lim_{x\to\infty}\frac{2}{3n+1}=0;\lim_{x\to\infty}(-1)^{n+1}\frac{2}{3n+1}=0;\lim_{x\to\infty}(-1)^{n+1}\frac{3n-1}{3n+1}不存在.$$

**24.** 正确答案 C

因为$\lim_{x\to x_0}f(x)=1$存在,所以左右极限都存在,A、B、D 都是正确的.

**25.** 正确答案 B

$$\lim_{x\to\infty}(x+\cos x)=\infty$$

**26.** 正确答案 C

当$x=0,x=1$时,函数无定义,所以不连续.

**27.** 正确答案 D

$$\lim_{x\to 1}\frac{x^2-1}{x-1}e^{\frac{1}{x-1}}=\lim_{x\to 1}(x+1)e^{\frac{1}{x-1}}=\begin{cases}+\infty & x\to 1^+ \\ 0 & x\to 1^-\end{cases}$$

**28.** 正确答案 B

当$|x|<1$时,$f(x)=\lim_{n\to\infty}\frac{1+x}{1+x^{2n}}=1+x$;

当$|x|>1$时,$f(x)=\lim_{n\to\infty}\frac{1+x}{1+x^{2n}}=0$. 而$f(-1)=0,f(1)=1$. 于是

$$f(x)=\begin{cases}1+x & |x|<1 \\ 0 & x=-1 \\ 1 & x=1 \\ 0 & |x|>1\end{cases}$$

由于$\lim_{x\to -1^-}f(x)=\lim_{x\to -1^-}0=0$, $\lim_{x\to -1^+}f(x)=\lim_{x\to -1^+}(1+x)=0,f(-1)=0,x=-1$连续.
$\lim_{x\to 1^-}f(x)=\lim_{x\to 1^-}(1+x)=2,\lim_{x\to 1^+}f(x)=0,x=1$不连续.

**29.** 正确答案 C

$$\lim_{x\to 0^-}(\cos x-1)=0 \qquad \lim_{x\to 0^+}k=0$$

**30.** 正确答案 D

$$\lim_{x\to 0}(1+2x-2x^2)^{\frac{1}{ax+bx^2}}=\lim_{x\to 0}\{[1+(2x-2x^2)]^{\frac{1}{2x-2x^2}}\}^{\frac{2x-2x^2}{ax+bx^2}}=e^{\frac{2}{a}}=2,$$

$a=\dfrac{2}{\ln 2},b$ 为任意值.

## 二、填空题

1.$\left(\dfrac{7}{2},+\infty\right)$  2.$x^2+4x+3$  3.0  4.1  5.$e^{km}$  6.$-1$  7.高  8.0  9.0  10.1

## 三、判断题

1.错  2.错  3.对  4.对  5.错  6.错  7.错  8.错  9.对  10.错

## 四、计算及证明题

**1.**

①$-1\leqslant x\leqslant 1$；②$x>c/b(b>0)$，$x<c/b(b<0)$．

**2.**

①定义域不同，故为不相同的函数；②定义域不同，故为不相同的函数；

③对应关系不同，为不相同的函数；④定义域不同，为不相同的函数．

**3.**

$f(0.5)=2$，$f(-0.5)=1+(-0.5)^2=1.25$．

**4.**

$(1)y=x^3-1$；$(2)y=\dfrac{1-x}{1+x}$．

**5.**

$f(0.5)=1/3$，$f[f(x)]=\dfrac{f(x)}{1+f(x)}=\dfrac{\dfrac{x}{1+x}}{1+\dfrac{x}{1+x}}=\dfrac{x}{1+2x}$，$[f(x)]^2=\dfrac{x^2}{(1+x)^2}$．

**6.**

由 $\begin{cases}30=a+bc^2\\50=a+bc^3\\90=a+bc^4\end{cases}$　　得 $\begin{cases}a=10\\b=5\\c=2\end{cases}$

$\therefore Q=Q(p)=10+5\cdot 2^p$．

**7.**

①函数 $y=\arctan(x^2)$ 可分解为由 $y=\arctan u$ 和 $u=x^2$ 复合而成；

②函数 $y=\sqrt{\sin x^3}$ 可分解为由 $y=\sqrt{u}$，$u=\sin v$ 及 $v=x^3$ 复合而成；

③函数 $y=e^{\sqrt{x^2+1}}$ 可分解为由 $y=e^u$，$u=\sqrt{v}$ 及 $v=x^2+1$ 复合而成；

④函数 $y=\ln\sin x$ 可分解为由 $y=\ln u$ 和 $u=\sin x$ 复合而成．

**8.**

①$\because f(x)$ 的定义域为 $D=[0,1]$，

$\therefore 0\leqslant x^2\leqslant 1$

$\therefore f(x^2)$ 的定义域为 $[-1,1]$；

②$\because 0\leqslant \sin x\leqslant 1$，

$\therefore f(\sin x)$ 的定义域为 $[2k\pi,2k\pi+\pi]$，$k\in Z$；

③$\because 0\leqslant x+a\leqslant 1$，$\therefore f(x+a)$ 的定义域为 $[-a,1-a]$；

④当 $0<a\leqslant\dfrac{1}{2}$ 时，其的定义域为 $[a,1-a]$，

当 $a>\dfrac{1}{2}$ 时，其的定义域为 $\Phi$．

9.

(1) $\because g(x)=\mathrm{e}^x,$

$\quad \therefore$ 当 $x<0, g(x)=\mathrm{e}^x<1. \therefore f[g(x)]=1,$

当 $x=0, g(x)=\mathrm{e}^x=1 \therefore f[g(x)]=0,$

当 $x>0, g(x)=\mathrm{e}^x>1 \therefore f[g(x)]=-1.$

(2) 当 $-1<x<1$ 时, $g[f(x)]=\mathrm{e},$

当 $x=\pm 1$ 时, $g[f(x)]=1,$

当 $x>1$ 或 $x<-1$ 时, $g[f(x)]=\mathrm{e}^{-1}.$

(3) 画图略.

10.

$\because \lim\limits_{x\to 0^-}f(x)=\lim\limits_{x\to 0^+}f(x)=1, \therefore \lim\limits_{x\to 0}f(x)=1;$

$\because \lim\limits_{x\to 0^-}g(x)=-1, \lim\limits_{x\to 0^+}g(x)=1, \therefore \lim\limits_{x\to 0}g(x)$ 不存在.

11.

① $\lim\limits_{x\to 2}\dfrac{x-1}{x+3}=\dfrac{1}{5};$

② $\lim\limits_{x\to 3}\dfrac{x^2-2x-3}{x-3}=\lim\limits_{x\to 3}\dfrac{(x-3)(x+1)}{x-3}=4;$

③ $\lim\limits_{x\to 0}\left(1-\dfrac{2}{x-3}\right)=1\dfrac{2}{3};$

④ $\because \lim\limits_{x\to 2}\dfrac{x-2}{x^2-3}=0, \therefore \lim\limits_{x\to 2}\dfrac{x^2-3}{x-2}=\infty;$

⑤ $\lim\limits_{x\to 1}\dfrac{x^2-1}{2x^2+x-3}=\lim\limits_{x\to 1}\dfrac{(x-1)(x+1)}{(2x+3)(x-1)}=\lim\limits_{x\to 1}\dfrac{x+1}{2x+3}=\dfrac{2}{5};$

⑥ $\lim\limits_{x\to 0}\dfrac{4x^3-2x^2+x}{3x^2+2x}=\lim\limits_{x\to 0}\dfrac{x(4x^2-2x+1)}{x(3x+2)}=\lim\limits_{x\to 0}\dfrac{4x^2-2x+1}{3x+2}=\dfrac{1}{2};$

⑦ $\lim\limits_{x\to 1}\dfrac{x^2-3x+2}{1-x^2}=\lim\limits_{x\to 1}\dfrac{(x-1)(x-2)}{(1-x)(1+x)}=\lim\limits_{x\to 1}\dfrac{2-x}{1+x}=\dfrac{1}{2};$

⑧ $\lim\limits_{h\to 0}\dfrac{(x+h)^3-x^3}{h}=\lim\limits_{h\to 0}\dfrac{x^3+3x^2h+3xh^2+h^3-x^3}{h}$

$\qquad =\lim\limits_{h\to 0}(3x^2+3xh+h^2)=3x^2;$

⑨ $\lim\limits_{x\to 1}\dfrac{x^n-1}{x-1}=\lim\limits_{x\to 1}\dfrac{(x-1)(x^{n-1}+x^{n-2}+\cdots+x+1)}{x-1}$

$\qquad =\lim\limits_{x\to 1}(x^{n-1}+x^{n-2}+\cdots+x+1)$

$\qquad =n;$

⑩ $\lim\limits_{x\to \infty}\dfrac{2x+3}{6x-1}=\lim\limits_{x\to \infty}\dfrac{2+\dfrac{3}{x}}{6-\dfrac{1}{x}}=\dfrac{1}{3};$

⑪ $\lim\limits_{x\to \infty}\dfrac{1000x}{1+x^2}=\lim\limits_{x\to \infty}\dfrac{\dfrac{1000}{x}}{\dfrac{1}{x^2}+1}=\dfrac{0}{1}=0;$

⑫ $\lim\limits_{u\to+\infty}\dfrac{\sqrt[4]{1+u^3}}{1+u}=\dfrac{\sqrt[4]{\dfrac{1}{u^4}+\dfrac{1}{u}}}{1+\dfrac{1}{u}}=0$ ;

⑬ $\lim\limits_{n\to\infty}\dfrac{(n-1)^2}{n+1}=\lim\limits_{n\to\infty}\dfrac{n^2-2n+1}{n+1}=\lim\limits_{n\to\infty}\dfrac{1-\dfrac{2}{n}+\dfrac{1}{n^2}}{\dfrac{1}{n}+\dfrac{1}{n^2}}=\infty$ ;

⑭ $\lim\limits_{x\to\infty}\dfrac{(2x-1)^{30}(3x-2)^{20}}{(2x+1)^{50}}=\lim\limits_{x\to\infty}\dfrac{\left(2-\dfrac{1}{x}\right)^{30}\left(3-\dfrac{2}{x}\right)^{20}}{\left(2+\dfrac{1}{x}\right)^{50}}=\left(\dfrac{3}{2}\right)^{20}$ ;

⑮ $\lim\limits_{x\to0}\dfrac{x^2}{1-\sqrt{1+x^2}}=\lim\limits_{x\to0}\dfrac{x^2(1+\sqrt{1+x^2})}{(1-\sqrt{1+x^2})(1+\sqrt{1+x^2})}$

$\qquad =-\lim\limits_{x\to0}(1+\sqrt{1+x^2})=-2$ ;

⑯ $\lim\limits_{x\to-8}\dfrac{\sqrt{1-x}-3}{2+\sqrt[3]{x}}=\lim\limits_{x\to-8}\dfrac{(\sqrt{1-x}-3)(\sqrt{1-x}+3)(4-2\sqrt[3]{x}+\sqrt[3]{x^2})}{(2+\sqrt[3]{x})(4-2\sqrt[3]{x}+\sqrt[3]{x^2})(\sqrt{1-x}+3)}$

$\qquad =\lim\limits_{x\to-8}\dfrac{(1-x-9)(4-2\sqrt[3]{x}+\sqrt[3]{x^2})}{(8+x)(\sqrt{1-x}+3)}=-\lim\limits_{x\to-8}\dfrac{(4-2\sqrt[3]{x}+\sqrt[3]{x^2})}{(\sqrt{1-x}+3)}$

$\qquad =-2$ ;

⑰ $\lim\limits_{x\to4}\dfrac{\sqrt{2x+1}-3}{\sqrt{x-2}-\sqrt{2}}=\lim\limits_{x\to4}\dfrac{(\sqrt{2x+1}-3)(\sqrt{2x+1}+3)(\sqrt{x-2}+\sqrt{2})}{(\sqrt{x-2}-\sqrt{2})(\sqrt{x-2}+\sqrt{2})(\sqrt{2x+1}+3)}$

$\qquad =\lim\limits_{x\to4}\dfrac{(2x-8)(\sqrt{x-2}+\sqrt{2})}{(x-4)(\sqrt{2x+1}+3)}=\lim\limits_{x\to4}\dfrac{2(\sqrt{x-2}+\sqrt{2})}{(\sqrt{2x+1}+3)}=\dfrac{2\sqrt{2}}{3}$ ;

⑱ $\lim\limits_{x\to1}\dfrac{3}{1-x^3}-\dfrac{1}{1-x}=\lim\limits_{x\to1}\dfrac{3-(1+x+x^2)}{1-x^3}$

$\qquad =\lim\limits_{x\to1}\dfrac{2-x-x^2}{1-x^3}=\lim\limits_{x\to1}\dfrac{(x+2)(x-1)}{(x-1)(1+x+x^2)}$

$\qquad =\lim\limits_{x\to1}\dfrac{(x+2)}{(1+x+x^2)}=1$ ;

⑲ $\lim\limits_{x\to+\infty}(\sqrt{x^2+x+1}-\sqrt{x^2-x+1})$

$\qquad =\lim\limits_{x\to+\infty}\dfrac{(\sqrt{x^2+x+1}-\sqrt{x^2-x+1})(\sqrt{x^2+x+1}+\sqrt{x^2-x+1})}{(\sqrt{x^2+x+1}+\sqrt{x^2-x+1})}$

$\qquad =\lim\limits_{x\to+\infty}\dfrac{2x}{(\sqrt{x^2+x+1}+\sqrt{x^2-x+1})}$

$\qquad =\lim\limits_{x\to+\infty}\dfrac{2}{\left(\sqrt{1+\dfrac{1}{x}+\dfrac{1}{x^2}}+\sqrt{1-\dfrac{1}{x}+\dfrac{1}{x^2}}\right)}=1$ ;

⑳ $\lim\limits_{x\to+\infty}(\sqrt{(x+p)(x+q)}-x)$

$$= \lim_{x \to +\infty} \frac{(\sqrt{(x+p)(x+q)}-x)(\sqrt{(x+p)(x+q)}+x)}{(\sqrt{(x+p)(x+q)}+x)}$$

$$= \lim_{x \to +\infty} \frac{px+qx+pq}{(\sqrt{(x+p)(x+q)}+x)}$$

$$= \lim_{x \to +\infty} \frac{p+q+\dfrac{pq}{x}}{(\sqrt{(1+\dfrac{p}{x})(1+\dfrac{q}{x})}+1)}$$

$$= \frac{p+q}{2};$$

㉑ $\lim\limits_{x \to \infty}(\dfrac{1}{n^2}+\dfrac{2}{n^2}+\cdots+\dfrac{n-1}{n^2}+\dfrac{n}{n^2}) = \lim\limits_{x \to \infty}\left[\dfrac{\dfrac{n(n+1)}{2}}{n^2}\right] = \lim\limits_{x \to \infty}\dfrac{n+1}{2n} = \dfrac{1}{2};$

㉒ $\lim\limits_{x \to \infty}\dfrac{x^2+1}{x^3+x}(3+\cos x) = \lim\limits_{x \to \infty}\dfrac{1+\dfrac{1}{x^2}}{1+\dfrac{1}{x^2}}\left(\dfrac{3+\cos x}{x}\right) = 0.$

12.

① $\lim\limits_{x \to 0}\dfrac{1+2x^2}{x} = \lim\limits_{x \to 0}\left(\dfrac{1}{x}+2x\right) = \infty$，为无穷大；

② $\lim\limits_{x \to +\infty}\dfrac{\sin x}{x} = 0$，为无穷小；

③ $\lim\limits_{x \to 0^+}\lg x = -\infty$，为无穷大；

④ $\lim\limits_{x \to -\infty}(2x+5) = -\infty$，为无穷大；

⑤ $\lim\limits_{t \to 0}(1-\cos 2t) = 0$，为无穷小；

⑥ $\lim\limits_{x \to 0^-}(2^x-1) = 0$，为无穷小．

13.

$\lim\limits_{x \to 1}\dfrac{(1-x)^{\frac{3}{2}}}{1-x} = 0$，$(1-x)^{\frac{3}{2}}$ 为 $1-x$ 的高阶无穷小；

$\lim\limits_{x \to 1}\dfrac{\dfrac{1-x}{1+x}}{1-x} = \dfrac{1}{2}$，$\dfrac{1-x}{1+x}$ 为 $1-x$ 的同阶无穷小；

$\lim\limits_{x \to 1}\dfrac{2(1-\sqrt{x})}{1-x} = 1$，$2(1-\sqrt{x})$ 为 $1-x$ 的等价无穷小．

14.

由 $\quad \lim\limits_{x \to \infty}\left(\dfrac{px^2-2}{x^2+1}+3qx+5\right) = \lim\limits_{x \to \infty}\left[\dfrac{p-\dfrac{2}{x^2}}{1+\dfrac{1}{x^2}}+3qx+5\right]$

$\therefore p=-5,q=0$ 时，$y$ 为无穷小；$q \neq 0$ 时，$p$ 为任意常数，$y$ 为无穷大．

15.

① $\lim\limits_{x \to 0} \dfrac{x^3 + 1000x}{x} = 1000$,为同阶无穷小量;

② $\lim\limits_{x \to 0} \dfrac{\sqrt{1+x} - \sqrt{1-x}}{x} = 1$,为等价无穷小量;

③ $\lim\limits_{x \to 0} \dfrac{x + \sin x^2}{x} = 1$,为等价无穷小量;

④ $\lim\limits_{x \to 0} \dfrac{\sqrt{x} + \sin x}{x} = \infty$,为较低阶无穷小量;

⑤ $\lim\limits_{x \to 0} \dfrac{\dfrac{(x+1) \cdot x}{4 + \sqrt[3]{x}}}{x} = \dfrac{1}{4}$,为同阶无穷小量;

⑥ $\lim\limits_{x \to 0} \dfrac{\ln(1+2x)}{x} = 2$,为同阶无穷小量.

16.

$\lim\limits_{x \to 0^+}(x^2+1) = 1$, $\lim\limits_{x \to 0^-}(3x+2) = 2$, $\therefore \lim\limits_{x \to 0} f(x)$ 不存在;

$\lim\limits_{x \to 1^+} \dfrac{2}{x} = 2$, $\lim\limits_{x \to 1^-}(x^2+1) = 2$, $\therefore \lim\limits_{x \to 1} f(x) = 2$.

17.

$\lim\limits_{x \to 0^+}(x^2-2x) = 0$, $\lim\limits_{x \to 0^-} \dfrac{1}{x^2} = \infty$, $\therefore \lim\limits_{x \to 0} f(x)$ 不存在;

$\lim\limits_{x \to 2^+}(3x-6) = 0$, $\lim\limits_{x \to 2^-}(x^2-2x) = 0$, $\therefore \lim\limits_{x \to 2} f(x) = 0$;

$\lim\limits_{x \to -\infty} \dfrac{1}{x^2} = 0$;       $\lim\limits_{x \to +\infty}(3x-6) = +\infty$.

18.

$\because \lim\limits_{x \to c} f(x) = 4$,   $\lim\limits_{x \to c} g(x) = 1$,   $\lim\limits_{x \to c} h(x) = 0$,

① $\lim\limits_{x \to c} \dfrac{g(x)}{f(x)} = \dfrac{1}{4}$;            ② $\lim\limits_{x \to c} \dfrac{h(x)}{f(x) - g(x)} = 0$;

③ $\lim\limits_{x \to c}[f(x) \cdot g(x)] = 4$;  ④ $\lim\limits_{x \to c}[f(x) \cdot h(x)] = 0$;

⑤ $\lim\limits_{x \to c} \dfrac{g(x)}{h(x)} = \infty$.

19.

由 $x^2 - 2x + k = (x-3)(x+1) + (3+k)$, $\therefore k = -3$.

20.

由 $x^2 + ax + b = (x-1)(x+a+1) + (b+a+1) = 0$   $b+a+1 = 0$

而 $x = 1$ 时 $x+a+1 = -5$, $\therefore a = -7$, $b = 6$.

21.

由 $\dfrac{x^2+1}{x+1}-ax-b=\dfrac{x^2+1-ax^2-ax-bx-b}{x+1}=\dfrac{x+\dfrac{1}{x}-ax-a-b-\dfrac{b}{x}}{1+\dfrac{1}{x}}$

有 $x-ax-a-b=0$, 即 $x(1-a)-(a+b)=0$

$\therefore 1-a=0, a+b=0.$ 可解出 $a=1, b=-1.$

22.

① $\lim\limits_{x\to 0}\dfrac{\tan x-\sin x}{x}=\lim\limits_{x\to 0}\dfrac{\tan x}{x}-\lim\limits_{x\to 0}\dfrac{\sin x}{x}=\lim\limits_{x\to 0}\dfrac{\sin x}{x}\cdot\cos x-\lim\limits_{x\to 0}\dfrac{\sin x}{x}=1-1=0;$

② $\lim\limits_{x\to 0}\dfrac{\sin 2x}{\sin 3x}=\lim\limits_{x\to 0}\dfrac{\dfrac{\sin 2x}{2x}\cdot 2}{\dfrac{\sin 3x}{3x}\cdot 3}=\dfrac{2}{3}$ ($x\to 0$ 时有 $2x\to 0, 3x\to 0$);

③ $\lim\limits_{x\to 0}\dfrac{x-\sin x}{x+\sin x}=\lim\limits_{x\to 0}\dfrac{1-\dfrac{\sin x}{x}}{1+\dfrac{\sin x}{x}}=\dfrac{1-1}{1+1}=0;$

④ 设 $y=\arcsin x$, 有 $x\to 0$ 时, $y\to 0$

$\quad\lim\limits_{x\to 0}\dfrac{2\arcsin x}{3x}=\lim\limits_{y\to 0}\dfrac{2y}{3\sin y}=\dfrac{2}{3};$

⑤ $\lim\limits_{x\to 0}\dfrac{\tan x-\sin x}{\sin^3 x}=\lim\limits_{x\to 0}\dfrac{1-\cos x}{\cos x\cdot\sin^2 x}=\lim\limits_{x\to 0}\dfrac{1}{\cos x}\cdot\dfrac{2\sin^2\dfrac{x}{2}}{\sin^2 x}$

$\quad=\lim\limits_{x\to 0}\dfrac{1}{\cos x}\cdot\dfrac{\dfrac{\sin^2\dfrac{x}{2}}{\dfrac{x^2}{4}}}{\dfrac{\sin^2 x}{x^2}}\cdot\dfrac{1}{2}=\dfrac{1}{2}.$

23.

① $\lim\limits_{x\to\infty}\left(1+\dfrac{2}{x}\right)^{2x}=\lim\limits_{\frac{x}{2}\to\infty}\left(1+\dfrac{1}{\dfrac{x}{2}}\right)^{\frac{x}{2}\cdot 4}=\mathrm{e}^4;$

② $\lim\limits_{x\to\infty}\left(1-\dfrac{2}{x}\right)^{\frac{x}{2}-1}=\lim\limits_{\frac{x}{2}\to\infty}\left(1+\dfrac{-1}{\dfrac{x}{2}}\right)^{-\frac{x}{2}\cdot(-1)}\cdot\lim\limits_{\frac{x}{2}\to\infty}\left(1-\dfrac{1}{\dfrac{x}{2}}\right)^{-1}=\mathrm{e}^{-1}\cdot 1=\mathrm{e}^{-1};$

③ $\lim\limits_{x\to 0}\left(\dfrac{2-x}{2}\right)^{\frac{2}{x}}=\lim\limits_{x\to 0}\left[\left(1-\dfrac{x}{2}\right)^{-\frac{2}{x}}\right]^{-1}=\mathrm{e}^{-1};$

④ $\lim\limits_{x\to\infty}\left(\dfrac{x-1}{x+1}\right)^{x}=\lim\limits_{x+1\to\infty}(1+\dfrac{-2}{x+1})^{\frac{x+1}{-2}\cdot(-2)}\cdot\lim\limits_{x+1\to\infty}(1+\dfrac{-2}{x+1})^{-1}=\mathrm{e}^{-2};$

⑤ $\lim\limits_{x\to +\infty}\left(1-\dfrac{1}{x}\right)^{\sqrt{x}}=\lim\limits_{\sqrt{x}\to +\infty}\left(1-\dfrac{1}{\sqrt{x}}\right)^{\sqrt{x}}\cdot\left(1+\dfrac{1}{\sqrt{x}}\right)^{\sqrt{x}}=\mathrm{e}^{-1}\cdot\mathrm{e}=1;$

⑥ $\lim\limits_{x\to 0}\dfrac{\ln(1+2x)}{\sin 3x}=\lim\limits_{x\to 0}\dfrac{2\cdot\frac{1}{2x}\ln(1+2x)}{3\cdot\frac{\sin 3x}{3x}}=\dfrac{2}{3}$;

⑦ $\lim\limits_{n\to\infty}\{n[\ln(n+2)-\ln n]\}=\lim\limits_{n\to\infty}\ln\left(\dfrac{n+2}{n}\right)^{n}=2.$

24.

① $\lim\limits_{x\to 0}\dfrac{\sqrt{1+x}-\sqrt{1-x}}{x}=1$, $f(0)=1$; ② $\lim\limits_{x\to 0}\sin x\cos\dfrac{1}{x}=0$, $f(0)=0$;

③ 由 $\lim\limits_{x\to 0}\ln(1+kx)^{\frac{m}{x}}=\ln\lim\limits_{x\to 0}[(1+kx)^{\frac{1}{kx}}]^{km}=km$, ∴ 补充定义 $f(0)=km.$

25. 根据连续函数性质,直接将数值代入.

① $\lim\limits_{x\to 0}\dfrac{\ln(1+x^2)}{\sin(1+x^2)}=\dfrac{\ln(1+0^2)}{\sin(1+0^2)}=0$;

② $\lim\limits_{x\to 0}\left[\dfrac{\lg(100+x)}{(a^x+\arcsin x)}\right]^{\frac{1}{2}}=\left[\dfrac{\lg(100+0)}{a^0+\arcsin 0}\right]^{\frac{1}{2}}=\sqrt{2}.$

**(B)**

26.

① ∵ $\sin x-\sin a=2\cos\dfrac{x+a}{2}\cdot\sin\dfrac{x-a}{2}$

∴ $\lim\limits_{x\to a}\dfrac{\sin x-\sin a}{x-a}=\lim\limits_{x\to a}2\dfrac{\cos\frac{x+a}{2}\cdot\sin\frac{x-a}{2}}{x-a}=\lim\limits_{x\to a}\dfrac{\cos\frac{x+a}{2}\cdot\sin\frac{x-a}{2}}{\frac{x-a}{2}}$

$=\lim\limits_{x\to a}\cos\dfrac{x+a}{2}\cdot\lim\limits_{x\to a}\dfrac{\sin\frac{x-a}{2}}{\frac{x-a}{2}}=\lim\limits_{x\to a}\cos\dfrac{x+a}{2}=\cos a$;

② $\lim\limits_{x\to 0}\dfrac{\sqrt{2+x^2}-\sqrt{2}}{1-\cos x}=\lim\limits_{x\to 0}\dfrac{(\sqrt{2+x^2}-\sqrt{2})(\sqrt{2+x^2}+\sqrt{2})}{(1-\cos x)(\sqrt{2+x^2}+\sqrt{2})}$

$=\lim\limits_{x\to 0}\dfrac{x^2}{(1-\cos x)(\sqrt{2+x^2}+\sqrt{2})}=\dfrac{1}{2\sqrt{2}}\lim\limits_{x\to 0}\dfrac{x^2}{2\sin^2\frac{x}{2}}=\dfrac{1}{\sqrt{2}}\lim\limits_{x\to 0}\dfrac{\left(\frac{x}{2}\right)^2}{\sin^2\frac{x}{2}}$

$=\dfrac{\sqrt{2}}{2}$;

③ 令 $x-1=t$, 则 $x=1+t$. 当 $x\to 1$ 时, $t\to 0$, 于是

$\lim\limits_{x\to 1}x^{\frac{4}{x-1}}=\lim\limits_{t\to 0}(1+t)^{\frac{4}{t}}=\lim\limits_{t\to 0}[(1+t)^{\frac{1}{t}}]^4=e^4$;

④ $\lim\limits_{x\to\infty}\dfrac{x^2+1}{2x-1}\sin\dfrac{\pi}{x}=\pi\cdot\lim\limits_{x\to\infty}\dfrac{1+\frac{1}{x^2}}{2-\frac{1}{x}}\cdot\lim\limits_{x\to\infty}\dfrac{\sin\frac{\pi}{x}}{\frac{\pi}{x}}=\dfrac{\pi}{2}$;

⑤ 因为 $x\to 0^-$ 时, $e^{\frac{1}{x}}\to 0$, $e^{\frac{2}{x}}\to 0$.

所以 $\lim\limits_{x \to 0^-} \dfrac{2+e^{\frac{1}{x}}}{1+e^{\frac{2}{x}}}=2,$

当 $x \to 0^+$ 时, $e^{\frac{1}{x}} \to +\infty, e^{\frac{2}{x}} \to +\infty.$

所以 $\lim\limits_{x \to 0^+} \dfrac{2+e^{\frac{1}{x}}}{1+e^{\frac{2}{x}}} = \lim\limits_{x \to 0^+} \dfrac{\dfrac{2}{e^{\frac{2}{x}}}+\dfrac{1}{e^{\frac{1}{x}}}}{1+\dfrac{1}{e^{\frac{2}{x}}}}=0.$

则左极限与右极限不相等,故 $\lim\limits_{x \to 0} \dfrac{2+e^{\frac{1}{x}}}{1+e^{\frac{2}{x}}}$ 不存在.

27. 由于 $\lim\limits_{x \to -1}(x+1)=0$, 极限 $\lim\limits_{x \to -1} \dfrac{x^3-ax^2-x+4}{x+1}$ 存在,

故必有 $\lim\limits_{x \to -1}(x^3-ax^2-x+4)=0$, 于是有 $4-a=0$, 即 $a=4.$

将 $a=4$ 代回原极限式有:

$$\lim\limits_{x \to -1} \dfrac{x^3-ax^2-x+4}{x+1} = \lim\limits_{x \to -1} \dfrac{x^3-4x^2-x+4}{x+1}$$

$$= \lim\limits_{x \to -1} \dfrac{(x-4)(x-1)(x+1)}{x+1} = \lim\limits_{x \to -1}(x-4)(x-1)=10$$

所以,所求 $L=10, a=4.$

# 2 导数与微分 ▷▷▷▷

## 习　题

### 一、单项选择题

**(A)**

1. 设 $f(x)$ 在 $x=a$ 处可导,则 $\lim\limits_{h\to 0}\dfrac{f(a+nh)-f(a-mh)}{h}=$（　　）.

A. $f'(a)$      B. $mf'(a)$      C. $nf'(a)$      D. $(m+n)f'(a)$

2. 设 $f(x)=(x+1)(x+2)\cdots(x+50)$,则 $f'(-1)=$（　　）.

A. $50!$      B. $-50!$      C. $49!$      D. $-49!$

3. 若 $y=f(x)$,有 $f'(x_0)=\dfrac{1}{2}$,则当 $\Delta x\to 0$ 时,在点 $x=x_0$ 处的微分 $\mathrm{d}y$ 是（　　）.

A. 与 $\Delta x$ 等价无穷小

B. 与 $\Delta x$ 同阶无穷小,但不是等价无穷小

C. 比 $\Delta x$ 高阶无穷小

D. 比 $\Delta x$ 低阶无穷小

4. 设 $y=(\sin x)^x$,则 $f'(x)=$（　　）.

A. $(\cos x)^x$

B. $(\sin x)^x$

C. $(\sin x)^x(\ln\sin x+x\cot x)$

D. $(\sin x)^x(\ln\sin x-x\cot x)$

5. 设 $y=x\mathrm{e}^{-x}$,则 $f''(x)=$（　　）.

A. $\mathrm{e}^{-x}$      B. $(1-x)\mathrm{e}^{-x}$      C. $(2-x)\mathrm{e}^{-x}$      D. $-(2-x)\mathrm{e}^{-x}$

6. 设 $y=\dfrac{1-x}{1+x}$,则 $f''(x)=$（　　）.

A. $2(1+x)^{-2}$      B. $-2(1+x)^{-2}$      C. $4(1+x)^{-3}$      D. $-4(1+x)^{-3}$

7. 设 $y=\ln\tan\dfrac{x}{2}$,则 $\mathrm{d}y=$（　　）.

A. $\cot\dfrac{x}{2}\mathrm{d}x$      B. $\tan\dfrac{x}{2}\mathrm{d}x$      C. $\dfrac{\mathrm{d}x}{\cos x}$      D. $\dfrac{\mathrm{d}x}{\sin x}$

8. 设 $\begin{cases}x=a\cos t\\ y=b\sin t\end{cases}$,则 $f''(x)=$（　　）.

A. $-\dfrac{b}{a}\cot t$      B. $\dfrac{b^2}{a}\sec^3 t$      C. $\dfrac{b}{a^2}\csc^3 t$      D. $-\dfrac{b}{a^2}\csc^3 t$

9. 设 $f(x)$ 在 $(a,b)$ 内连续,且 $x_0 \in (a,b)$,则在点 $x_0$ 处(    ).

    A. $f(x)$ 的极限存在,且可导　　　　　B. $f(x)$ 的极限存在,且不一定可导

    C. $f(x)$ 的极限不存在　　　　　　　　D. $f(x)$ 的极限不一定存在

10. 曲线 $y = 2x^2 + 3x - 26$ 上点 $M$ 处的切线斜率为 15,则点 $M$ 的坐标是(    ).

    A. $(3,15)$　　　　　B. $(3,1)$　　　　　C. $(-3,15)$　　　　　D. $(-3,1)$

11. 设 $f(x) = k\sin x - 2x$,且 $f'(0) = -\dfrac{3}{2}$,则 $k = ($    $)$.

    A. 1　　　　　　　B. $\dfrac{1}{2}$　　　　　　C. $-\dfrac{1}{2}$　　　　　　D. 0

12. 函数 $f(x) = x^{\frac{2}{3}}$ 在点 $x = 0$ 处(    ).

    A. 连续不可导　　　B. 可导不连续　　　　C. 可导　　　　　　D. 不可导不连续

13. 设 $f(x) = x^3 \ln x$,则 $f'(x)$ 等于(    ).

    A. $3x$　　　　　　　　　　　　　　　B. $x^2(3\ln x + 1)$

    C. $3x^2 \ln x$　　　　　　　　　　　　D. $4x^2$

14. 设 $f(x) = e^{-x} - 2\sin x$ 在 $x = 0$ 处可导,则极限 $\lim\limits_{\Delta x \to 0} \dfrac{f(0 + \Delta x) - f(0)}{\Delta x} = ($    $)$.

    A. $3f'(0)$　　　　B. $-3f'(0)$　　　　C. 1　　　　　　　D. $-3$

15. 函数 $y = x + e^x$,其反函数 $x = \varphi(y)$ 的导数为(    ).

    A. $x + e^x$　　　　　B. $\dfrac{1}{x + e^x}$　　　　C. $\dfrac{1}{1 + e^x}$　　　　D. $1 + e^x$

16. 设 $f(x) = \dfrac{2}{x} - 2\sqrt{x}$,则 $\mathrm{d}f(x) = ($    $)$.

    A. $\left(-\dfrac{2}{x^2} + \dfrac{1}{\sqrt{x}}\right)\mathrm{d}x$　　　　　　　B. $\left(2\ln x + \dfrac{1}{\sqrt{x}}\right)\mathrm{d}x$

    C. $-\dfrac{2}{x^2} + \dfrac{1}{\sqrt{x}}$　　　　　　　　　D. $2\ln x + \dfrac{1}{\sqrt{x}}$

17. 若 $y = f(x)$ 在点 $x_0$ 处的增量为 $f(x_0 + \Delta x) - f(x_0) = 3x_0^2 \Delta x + 3x_0(\Delta x)^2 + (\Delta x)^2$,则 $y = f(x)$ 在点 $x_0$ 处的微分 $\mathrm{d}y\big|_{x = x_0} = ($    $)$.

    A. 0　　　　　　　B. $3\Delta x$　　　　　C. $3x_0 \Delta x$　　　　D. $3x_0^2 \Delta x$

18. 设 $y = x^n + 2^x$,则 $y^{(n+1)} = ($    $)$.

    A. $(n+1)! + (\ln 2)^{n+1} 2^x$　　　　　B. $(n+1)! + \ln 2 \cdot 2^x$

    C. $n! + 2^x$　　　　　　　　　　　　D. $(\ln 2)^{n+1} 2^x$

19. 已知 $y = f(x)$ 为可导函数,且 $\lim\limits_{x \to 0} \dfrac{x}{f(2) - f(2 + 5x)} = 3$,则 $f'(2) = ($    $)$.

    A. $-\dfrac{1}{15}$　　　　B. $\dfrac{1}{15}$　　　　C. $-15$　　　　　D. 15

20. 若 $\mathrm{d}\ln(1 + x) = f(x)\mathrm{d}\arctan\sqrt{x}$,则 $f(x) = ($    $)$.

    A. 1　　　　　　　B. $2x$　　　　　　C. $\sqrt{x}$　　　　　D. $2\sqrt{x}$

（B）

21. 已知 $f(x)$ 在点 $x=0$ 处可导，且 $f(0)=0$，则 $\lim\limits_{x\to 0}\dfrac{3f(x^2)-xf(x)}{x^2}=$（　　）．

    A. $-f'(0)$　　　　B. $f'(0)$　　　　C. $2f'(0)$　　　　D. $\infty$

22. 若 $\lim\limits_{x\to 0}\dfrac{[f(x)-f(0)]x}{1-\cos x}=\dfrac{1}{2}$，则 $f'(0)=$（　　）．

    A. 不存在　　　　B. 1　　　　C. $\dfrac{1}{2}$　　　　D. $\dfrac{1}{4}$

23. 设 $f(x)=\begin{cases}\dfrac{2}{3}x^2 & x\leqslant 1\\ x^2 & x>1\end{cases}$，则 $f(x)$ 在点 $x=1$ 处的（　　）．

    A. 左、右导数都存在　　　　　　　　B. 左导数存在，但右导数不存在

    C. 左导数不存在，但右导数存在　　　D. 左、右导数都不存在

24. 设 $f(x)$ 为连续函数，且 $\lim\limits_{x\to 0}\dfrac{f(x)}{x}=-1$，则曲线 $y=f(x)$ 上对应 $x=0$ 处切线方程为（　　）．

    A. $y=2$　　　　B. $y=2x$　　　　C. $y=x+1$　　　　D. $y=-x$

25. 设函数 $f(x)=\dfrac{x}{3^x}$，则 $\dfrac{\mathrm{d}y}{\mathrm{d}x}\Big|_{x=0}=$（　　）．

    A. $-1$　　　　B. 0　　　　C. 1　　　　D. 2

26. 曲线 $y=\dfrac{(\ln x)^2}{x}$ 上其切线平行于 $x$ 轴的点为（　　）．

    A. $(\mathrm{e}^2,4\mathrm{e}^{-2})$　　B. $(\mathrm{e}^2,0)$　　　　C. $(1,1)$　　　　D. $(1,\mathrm{e})$

27. 已知 $g(0)=0$，$g'(0)=0$，且 $f(x)=\begin{cases}g(x)\sin\dfrac{1}{x} & x\neq 0\\ 0 & x=0\end{cases}$，则 $f'(0)=$（　　）．

    A. 不存在　　　　B. 0　　　　C. 1　　　　D. $-1$

28. $\dfrac{\mathrm{d}y}{\mathrm{d}x^3}(x^3-2x^6-\sin x^9)=$（　　）．

    A. $3x^2-12x^5-\cos x^9$　　　　　　B. $3x^2-12x^5-9x^8\cos x^9$

    C. $1-4x^3-\cos x^9$　　　　　　　　D. $1-4x^3-3x^6\cos x^9$

29. 设函数 $f(x)$ 在 $x=2$ 的某领域内可导，且 $f'(x)=\mathrm{e}^{f(x)}$，$f(2)=1$，则 $f'''(2)=$（　　）．

    A. 0　　　　B. $\mathrm{e}^3$　　　　C. $2\mathrm{e}^3$　　　　D. 1

30. 设函数 $y=1+\mathrm{e}^{-x}$ 的一阶导数 $f'(x)$ 存在且不为零，其反函数为 $x=\varphi(y)$，则 $\varphi'(y)=$（　　）．

    A. $\dfrac{1}{1-y}$　　　　B. $\dfrac{1}{y-1}$　　　　C. $-\dfrac{1}{y}$　　　　D. $-\mathrm{e}^{-x}$

## 二、填空题

1. $f(x)$ 可导，则 $\lim\limits_{\Delta x \to 0} \dfrac{f(x) - f(x - \Delta x)}{\Delta x} = ($         $)$.

2. $y = \ln \sin^2 x$，$y' = ($         $)$.

3. 设 $y = f[\cot(x^2)]$，其中 $f(x)$ 是可导函数，则 $\mathrm{d}y = ($       $)$.

4. 设 $y^3 = x^2 + 6x - y^2$，则 $y' = ($         $)$.

5. 设 $\begin{cases} x = a(t - \sin t) \\ y = a(1 - \cos t) \end{cases}$，则 $\dfrac{\mathrm{d}y}{\mathrm{d}x} = ($        $)$.

6. 设 $f(x)$ 可导，$y = f(\mathrm{e}^x)$，则 $\mathrm{d}y = ($         $)$.

7. 设 $f(x) = \sin \sin x$，则 $\mathrm{d}f(x) = ($         $)$.

8. 曲线 $2x^2 - 2y + y^3 = 1$，在 $(1, 1)$ 处的切线斜率为 $($         $)$.

9. 设 $\mathrm{e}^y + xy = \mathrm{e}$，求 $y'' = ($         $)$.

10. 函数 $y = \cos \ln(x^2 + \mathrm{e}^{-\frac{1}{x}})$ 的微分 $\mathrm{d}y = ($         $)$.

## 三、判断题

1. 若曲线 $y = f(x)$ 处处有切线，则 $y = f(x)$ 必处处可导．$($     $)$

2. 若 $\lim\limits_{x \to a} \dfrac{f(x) - f(a)}{x - a} = A$（$A$ 为常数），$f(x)$ 在点 $x = a$ 处连续．$($     $)$

3. 若函数 $y = f(x)$ 在点 $x_0$ 处可导，则 $|f(x)|$ 在点 $x_0$ 处一定可导．$($     $)$

4. 初等函数在其定义域内一定可导．$($     $)$

5. 若 $y = f(x)$ 在 $(-a, a)$ 内可导且导数为奇函数（偶函数），则 $f(x)$ 在该区间内为偶函数（奇函数）．$($     $)$

6. 若 $y = f(x)$ 在点 $x_0$ 处可微，则 $f(x)$ 在点 $x_0$ 处也一定可导．$($     $)$

7. 连续是可导的充分条件．$($     $)$

8. 若 $y = (\cos x)^x$，则 $y' = x(\cos x)^{x-1}$．$($     $)$

9. 在微分学中，$\Delta y = \mathrm{d}y$，$\Delta x = \mathrm{d}x$．$($     $)$

10. $y = |x - 1|$ 在 $x = 1$ 处可微．$($     $)$

## 四、计算及证明题

### （A）

1. 求下列函数的导数．

① $y = 4x^3 + 2x - 1$;

② $y = \dfrac{1}{x} + \dfrac{x^2}{2}$;

③ $y = \dfrac{2x + 4}{x^4}$;

④ $y = (x^2 + 3)\tan x$;

⑤ $y = \sqrt{x} \ln x$;

⑥ $y = (1 + \sqrt{x})\left(1 - \dfrac{1}{\sqrt{x}}\right)$;

⑦$y=\dfrac{x\sin x}{1+\cos x}$;

⑧$y=\sec x\cdot\tan x+\csc x\cdot\cot x$;

⑨$y=x\log_2 x+\lg 2$;

⑩$y=\dfrac{1}{1+\sqrt{t}}-\dfrac{1}{1-\sqrt{t}}$.

2. 设 $f(x)=\cos x\cdot\sin x$,求 $f'(0)$、$f'\left(\dfrac{\pi}{2}\right)$.

3. 设 $f(x)=\dfrac{x}{1-x^2}$,求 $f'(0)$、$f'(2)$.

4. 求曲线 $y=4x^2+4x-3$ 在 $(1,5)$ 点处的切线和法线方程.

5. 物体运动方程为 $s=t+\sin t$,求物体运动的速度和加速度.

6. 求下列各函数的导数.

①$y=\sqrt{1+x^2}$;

②$y=\cos ax\cdot\sin bx$;

③$y=\ln^2 x$;

④$y=\ln\cos x$;

⑤$y=\sin^2\dfrac{x^2}{2}$;

⑥$y=\arctan\dfrac{2x}{1-x^2}$;

⑦$y=\cos^2\dfrac{x}{2}$;

⑧$y=\arctan\dfrac{x}{\sqrt{a^2-x^2}}$;

⑨$y=\ln\sqrt{\dfrac{1+\sin x}{1-\sin x}}$;

⑩$y=\mathrm{e}^{-kx^2}$.

7. 求下列各隐函数的导数.

①$y^2=apx$;

②$x^2+y^2-xy=1$;

③$x^3+y^3-3axy=0$;

④$y=1-x\mathrm{e}^y$.

8. 取对数求下列各函数的导数.

①$xy=(x+1)^2(x-2)^3$;

②$y=\dfrac{(x+1)(x-2)}{(x+3)(x-4)}$;

③$y^x=x^y$;

④$\mathrm{e}^y=xy$.

9. 求下列各函数的二阶导数.

①$y=\mathrm{e}^x\sin x$;

②$y=x^2\mathrm{e}^{-x}$;

③$y=2x^2+\ln x$;

④$y=a\cos bx$.

10. 某物体降温过程中的温度为 $u=u_0\mathrm{e}^{-kt}$,求物体的冷却速率.

11. 口服某药物后,血药浓度为 $C(t)=a(\mathrm{e}^{-kt}-\mathrm{e}^{-mt})$,求血药浓度的变化率.

12. 一截面为倒置等边三角形的水槽,长 20m,若以 3m³/s 速度把水注入水槽,在水面高 2m 时,求水面上升的速度.

13. 求下列各函数的微分.

①$y=\dfrac{x}{1-x^2}$;

②$y=\sqrt{(a^2+x^2)^3}$;

③$y=x\sin x+\cos x$;

④$y=\arctan\mathrm{e}^x$;

⑤$y=\ln(1+x^4)$;

⑥$y=\mathrm{e}^{-x}-\cos(3-x)$.

14. 在括号内填入适当函数,使下列等式成立.

① d(    )＝3d$x$;　　　　　② d(    )＝2$x$d$x$;

③ d(    )＝e$^x$d$x$;　　　　④ d(    )＝sin$t$d$t$;

⑤ d(    )＝$\dfrac{1}{1+x^2}$d$x$;　　　⑥ d(    )＝sec$^2 x$d$x$.

15. 已知 $\begin{cases} x=\ln(1+t^2) \\ y=t-\arctan t \end{cases}$,求 $\dfrac{dy}{dx}$、$\dfrac{d^2 y}{dx^2}$.

16. 在 $|x|$ 很小时,证明下列各近似公式.

① e$^x$≈1+$x$;　　　　　② $(1+x)^n$≈1+$nx$;

③ tan$x$≈$x$;　　　　　④ ln$(1+x)$≈$x$.

17. 求下列各式的近似值.

① e$^{1.01}$;　　　　　② $\sqrt[3]{998}$.

18. 造一个半径为 1m 的球壳,厚度为 1.5cm,需用材料多少立方米?

19. 为计算球的体积准确到 1‰,度量球的半径时允许的相对误差是多少?

**(B)**

20. 设 $f(x)$ 为可导函数,$y=f(\sin^2 x)+f(\cos^2 x)$,若令 $u=\cos x$,证明:
$$\frac{dy}{dx}+\sin x\,\frac{dy}{du}=0.$$

21. 求由方程 $\dfrac{e^{\arctan \frac{y}{x}}}{\sqrt{x^2+y^2}}=1$ 所确定的隐函数 $y=f(x)$ 的导数.

22. 求由参数方程 $\begin{cases} x=t-\ln(1+t) \\ y=t^3+t^2 \end{cases}$ 所确定的函数的二阶导数 $\dfrac{d^2 y}{dx^2}$.

23. 求函数 $y=\left(\dfrac{x}{1+x}\right)^x$ 的导数.

24. 如果函数 $y=f(x)$ 在点 $x=x_0$ 处当自变量有增量 $\Delta x$ 时,函数有增量
$$\Delta y=(1+\Delta x)^{\frac{1}{2}}-1+(\Delta x)^2$$
求函数在点 $x_0$ 处的微分 d$y$.

# 参　考　答　案

## 一、单项选择题

**(A)**

1. D　2. C　3. B　4. C　5. D　6. C　7. D　8. D　9. B　10. B　11. B　12. A　13. B

14. D　15. C　16. A　17. D　18. D　19. A　20. D

(B)

**21. 正确答案 C**

因为 $f(0)=0$,所以 $\lim\limits_{x\to 0}\dfrac{3f(x^2)-xf(x)}{x^2}=\lim\limits_{x\to 0}\dfrac{3f(x^2)-3f(0)+xf(0)-xf(x)}{x^2}$

$=\lim\limits_{x\to 0}\dfrac{3f(x^2)-3f(0)}{x^2}-\lim\limits_{x\to 0}\dfrac{xf(x)-xf(0)}{x^2}==3\lim\limits_{x\to 0}\dfrac{f(x^2)-f(0)}{x^2}-\lim\limits_{x\to 0}\dfrac{f(x)-f(0)}{x}$

$=3f'(0)-f'(0)=2f'(0)$

**22. 正确答案 D**

$\lim\limits_{x\to 0}\dfrac{[f(x)-f(0)]x}{1-\cos x}=\lim\limits_{x\to 0}\dfrac{f(x)-f(0)}{x}\cdot\dfrac{x^2}{1-\cos x}=\lim\limits_{x\to 0}\dfrac{f(x)-f(0)}{x}\cdot\lim\limits_{x\to 0}\dfrac{x^2}{1-\cos x}$

$=f'(0)\cdot 2=\dfrac{1}{2}$,则 $f'(0)=\dfrac{1}{4}$. 对于 $\lim\limits_{x\to 0}\dfrac{x^2}{1-\cos x}$,用重要极限 1 来求.

**23. 正确答案 B**

$\lim\limits_{x\to 1^+}\dfrac{f(x)-f(1)}{x-1}=\lim\limits_{x\to 1^+}\dfrac{x^2-\dfrac{2}{3}}{x-1}=\infty$; $\lim\limits_{x\to 1^-}\dfrac{f(x)-f(1)}{x-1}=\lim\limits_{x\to 1^-}\dfrac{\dfrac{2}{3}x^2-\dfrac{2}{3}}{x-1}=\dfrac{4}{3}$.

故 $f(x)$ 在点 $x=1$ 处的左导数存在,但右导数不存在.

**24. 正确答案 D**

因为 $\lim\limits_{x\to 0}\dfrac{f(x)}{x}=-1$,所以 $\dfrac{f(x)}{x}=-1+\alpha(x)$,其中 $\lim\limits_{x\to 0}\alpha(x)=0$,进而 $f(x)=-x+x\cdot$

$\alpha(x)$,又因为 $f(x)$ 连续,则 $\lim\limits_{x\to 0}f(x)=\lim\limits_{x\to 0}[-x+x\alpha(x)]=f(0)=0$,故 $f'(0)=\lim\limits_{x\to 0}$

$\dfrac{f(x)-f(0)}{x-0}=-1$,代入切线方程得 $y-0=-1(x-0)$,即 $y=-x$.

**25. 正确答案 C**

$\dfrac{\mathrm{d}y}{\mathrm{d}x}=(x\cdot 3^{-x})'=3^{-x}+x(3^{-x})'=3^{-x}-x(3^{-x})\ln 3$,

$\dfrac{\mathrm{d}y}{\mathrm{d}x}\Big|_{x=0}=[3^{-x}-x(3^{-x})\ln 3]\Big|_{x=0}=1$

**26. 正确答案 A**

由导数的几何意义,$\left[\dfrac{(\ln x)^2}{x}\right]'=\dfrac{2x\ln x\cdot\dfrac{1}{x}-(\ln x)^2}{x^2}=\dfrac{2\ln x-(\ln x)^2}{x^2}=0$,解得:$x=\mathrm{e}^2$

或 $x=1$,对应的点为 $(1,0)$ 或 $(\mathrm{e}^2,4\mathrm{e}^{-2})$.

**27. 正确答案 B**

$f'(0)=\lim\limits_{x\to 0}\dfrac{f(x)-f(0)}{x-0}=\lim\limits_{x\to 0}\dfrac{g(x)\sin\dfrac{1}{x}-g(0)\sin\dfrac{1}{x}}{x-0}=\lim\limits_{x\to 0}\dfrac{g(x)-g(0)}{x-0}\sin\dfrac{1}{x}$,

由于 $\lim\limits_{x\to 0}\dfrac{g(x)-g(0)}{x-0}=g'(0)=0$,而 $\sin\dfrac{1}{x}$ 是有界函数,所以

$f'(0)=\lim\limits_{x\to 0}\dfrac{g(x)-g(0)}{x-0}\sin\dfrac{1}{x}=0$

**28. 正确答案 D**

该题是函数关于自变量 $x^3$ 求导，令 $u=x^3$，则

$$\frac{\mathrm{d}}{\mathrm{d}x^3}(x^3-2x^6-\sin x^9)=\frac{\mathrm{d}}{\mathrm{d}u}(u-2u^2-\sin u^3)=(u-2u^2-\sin u^3)'_u=1-4u-3u^2\cos u^3$$
$$=1-4x^3-3x^6\cos x^9$$

**29. 正确答案 C**

因为 $f'(x)=\mathrm{e}^{f(x)}$，$f(2)=1$，故 $f'(2)=\mathrm{e}^{f(2)}=\mathrm{e}$，

$f''(x)=(\mathrm{e}^{f(x)})'=\mathrm{e}^{f(x)}\cdot f'(x)$，$f''(2)=\mathrm{e}^{f(2)}\cdot f'(2)=\mathrm{e}\times\mathrm{e}=\mathrm{e}^2$，

$f'''(x)=(\mathrm{e}^{f(x)}\cdot f'(x))'=\mathrm{e}^{f(x)}\cdot[f'(x)]^2+\mathrm{e}^{f(x)}\cdot f''(x)$，

$f'''(2)=\mathrm{e}^{f(2)}\cdot[f'(2)]^2+\mathrm{e}^{f(2)}\cdot f''(2)=\mathrm{e}\cdot\mathrm{e}^2+\mathrm{e}\cdot\mathrm{e}^2=2\mathrm{e}^3$.

**30. 正确答案 A**

由反函数的求导公式，有 $\varphi'(x)=\dfrac{1}{f'(x)}=\dfrac{1}{(1+\mathrm{e}^{-x})'}=\dfrac{1}{-\mathrm{e}^{-x}}=\dfrac{1}{1-y}$，也可以用隐函数的求导方法对 $y=1+\mathrm{e}^{-x}$ 两边关于 $y$ 求导得到.

## 二、填空题

1. $f'(x)$　　2. $2\cot x$　　3. $-2xf'[\cot(x^2)]\csc^2(x^2)\mathrm{d}x$　　4. $\dfrac{2x+6}{3y^2+2y}$　　5. $\dfrac{\sin t}{1-\cos t}$

6. $f'(\mathrm{e}^x)\mathrm{e}^x\mathrm{d}x$　　7. $\cos(\sin x)\cos x\mathrm{d}x$　　8. $-4$　　9. $\dfrac{1}{(x+\mathrm{e}^y)^2}\left[2y-\dfrac{y^2\mathrm{e}^y}{x+\mathrm{e}^y}\right]$

10. $-\sin\ln(x^2+\mathrm{e}^{-\frac{1}{x}})\dfrac{2x^3+\mathrm{e}^{-\frac{1}{x}}}{x^2(x^2+\mathrm{e}^{-\frac{1}{x}})}\mathrm{d}x$

## 三、判断题

1. 错　　2. 对　　3. 错　　4. 错　　5. 对　　6. 对　　7. 错　　8. 错　　9. 错　　10. 错

## 四、计算及证明题

**（A）**

1.

①$y'=(4x^3+2x-1)'=12x^2+2$；

②$y'=\left(\dfrac{1}{x}+\dfrac{x^2}{2}\right)'=(x^{-1})'+\dfrac{1}{2}(x^2)'=-\dfrac{1}{x^2}+x$；

③$y'=\left(\dfrac{2x+4}{x^4}\right)'=\dfrac{(2x+4)'x^4-(2x+4)(x^4)'}{x^8}=\dfrac{2x^4-8x^4-16x^3}{x^8}=\dfrac{-6x-16}{x^5}$；

④$y'=[(x^2+3)\tan x]'=(x^2+3)'\tan x+(x^2+3)(\tan x)'$
$=2x\tan x+\sec^2 x(x^2+3)$；

⑤$y'=(\sqrt{x}\ln x)'=(\sqrt{x})'\ln x+\sqrt{x}(\ln x)'=\dfrac{\ln x}{2\sqrt{x}}+\dfrac{\sqrt{x}}{x}$；

⑥ $\because y=(1+\sqrt{x})\left(1-\dfrac{1}{\sqrt{x}}\right)=1+\sqrt{x}-\dfrac{1}{\sqrt{x}}-1=x^{\frac{1}{2}}-x^{-\frac{1}{2}}$

　　$\therefore y'=(x^{\frac{1}{2}})'-(x^{-\frac{1}{2}})'=\dfrac{1}{2}x^{-\frac{1}{2}}+\dfrac{1}{2}x^{-\frac{3}{2}}$ ;

⑦ $y'=\left(\dfrac{x\sin x}{1+\cos x}\right)'=\dfrac{(x\sin x)'(1+\cos x)-(x\sin x)(1+\cos x)'}{(1+\cos x)^2}=\dfrac{x+\sin x}{1+\cos x}$ ;

⑧ $y'=(\sec x\tan x+\csc x\cot x)'=(\sec x\tan x)'+(\csc x\cot x)'$

　　$=(\sec x)'\tan x+\sec x(\tan x)'+(\csc x)'\cot x+\csc x(\cot x)'$

　　$=\sec x\,\tan^2 x+\sec^3 x-\csc x\,\cot^2 x-\csc^3 x$ ;

⑨ $y'=(x\log_2 x+\lg 2)'=(x\log_2 x)'=\log_2 x+x(\log_2 x)'=\log_2 x+\dfrac{1}{\ln 2}$ ;

⑩ $\because y=\dfrac{1}{1+\sqrt{t}}-\dfrac{1}{1-\sqrt{t}}=\dfrac{-2\sqrt{t}}{1-t}$

　　$\therefore y'=\left(\dfrac{-2\sqrt{t}}{1-t}\right)'=\dfrac{(-2\sqrt{t})'(1-t)-(-2\sqrt{t})(1-t)'}{(1-t)^2}=\dfrac{-1-t}{\sqrt{t}\,(1-t)^2}$ .

2.

$\because f'(x)=(\cos x)'\sin x+\cos x(\sin x)'=\cos 2x$

$\therefore f'(0)=\cos(2\cdot 0)=1,f'\left(\dfrac{\pi}{2}\right)=\cos\left(2\cdot\dfrac{\pi}{2}\right)=-1.$

3.

$\because f'(x)=\dfrac{x'(1-x^2)-x(1-x^2)'}{(1-x^2)^2}=\dfrac{1+x^2}{(1-x^2)^2}$

$\therefore f'(0)=1,f'(2)=\dfrac{5}{9}.$

4.

$\because y'=(4x^2+4x-3)'=8x+4$

$\therefore (1,5)$点处切线的斜率为：$k=y'(1)=8+4=12$,法线斜率为：$-\dfrac{1}{12}$. 故$(1,5)$点处

的切线方程为：$y-5=12(x-1)$,即 $y=12x-7$. 法线方程为：$y-5=-\dfrac{1}{12}(x-1)$,即 $y=$

$-\dfrac{1}{12}x+\dfrac{61}{12}.$

5.

$v=v(t)=s'(t)=1+\cos t,a=s''(t)=v'(t)=-\sin t.$

6.

① $y'=\dfrac{1}{2\sqrt{1+x^2}}(1+x^2)'=\dfrac{x}{\sqrt{1+x^2}}$ ;

② $y'=(\cos ax)'\sin bx+\cos ax(\sin bx)'=b\cos ax\cos bx-a\sin ax\sin bx$ ;

③$y' = 2\ln x(\ln x)' = \dfrac{2\ln x}{x}$;

④$y' = \dfrac{1}{\cos x}(\cos x)' = -\tan x$;

⑤$y' = 2\sin\dfrac{x^2}{2}\left(\sin\dfrac{x^2}{2}\right)' = 2\sin\dfrac{x^2}{2}\cos\dfrac{x^2}{2}\left(\dfrac{x^2}{2}\right)' = 2x\sin\dfrac{x^2}{2}\cos\dfrac{x^2}{2} = x\sin x^2$;

⑥$y' = \dfrac{1}{1+\left(\dfrac{2x}{1-x^2}\right)^2} \cdot \left(\dfrac{2x}{1-x^2}\right)' = \dfrac{1}{1+\left(\dfrac{2x}{1-x^2}\right)^2} \cdot \dfrac{2\cdot(1-x^2)-2x\cdot(-2x)}{(1-x^2)^2}$

$\qquad = \dfrac{(1-x^2)^2}{(1+x^2)^2} \cdot \dfrac{2+2x^2}{(1-x^2)^2} = \dfrac{2(1+x^2)}{(1+x^2)^2} = \dfrac{2}{1+x^2}$;

⑦$y' = 2\cos\dfrac{x}{2}\left(\cos\dfrac{x}{2}\right)' = 2\cos\dfrac{x}{2}\cdot\left(-\sin\dfrac{x}{2}\right)\cdot\dfrac{1}{2} = -\dfrac{1}{2}\sin x$;

⑧$y' = \left(\arctan\dfrac{x}{\sqrt{a^2-x^2}}\right)' = \dfrac{1}{1+\left(\dfrac{x}{\sqrt{a^2-x^2}}\right)^2} \cdot \left(\dfrac{x}{\sqrt{a^2-x^2}}\right)'$

$\qquad = \dfrac{a^2-x^2}{a^2} \cdot \dfrac{x'\sqrt{a^2-x^2}-x(\sqrt{a^2-x^2})'}{a^2-x^2} = \dfrac{1}{\sqrt{a^2-x^2}}$;

⑨先化简 $y = \ln\sqrt{\dfrac{1+\sin x}{1-\sin x}} = \dfrac{1}{2}\left[\ln(1+\sin x)-\ln(1-\sin x)\right]$

$\therefore y' = \dfrac{1}{2}\left[\ln(1+\sin x)-\ln(1-\sin x)\right]' = \dfrac{1}{2}\left(\dfrac{\cos x}{1+\sin x}+\dfrac{\cos x}{1-\sin x}\right)$

$\qquad = \dfrac{1}{2}\cdot\dfrac{2\cos x}{1-\sin^2 x} = \dfrac{\cos x}{\cos^2 x} = \sec x$;

⑩$y' = e^{-kx^2}(-kx^2)' = -2kxe^{-kx^2}$.

7.

①等式两边对 $x$ 求导,得到:$2yy' = ap$

故 $y' = \dfrac{ap}{2y}$;

②等式两边对 $x$ 求导,得到:$2x+2yy'-x'y-xy' = 0$,$y'(2y-x) = y-2x$

故 $y' = \dfrac{y-2x}{2y-x}$;

③等式两边对 $x$ 求导,得到:$3x^2+3y^2\cdot y'-3a(1\cdot y+x\cdot y') = 0$

故 $y' = \dfrac{ay-x^2}{y^2-ax}$;

④等式两边对 $x$ 求导,$y' = (1-xe^y)'$,$y' = -(e^y+xe^y\cdot y')$,$y'(1+xe^y) = -e^y$

故 $y' = \dfrac{-e^y}{1+xe^y} = \dfrac{1-y}{x(y-2)}$.

8.

①等式两边取对数,$\ln xy = \ln(x+1)^2(x-2)^3$,$\ln x+\ln y = 2\ln(x+1)+3\ln(x-2)$

等式两边对 $x$ 求导, $\dfrac{1}{x}+\dfrac{1}{y}y'=\dfrac{2}{x+1}+\dfrac{3}{x-2}$

故 $y'=y\left(\dfrac{2}{x+1}+\dfrac{3}{x-2}-\dfrac{1}{x}\right)$;

②等式两边取对数, $\ln y=\ln(x+1)+\ln(x-2)-\ln(x+3)-\ln(x-4)$

等式两边对 $x$ 求导, $\dfrac{1}{y}y'=\dfrac{1}{x+1}+\dfrac{1}{x-2}-\dfrac{1}{x+3}-\dfrac{1}{x-4}$

故 $y'=y\left(\dfrac{1}{x+1}+\dfrac{1}{x-2}-\dfrac{1}{x+3}-\dfrac{1}{x-4}\right)$;

③等式两边取对数, $x\ln y=y\ln x$

等式两边对 $x$ 求导, $\ln y+x\cdot\dfrac{1}{y}y'=y'\cdot\ln x+y\cdot\dfrac{1}{x}$

故 $y'=\dfrac{y/x-\ln y}{x/y-\ln x}=\dfrac{y(y-x\ln y)}{x(x-y\ln x)}$;

④等式两边取对数, $y=\ln x+\ln y$

等式两边对 $x$ 求导, $y'=\dfrac{1}{x}+\dfrac{1}{y}\cdot y'$, $y'\left(\dfrac{y-1}{y}\right)=\dfrac{1}{x}$, 故 $y'=\dfrac{y}{x(y-1)}$.

9.

①逐阶计算导数, $y'=e^x\sin x+e^x\cos x$

$\qquad y''=e^x\sin x+e^x\cos x+e^x\cos x-e^x\sin x=2e^x\cos x$;

②逐阶计算导数, $y'=2xe^{-x}-x^2e^{-x}$

$\qquad y''=2e^{-x}+2x(-e^{-x})-2xe^{-x}-x^2(-e^{-x})=e^{-x}(x^2-4x+2)$;

③逐阶计算导数, $y'=4x+\dfrac{1}{x}$

$\qquad y''=4-x^{-2}$;

④逐阶计算导数, $y'=-ab\sin bx$

$\qquad y''=-ab^2\cos bx$.

10.

$u'=(u_0e^{-kt})'=-ku_0e^{-kt}$

故物体的冷却速率为 $v(t)=-ku_0e^{-kt}$.

11.

血药浓度的变化率 $C'(t)=a(-ke^{-kt}+me^{-mt})$.

12.

水槽截面如图所示. 建立坐标系, 设水面高 $x$(m), 水槽

中水的体积为 $V=x\cdot\dfrac{\sqrt{3}}{3}x\cdot20=\dfrac{20\sqrt{3}}{3}x^2$. 等式两边对 $t$ 求

导, 得

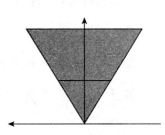

$$\frac{\mathrm{d}V}{\mathrm{d}t} = \frac{20\sqrt{3}}{3} \cdot 2x \cdot \frac{\mathrm{d}x}{\mathrm{d}t}$$

$$\because \frac{\mathrm{d}V}{\mathrm{d}t} = 3(\mathrm{m}^3/\mathrm{s}), \therefore 3 = \frac{20\sqrt{3}}{3} \cdot 2x \frac{\mathrm{d}x}{\mathrm{d}t}.$$

故当 $x = 2\mathrm{m}$ 时, $\dfrac{\mathrm{d}x}{\mathrm{d}t} = \dfrac{3\sqrt{3}}{80}(\mathrm{m}^3/\mathrm{s})$.

13.

① $\mathrm{d}y = \left(\dfrac{x}{1-x^2}\right)' \mathrm{d}x = \dfrac{1+x^2}{(1-x^2)^2} \mathrm{d}x$;

② $\mathrm{d}y = \left[(a^2+x^2)^{\frac{3}{2}}\right]' \mathrm{d}x = 3x\sqrt{a^2+x^2}\, \mathrm{d}x$;

③ $\mathrm{d}y = (x\sin x + \cos x)' \mathrm{d}x = x\cos x\, \mathrm{d}x$;

④ $\mathrm{d}y = (\arctan \mathrm{e}^x)' \mathrm{d}x = \dfrac{\mathrm{e}^x}{1+\mathrm{e}^{2x}} \mathrm{d}x$;

⑤ $\mathrm{d}y = [\ln(1+x^4)]' \mathrm{d}x = \dfrac{4x^3}{1+x^4} \mathrm{d}x$;

⑥ $\mathrm{d}y = \mathrm{e}^{-x}\mathrm{d}(-x) + \sin(3-x)\mathrm{d}(3-x) = -\mathrm{e}^{-x}\mathrm{d}x - \sin(3-x)\mathrm{d}x$
$\quad = -[\mathrm{e}^{-x} + \sin(3-x)]\mathrm{d}x.$

14.

① $\mathrm{d}(3x+C) = 3\mathrm{d}x$;

② $\mathrm{d}(x^2+C) = 2x\mathrm{d}x$;

③ $\mathrm{d}(\mathrm{e}^x+C) = \mathrm{e}^x\mathrm{d}x$;

④ $\mathrm{d}(-\cos t+C) = \sin t\,\mathrm{d}t$;

⑤ $\mathrm{d}(\arctan x+C) = \dfrac{1}{1+x^2}\mathrm{d}x$;

⑥ $\mathrm{d}(\tan x+C) = \sec^2 x\mathrm{d}x.$

15.

$$\frac{\mathrm{d}y}{\mathrm{d}x} = \frac{\mathrm{d}(t-\arctan t)}{\mathrm{d}[\ln(1+t^2)]} = \frac{\left(1-\dfrac{1}{1+t^2}\right)\mathrm{d}t}{\left(\dfrac{2t}{1+t^2}\right)\mathrm{d}t} = \frac{t}{2}$$

$$\frac{\mathrm{d}^2 y}{\mathrm{d}x^2} = \frac{\mathrm{d}}{\mathrm{d}x}\left(\frac{\mathrm{d}y}{\mathrm{d}x}\right) = \frac{\mathrm{d}\left(\dfrac{t}{2}\right)}{\mathrm{d}[\ln(1+t^2)]} = \frac{\dfrac{1}{2}\mathrm{d}t}{\left(\dfrac{2t}{1+t^2}\right)\mathrm{d}t} = \frac{1+t^2}{4t}.$$

16.

①设 $f(x) = \mathrm{e}^x$, 则 $f(x) = \mathrm{e}^x$

当 $|x|$ 很小时, 由近似公式 $f(x) \approx f(0) + f'(0)x$, 得: $\mathrm{e}^x \approx \mathrm{e}^0 + \mathrm{e}^0 x = 1 + x$;

②设 $f(x) = (1+x)^n$, 则 $f'(x) = n(1+x)^{n-1}$

当 $|x|$ 很小时, 由近似公式 $f(x) \approx f(0) + f'(0)x$, 得:

$(1+x)^n \approx (1+0)^n + n(1+0)^{n-1}x = 1 + nx$;

③设 $f(x) = \tan x$,则 $f'(x) = \sec^2 x$

当 $|x|$ 很小时,由近似公式 $f(x) \approx f(0) + f'(0)x$,得:$\tan x \approx \tan 0 + \sec^2 0 \cdot x = x$;

④设 $f(x) = \ln(1+x)$,则 $f'(x) = \dfrac{1}{1+x}$

当 $|x|$ 很小时,由近似公式 $f(x) \approx f(0) + f'(0)x$,得:$\ln(1+x) \approx \ln(1+0) + \dfrac{1}{1+0}x = x$.

17.

①设 $f(x) = \mathrm{e}^x$,则 $f'(x) = \mathrm{e}^x$

由近似公式 $f(x_0 + \Delta x) \approx f(x_0) + f'(x_0)\Delta x$ 得:

$\mathrm{e}^{x_0 + \Delta x} \approx \mathrm{e}^{x_0} + \mathrm{e}^{x_0}\Delta x$,令 $x_0 = 1$,$\Delta x = 0.01$,于是 $\mathrm{e}^{1.01} \approx \mathrm{e} + \mathrm{e} \cdot 0.01 = \mathrm{e} \cdot 1.01 \approx 2.745$;

②设 $f(x) = \sqrt[3]{x}$,则 $f'(x) = \dfrac{1}{3}x^{-\frac{2}{3}}$

由近似公式 $f(x_0 + \Delta x) \approx f(x_0) + f'(x_0)\Delta x$ 得:

$\sqrt[3]{x_0 + \Delta x} \approx \sqrt[3]{x_0} + \dfrac{1}{3}x_0^{-\frac{2}{3}}\Delta x$,令 $x_0 = 1000$,$\Delta x = -2$,于是

$\sqrt[3]{998} \approx \sqrt[3]{1000} + \dfrac{1}{3} \cdot (1000)^{-\frac{2}{3}} \cdot (-2) = 10 - \dfrac{2}{300} \approx 9.993$.

18.

球的体积公式:$V = \dfrac{4}{3}\pi R^3$,$V' = 4\pi R^2$,当 $\Delta R$ 很小时,$\Delta V \approx \mathrm{d}V = 4\pi R_0^2 \Delta R$,取 $R_0 = 1$,$\Delta R = 0.015$,则球壳的体积是:

$$\Delta V \approx 4\pi \times 1^2 \times 0.015 = 4 \times 3.14 \times 1 \times 0.015 \approx 0.1884 (\mathrm{m}^3).$$

19.

球的体积公式:$V = \dfrac{4}{3}\pi R^3$,$\Delta V \approx 4\pi R^2 \Delta R$,

$$\dfrac{|\Delta V|}{|V|} \approx \dfrac{|\mathrm{d}V|}{|V|} = \dfrac{|4\pi R^2 \Delta R|}{\left|\dfrac{4}{3}\pi R^3\right|} = \dfrac{3|\Delta R|}{|R|} \leqslant 0.01,\text{于是 } \dfrac{|\Delta R|}{|R|} \leqslant \dfrac{1}{300}.$$

**(B)**

20. $\dfrac{\mathrm{d}y}{\mathrm{d}x} = f'(\sin^2 x) \cdot 2\sin x \cdot \cos x + f'(\cos^2 x) \cdot 2\cos x \cdot (-\sin x)$

$\dfrac{\mathrm{d}y}{\mathrm{d}x} = 2\sin x \cos x [f'(\sin^2 x) - f'(\cos^2 x)]$.

由 $u = \cos x$,得 $y = f(1 - u^2) + f(u^2)$,

$\dfrac{\mathrm{d}y}{\mathrm{d}u} = f'(1 - u^2)(-2u) + f'(u^2) \cdot 2u$

$\dfrac{\mathrm{d}y}{\mathrm{d}u} = 2u[-f'(1 - u^2) + f'(u^2)]$

$$\frac{\mathrm{d}y}{\mathrm{d}u} = 2\cos x[-f'(\sin^2 x) + f'(\cos^2 x)]$$

所以有 $\dfrac{\mathrm{d}y}{\mathrm{d}x} + \sin x \dfrac{\mathrm{d}y}{\mathrm{d}u} = 0$.

21. 方程化为 $\sqrt{x^2 + y^2} = \mathrm{e}^{\arctan\frac{y}{x}}$；

方程两边对 $x$ 求导得

$$\frac{x + yy'}{\sqrt{x^2 + y^2}} = \mathrm{e}^{\arctan\frac{y}{x}} \frac{1}{1 + \left(\dfrac{y}{x}\right)^2} \frac{xy' - y}{x^2}.$$

由 $\mathrm{e}^{\arctan\frac{y}{x}} = \sqrt{x^2 + y^2}$，可得

$$\frac{x + yy'}{\sqrt{x^2 + y^2}} = \sqrt{x^2 + y^2} \frac{1}{1 + \left(\dfrac{y}{x}\right)^2} \frac{xy' - y}{x^2},$$

化简得

$$x + yy' = xy' - y,$$

$$y' = \frac{x + y}{x - y}.$$

22. $\dfrac{\mathrm{d}y}{\mathrm{d}x} = \dfrac{\dfrac{\mathrm{d}y}{\mathrm{d}t}}{\dfrac{\mathrm{d}x}{\mathrm{d}t}} = \dfrac{3t^2 + 2t}{1 - \dfrac{1}{t+1}} = 3t^2 + 5t + 2,$

$$\frac{\mathrm{d}^2 y}{\mathrm{d}x^2} = \frac{\mathrm{d}}{\mathrm{d}x}\left(\frac{\mathrm{d}y}{\mathrm{d}x}\right) = \frac{\dfrac{\mathrm{d}}{\mathrm{d}t}\left(\dfrac{\mathrm{d}y}{\mathrm{d}x}\right)}{\dfrac{\mathrm{d}x}{\mathrm{d}t}} = \frac{6t + 5}{1 - \dfrac{1}{t+1}} = \frac{(6t + 5)(t + 1)}{t}.$$

23. 对等式两边取对数得 $\ln y = x[\ln x - \ln(1+x)]$,两端对 $x$ 求导,得

$$\frac{y'}{y} = (\ln x - \ln(1+x)) + x\left(\frac{1}{x} - \frac{1}{1+x}\right)$$

$$= \ln \frac{x}{1+x} + \frac{1}{1+x},$$

最后得 $\quad \dfrac{\mathrm{d}y}{\mathrm{d}x} = y\left(\ln \dfrac{x}{1+x} + \dfrac{1}{1+x}\right) = \left(1 + \dfrac{1}{x}\right)^x \left(\ln \dfrac{x}{1+x} + \dfrac{1}{1+x}\right).$

24. $f'(x_0) = \lim\limits_{\Delta x \to 0} \dfrac{\Delta y}{\Delta x} = \lim\limits_{\Delta x \to 0} \dfrac{(1 + \Delta x)^{\frac{1}{2}} - 1 + (\Delta x)^2}{\Delta x}$

$$= \lim_{\Delta x \to 0} \frac{(1 + \Delta x)^{\frac{1}{2}} - 1}{\Delta x} + \lim_{\Delta x \to 0} \Delta x$$

$$= \lim_{\Delta x \to 0} \frac{[(1 + \Delta x)^{\frac{1}{2}} - 1] \cdot [(1 + \Delta x)^{\frac{1}{2}} + 1]}{\Delta x [(1 + \Delta x)^{\frac{1}{2}} + 1]}$$

$$= \frac{1}{2}.$$

所以 $\mathrm{d}y = \dfrac{1}{2}\mathrm{d}x.$

# 3  导数的应用 ▷▷▷▷

## 习　题

### 一、单项选择题

**（A）**

1. 若函数 $y=f(x)$ 在点 $x_0$ 处导数 $f'(x)=0$，则曲线在点 $(x_0,f(x_0))$ 处的法线（　　）.

　A. 与 $x$ 轴相平行　　　　　　　　B. 与 $x$ 轴相垂直

　C. 与 $y$ 轴相垂直　　　　　　　　D. 与 $x$ 轴既不平行又不垂直

2. 函数 $y=|x^3|$ 在 $[-3,1]$ 上的最小值是（　　）.

　A. 0　　　　　　　B. $-1$　　　　　　C. $-3$　　　　　　D. 27

3. $y=x^4-2x^3$ 在定义域内（　　）.

　A. 有两个极值点　　　　　　　　B. 有一个极值点

　C. 有三个极值点　　　　　　　　D. 无极值点

4. $\lim\limits_{x\to 0}\dfrac{e^x-e^{-x}-2x}{x-\sin x}=$（　　）.

　A. $\dfrac{1}{2}$　　　　　B. $-\dfrac{1}{2}$　　　　　C. 2　　　　　D. $-2$

5. $\lim\limits_{x\to 0}\left(\dfrac{1}{x}-\dfrac{1}{e^x-1}\right)=$（　　）.

　A. 0　　　　　B. $\dfrac{1}{2}$　　　　　C. $\dfrac{2}{3}$　　　　　D. 1

6. 若在区间 $(a,b)$ 内 $f'(x)<0,f''(x)>0$，则函数 $f(x)$ 在此区间内（　　）.

　A. 单调减，凹曲线　　　　　　　　B. 单调增，凹曲线

　C. 单调减，凸曲线　　　　　　　　D. 单调增，凸曲线

7. 已知 $f(x)=x^3+ax^2+bx$ 在 $x=1$ 处取得极小值 $-2$，则（　　）.

　A. $a=1,b=2$　　　B. $a=0,b=-3$　　　C. $a=b=2$　　　D. $a=b=1$

8. 下列极限中能使用罗必达法则的有（　　）.

　A. $\lim\limits_{x\to 0}\dfrac{x^2\sin\dfrac{1}{x}}{\sin x}$　　　　　　　　B. $\lim\limits_{x\to +\infty}x\left(\dfrac{\pi}{2}-\arctan x\right)$

C. $\lim\limits_{x\to\infty}\dfrac{x-\sin x}{x+\sin x}$　　　　　　　　　　D. $\lim\limits_{x\to\infty}\dfrac{x\sin x}{x^2}$

9. $\lim\limits_{x\to a}\dfrac{f'(x)}{g'(x)}=A$（或$\infty$）是使用罗必达法则计算未定式$\lim\limits_{x\to a}\dfrac{f(x)}{g(x)}$的（　　）.

　　A. 必要条件　　　　B. 充分条件　　　　C. 充要条件　　　　D. 无关条件

10. 函数 $y=ax^2+c$ 在区间$(0,+\infty)$内单调增加,则$a,c$应满足（　　）.

　　A. $a<0$ 且 $c=0$　　　　　　　　　　B. $a>0$ 且 $c$ 是任意实数

　　C. $a<0$ 且 $c\neq0$　　　　　　　　　D. $a<0$ 且 $c$ 是任意实数

11. 函数 $f(x)=\dfrac{1}{x}$ 满足拉格朗日中值定理的区间是（　　）.

　　A. $[-2,2]$　　　　B. $[1,2]$　　　　C. $[-2,0]$　　　　D. $[0,1]$

12. $f'(x)=0$ 是可导函数 $y=f(x)$ 在 $x=x_0$ 处取得极值的（　　）.

　　A. 必要但不充分条件　　　　　　　B. 充分但不必要条件

　　C. 充要条件　　　　　　　　　　　D. 既不充分也不必要条件

13. 若函数 $f(x)$ 与 $g(x)$ 在区间$(a,b)$内每一点都有 $f'(x)=g'(x)$,则在区间$(a,b)$内必有（　　）.

　　A. $f(x)=g(x)$　　　　　　　　　　B. $f(x)=Cg(x)$

　　C. $f(x)=C_1,g(x)=C_2$　　　　　　D. $f(x)=g(x)+C$

（其中 $C$ 为任意常数,$C_1$、$C_2$ 为常数）

14. 已知 $f(3)=2,f'(3)=-2$,则$\lim\limits_{x\to3}\dfrac{2x-3f(x)}{x-3}=$（　　）.

　　A. $-4$　　　　　　B. $8$　　　　　　C. $0$　　　　　　D. 不存在

15. 点 $x=0$ 是函数 $y=x^4$ 的（　　）.

　　A. 驻点但非极值点　　　　　　　　B. 拐点

　　C. 驻点且是拐点　　　　　　　　　D. 驻点且是极值点

16. 函数 $f(x)$ 在闭区间$[a,b]$上连续且单调减少,则 $f(x)$ 在$[a,b]$上（　　）.

　　A. 最大值为 $f(a)$　　　　　　　　B. 最大值为 $f(b)$

　　C. 最大值为极大值　　　　　　　　D. 最大值不存在

17. 设在$[0,1]$上 $f''(x)>0$,则 $f'(0),f'(1),f(1)-f(0)$ 或 $f(0)-f(1)$ 的大小顺序是（　　）.

　　A. $f'(1)>f'(0)>f(1)-f(0)$　　　　　B. $f'(1)>f(1)-f(0)>f'(0)$

　　C. $f(1)-f(0)>f'(1)>f'(0)$　　　　　D. $f'(1)>f(0)-f(1)>f'(0)$

18. 函数 $f(x)$ 的定义域为$(0,+\infty)$且 $f(x)>0,f'(x)>0,m$ 为正整数,则函数 $y=(x+m)f(x+m)$（　　）.

　　A. 存在极大值　　　B. 存在极小值　　　C. 是增函数　　　D. 是减函数

19. 已知曲线 $y=ax^3+bx^2$ 的拐点为$(1,3)$,则 $a,b$ 的值为（　　）.

　　A. $a=-\dfrac{3}{2},b=\dfrac{9}{2}$　　　　　　　　　　B. $a=\dfrac{3}{2},b=-\dfrac{9}{2}$

C. $a=-\dfrac{3}{2}, b=-\dfrac{9}{2}$                  D. $a=\dfrac{3}{2}, b=\dfrac{9}{2}$

20. $\lim\limits_{x\to+\infty}\dfrac{x-\sin x}{x+\sin x}=($    ).

     A. $-1$          B. $1$          C. $0$          D. $\infty$

（B）

21. 设 $\lim\limits_{x\to\infty}f'(x)=k$，则 $\lim\limits_{x\to\infty}[f(x+a)-f(x)]=($    ).

     A. $a$          B. $\dfrac{a}{k}$          C. $ka$          D. $0$

22. 已知函数 $f(x)$ 在 $[0,+\infty)$ 上连续，在 $(0,+\infty)$ 上可导，且 $f'(x)$ 在 $(0,+\infty)$ 内单调增加，且 $f(0)=0$，则函数 $\dfrac{f(x)}{x}$ 在 $(0,+\infty)$ 内（    ）.

     A. 单调增加                      B. 单调减小

     C. 先增加后减小              D. 先减小后增加

23. 方程 $xe^x=a(a>0)$ 有（    ）个实根.

     A. $0$          B. $1$          C. $2$          D. $3$

24. $\lim\limits_{x\to+\infty}\left(\dfrac{\pi}{2}-\arctan x\right)^{\frac{1}{\ln x}}=($    ).

     A. $1$          B. $-1$          C. $e^{-1}$          D. $0$

25. 曲线 $y=k(x^2-3)^2$ 的拐点处的法线通过原点，则 $k$ 的值为（    ）.

     A. $\pm\dfrac{\sqrt{2}}{6}$        B. $\pm\dfrac{\sqrt{2}}{4}$        C. $\pm\dfrac{\sqrt{2}}{7}$        D. $\pm\dfrac{\sqrt{2}}{8}$

26. 设 $f(x),g(x)$ 是恒大于零的可导函数，且 $f'(x)g(x)-f(x)g'(x)<0$，则当 $a<x<b$ 时，（    ）.

     A. $f(x)g(b)>f(b)g(x)$            B. $f(x)g(a)>f(a)g(x)$

     C. $f(x)g(x)>f(b)g(b)$            D. $f(x)g(x)>f(a)g(a)$

27. 已知函数 $f(x)=a\sin x+\dfrac{1}{3}\sin 3x$ 在 $x=\dfrac{\pi}{3}$ 处取得极值，则 $a$ 的值为（    ），而且该极值是（    ）.

     A. $a=-2$，极小值是 $-\sqrt{3}$          B. $a=2$，极大值是 $\sqrt{3}$

     C. $a=-2$，极大值是 $-\sqrt{3}$          D. $a=2$，极小值是 $\sqrt{3}$

28. 设 $f(x)$ 有二阶连续导数，且 $f'(0)=0$，$\lim\limits_{x\to0}\dfrac{f''(x)}{|x|}=1$，则（    ）.

     A. $f(0)$ 是 $f(x)$ 的极大值

     B. $f(0)$ 是 $f(x)$ 的极小值

     C. $(0,f(0))$ 是曲线 $y=f(x)$ 的拐点

     D. $f(0)$ 不是极值，$(0,f(0))$ 也不是 $y=f(x)$ 的拐点

29. 曲线 $y=\dfrac{(x-3)^2}{4(x-1)}$ 有(　　).

 A. 一条水平渐近线与一条垂直渐近线  B. 一条垂直渐近线与一条斜渐近线

 C. 一条水平渐近线与一条斜渐近线  D. 无渐近线

30. $\lim\limits_{x\to 0}\left(\dfrac{1}{x^2}-\dfrac{1}{x\tan x}\right)=(　　)$.

 A. $\dfrac{1}{3}$     B. $\dfrac{1}{4}$     C. $\dfrac{1}{2}$     D. $\dfrac{1}{6}$

## 二、填空题

1. 曲线上(　　　　)点,称作曲线的拐点.

2. $\lim\limits_{x\to 0} x\cot 2x=(\qquad\qquad)$.

3. $\lim\limits_{x\to\infty} x^2\left(1-\cos\dfrac{1}{x}\right)=(\qquad\qquad)$.

4. $\lim\limits_{x\to 0^+}(\cos x)^{\frac{1}{\sin x}}=(\qquad\qquad)$.

5. $\lim\limits_{x\to 0}\left(\cot x-\dfrac{1}{x}\right)=(\qquad\qquad)$.

6. 函数 $y=2x^3+14x-7$ 的单调增加区间为(　　　　　　).

7. 设 $f(x)=\dfrac{x^2}{1+x}$,则 $f(x)$ 在区间 $\left[-\dfrac{1}{2},1\right]$ 上的最大值为(　　　　　).

8. 曲线 $y=\mathrm{e}^{-\frac{1}{x}}$ 有(　　　　)渐近线.

9. 曲线 $f(x)=x^3-3x$ 上的拐点为(　　　　　).

10. 函数 $y=\dfrac{x}{x^2+1}$ 的渐近线为(　　　　).

## 三、判断题

1. 若 $\dfrac{\lim f(x)}{\lim g(x)}$ 存在,则 $\dfrac{\lim f'(x)}{\lim g'(x)}$ 存在.(　　　)

2. 拉格朗日中值定律与柯西中值定律的几何意义相同.(　　　)

3. 罗尔中值定律是柯西中值定律的特殊情况.(　　　)

4. 驻点是可导函数极值点的充分条件.(　　　)

5. 若 $x_0$ 是可导函数 $f(x)$ 的一个极值点,则必有 $f'(x_0)=0$.(　　　)

6. 若函数在开区间内是单调的,则曲线必是凹的或必是凸的.(　　　)

7. 若 $f''(x_0)=0$,则 $(x_0,f(x_0))$ 必为曲线 $y=f(x)$ 的拐点.(　　　)

8. 若 $f(x)$ 在 $[0,+\infty)$ 上连续,且在 $(0,+\infty)$ 内 $f'(x)<0$,则 $f(0)$ 为 $f(x)$ 在区间上的最大值.(　　　)

9. $f''(x)=0$ 是 $y=f(x)$ 的图形在 $x_0$ 处有拐点的充分条件.(　　　)

10. 曲线 $y=\dfrac{x^2+1}{x-1}$ 既有水平渐近线又有垂直渐近线.（　　）

## 四、计算及证明题

### （A）

1. 验证拉格朗日中值定理对函数 $y=4x^3-5x^2+x-2$ 在区间 $[0,1]$ 上的正确性.

2. 在 $0<a<b$、$n>1$ 时,证明 $na^{n-1}(b-a)<b^n-a^n<nb^{n-1}(b-a)$.

3. 求下列极限.

① $\lim\limits_{x\to a}\dfrac{x^m-a^m}{x^n-a^n}$;

② $\lim\limits_{x\to 0}\dfrac{e^{x^2}-1}{\cos x-1}$;

③ $\lim\limits_{x\to 0}\dfrac{a^x-b^x}{x}$;

④ $\lim\limits_{y\to 0}\dfrac{e^y+\sin y-1}{\ln(1+y)}$;

⑤ $\lim\limits_{x\to +\infty}\dfrac{x^n}{e^x}(n\in N^+)$;

⑥ $\lim\limits_{x\to +\infty}\dfrac{\ln x}{e^x}$.

4. 验证 $\lim\limits_{x\to\infty}\dfrac{x-\sin x}{x+\sin x}$ 存在,但不能用罗必达法则计算.

5. 求下列极限.

① $\lim\limits_{x\to 0}x\cot 2x$;

② $\lim\limits_{x\to 1}\left(\dfrac{x}{x-1}-\dfrac{1}{\ln x}\right)$;

③ $\lim\limits_{x\to\frac{\pi}{2}^-}(\cos x)^{\frac{\pi}{2}-x}$;

④ $\lim\limits_{x\to 1}x^{\frac{1}{1-x}}$;

⑤ $\lim\limits_{x\to 0}x^2 e^{\frac{1}{x^2}}$;

⑥ $\lim\limits_{x\to 0^+}x^{\sin x}$.

6. 求下列各函数的单调区间.

① $f(x)=x^3-3x+2$;

② $y=(x-1)(x+1)^3$;

③ $y=\dfrac{10}{4x^3-9x^2+6x}$;

④ $y=x-\ln(x+1)$.

7. 求下列各函数的极值.

① $y=2x^3-3x^2$;

② $y=x+\dfrac{a^2}{x}(a>0)$;

③ $f(x)=(x-1)^3(2x+3)^2$;

④ $y=x-\ln(x^2+1)$.

8. 求下列各函数的最值.

① $y=(x^2-1)^3+1,[-2,1]$;

② $y=x^5-5x^4+5x^3+1,[-1,2]$;

③ $y=\sqrt{100-x^2},[-6,8]$;

④ $y=3^x,[-1,4]$.

9. 肌肉或皮下注射后,血药浓度为 $y=\dfrac{A}{a_2-a_1}(e^{-a_1t}-e^{-a_2t})$,其中 $A>0,0<a_1<a_2$. 求血药浓度的最大值.

10. 某厂有一个圆柱形油罐,直径 6m、高 2m,想用车高 1.5m、吊臂长 15m 的汽车吊把油罐吊到 6.5m 高的柱子上去安装. 试问能不能吊上去?

11. 求曲线 $y=x^3-5x^2+3x-5$ 的凹凸区间和拐点.

12. 做下列函数的图像.

①$y=2x^3-3x^2$；

②$y=x^4-2x^2-5$；

③$y=x+x^{-1}$；

④$y=\dfrac{x^2}{1+x}$.

13. 把下列函数展开为幂级数.

①$y=\mathrm{e}^{-x^2}$；

②$y=\sin(x+a)$.

14. 用幂级数展开式证明欧拉公式,即

$$\mathrm{e}^{ix}=\cos x+i\sin x.$$

**(B)**

15. 证明:当 $x>0$ 时,$\dfrac{1}{x+1}<\ln(x+1)-\ln x<\dfrac{1}{x}$.

16. 证明:当 $x\in\left[\dfrac{1}{2},1\right]$ 时,$\arctan x-\ln(1+x^2)\geqslant\dfrac{\pi}{4}-\ln 2$.

17. $\lim\limits_{x\to 0}\left(\dfrac{\sin x}{x}\right)^{\frac{1}{x^2}}$.

18. $\lim\limits_{x\to 0}\left[\dfrac{(1+x)^{\frac{1}{x}}}{\mathrm{e}}\right]^{\frac{1}{x}}$.

19. 设曲线 $y=x^3+3ax^2+3bx+c$ 在 $x=-1$ 处取得极大值,点 $(0,3)$ 是拐点,求 $a,b,c$.

20. 设 $f(x)=\dfrac{(x^2+2x-3)\mathrm{e}^{\frac{1}{x}}}{(x^2-1)\arctan x}$,求渐近线.

# 参 考 答 案

## 一、单项选择题

**(A)**

1. B  2. A  3. B  4. C  5. B  6. A  7. B  8. B  9. A  10. B  11. B  12. A  13. D  14. B  15. D  16. A  17. B  18. C  19. A  20. B

**(B)**

21. 正确答案 C

条件设 $\lim\limits_{x\to\infty}f'(x)=k$,隐含 $f(x)$ 在 $|x|>Z$ 时可导,其中 $Z$ 为一正整数,所以当 $|x|>Z$ 时,由中值定理知,存在介于 $x$ 与 $x+a$ 的 $\xi$,使 $f(x+a)-f(x)=f'(\xi)a$,由于当 $x\to\infty$ 时,$\xi\to\infty$,故 $\lim\limits_{x\to\infty}[f(x+a)-f(x)]=\lim\limits_{x\to\infty}f'(\xi)a=ka$.

22. 正确答案 A

因为 $f(x)$ 满足拉格朗日中值定理条件,当 $x>0$ 时,

$$f(x)=f(x)-f(0)=f'(\theta x)x(0<\theta<1)$$

$$\left(\frac{f(x)}{x}\right)'=\frac{f'(x)x-f(x)}{x^2}=\frac{f'(x)-f'(\theta x)}{x}>0(因\ f'(x)\ 单调增加,故\ f'(x)>f'$$

$(\theta x))$所以$\dfrac{f(x)}{x}$在$(0,+\infty)$内单调增加.

**23. 正确答案 B**

设 $f(x)=xe^x-a$,则该函数在$(-\infty,+\infty)$内连续,

当 $x<0$ 时,显然 $f(x)<-a<0$,所以 $f(x)$ 在 $(-\infty,0)$ 内无零点.

又 $f'(x)=e^x+xe^x=e^x(1+x)$

当 $x>0$ 时,$f'(x)>0$,所以 $f(x)$ 在 $(0,+\infty)$ 上严格单调递增

而 $f(0)=-a<0$,$\lim\limits_{x\to+\infty}f(x)=+\infty$,所以 $f(x)$ 在 $(0,+\infty)$ 内有唯一零点.

即方程 $xe^x=a$,只有一个实根,且在 $(0,+\infty)$ 内.

**24. 正确答案 C**

此极限为 $0^0$ 型未定式.

令 $y=\left(\dfrac{\pi}{2}-\arctan x\right)^{\frac{1}{\ln x}}$ 两边取对数得 $\ln y=\dfrac{\ln\left(\dfrac{\pi}{2}-\arctan x\right)}{\ln x}$,

再取极限得到:$\lim\limits_{x\to+\infty}\ln y=\lim\limits_{x\to+\infty}\dfrac{\ln\left(\dfrac{\pi}{2}-\arctan x\right)}{\ln x}=\lim\limits_{x\to+\infty}\dfrac{-\dfrac{x}{1+x^2}}{\dfrac{\pi}{2}-\arctan x}=\lim\limits_{x\to+\infty}\dfrac{1-x^2}{1+x^2}$

$$=\lim\limits_{x\to+\infty}\dfrac{-2x}{2x}=-1.$$

$\lim\limits_{x\to+\infty}e^y=\lim\limits_{x\to+\infty}e^{\ln y}=e^{\lim\limits_{x\to+\infty}\ln y}=e^{-1}.$

**25. 正确答案 D**

$y'=2k(x^2-3)\cdot 2x=4kx(x^2-3),y''=12kx^2-12k=12k(x^2-1)$

令 $y''=0$,得 $x=\pm1$ 代入 $y=k(x^2-3)^2$ 得 $y=4k$,曲线有拐点$(1,4k),(-1,4k)$由于对称性只需考虑$(1,4k)$处的法线,因 $y'(1)=-8k$,故曲线在$(1,4k)$处的法线方程为 $y-4k=\dfrac{1}{8k}(x-1)$,即 $y=\dfrac{1}{8k}x+4k-\dfrac{1}{8k}$,由题意过原点得 $4k-\dfrac{1}{8k}=0,k^2=\dfrac{1}{32}$,得 $k=\pm\dfrac{\sqrt{2}}{8}$.

**26. 正确答案 A**

$\left(\dfrac{f(x)}{g(x)}\right)'=\dfrac{f'(x)g(x)-f(x)g'(x)}{g^2(x)}<0$,故$\dfrac{f(x)}{g(x)}$在闭区间$[a,b]$上严格单调递减,所以,当 $a<x<b$ 时,$\dfrac{f(a)}{g(a)}>\dfrac{f(x)}{g(x)}>\dfrac{f(b)}{g(b)}$,得 $f(x)g(b)>f(b)g(x)$,故选 A.

**27. 正确答案 B**

$f(x)$在 $x=\dfrac{\pi}{3}$ 处可导,$f'(x)=a\cos x+\cos 3x,f''(x)=-a\sin x-3\sin 3x$,由题意只需

$f'\left(\dfrac{\pi}{3}\right)=0$, 得 $\dfrac{1}{2}a-1=0\Rightarrow a=2$, 此时,

$$f''\left(\dfrac{\pi}{3}\right)=-2\times\dfrac{\sqrt{3}}{2}=-\sqrt{3}<0,\ 所以当\ a=2\ 时,f(x)\ 在\ x=\dfrac{\pi}{3}\ 处有极大值\sqrt{3}.$$

**28. 正确答案 B**

由 $\displaystyle\lim_{x\to 0}\dfrac{f''(x)}{|x|}=1$, 且由 $f''(x)$ 的连续性得 $f''(0)=\displaystyle\lim_{x\to 0}f''(x)=0$, 则必存在 $\delta>0$,

当 $0<|x|<\delta$ 时, $\dfrac{f''(x)}{|x|}>0$, 所以 $f''(x)>0$, 故 $f(0)$ 是 $f(x)$ 的极小值.

**29. 正确答案 B**

因为 $\displaystyle\lim_{x\to 1}\dfrac{(x-3)^2}{4(x-1)}=\infty$, 所以 $x=1$ 是曲线的垂直渐近线;

因为 $\displaystyle\lim_{x\to\infty}\dfrac{f(x)}{x}=\lim_{x\to\infty}\dfrac{(x-3)^2}{4x(x-1)}=\dfrac{1}{4}$,

$$\lim_{x\to\infty}\left[f(x)-\dfrac{x}{4}\right]=\lim_{x\to\infty}\left(\dfrac{(x-3)^2}{4(x-1)}-\dfrac{1}{4}x\right)=-\dfrac{5}{4}$$

所以 $y=\dfrac{1}{4}x-\dfrac{5}{4}$ 是曲线的斜渐近线;

而 $\displaystyle\lim_{x\to\infty}\dfrac{(x-3)^2}{4(x-1)}=\infty$, 所以没有水平渐近线.

**30. 正确答案 A**

反复用罗必达法则: $\displaystyle\lim_{x\to 0}\left(\dfrac{1}{x^2}-\dfrac{1}{x\tan x}\right)=\lim_{x\to 0}\dfrac{\tan x-x}{x^2\tan x}$

$$=\lim_{x\to 0}\dfrac{\sec^2 x-1}{2x\tan x+x^2\sec^2 x}\xrightarrow{\text{分子分母同乘}\cos^2 x}\lim_{x\to 0}\dfrac{1-\cos^2 x}{2x\sin x\cos x+x^2}$$

$$=\lim_{x\to 0}\dfrac{\sin^2 x}{x\sin 2x+x^2}=\lim_{x\to 0}\dfrac{2\sin x\cos x}{\sin 2x+2x\cos 2x+2x}$$

$$=\lim_{x\to 0}\dfrac{\sin 2x}{\sin 2x+2x\cos 2x+2x}=\lim_{x\to 0}\dfrac{2\cos 2x}{2\cos 2x+2\cos 2x-4x\sin 2x+2}=\dfrac{1}{3}$$

配合无穷小等价替代, 会更简便:

$$\lim_{x\to 0}\left(\dfrac{1}{x^2}-\dfrac{1}{x\tan x}\right)=\lim_{x\to 0}\dfrac{\tan x-x}{x^2\tan x}=\lim_{x\to 0}\dfrac{\tan x-x}{x^3}=\lim_{x\to 0}\dfrac{\sec^2 x-1}{3x^2}$$

$$=\lim_{x\to 0}\dfrac{2\sec^2 x\tan x}{6x}=\dfrac{1}{3}$$

## 二、填空题

1. 凸凹部分的分界  2. $\dfrac{1}{2}$  3. $\dfrac{1}{2}$  4. 1  5. 0

6. $(-\infty,+\infty)$  7. $\dfrac{1}{2}$  8. 水平  9. $(0,0)$  10. $y=0$

### 三、判断题

1. 错　2. 对　3. 对　4. 错　5. 对　6. 错　7. 错　8. 对　9. 错　10. 错

### 四、计算及证明题

（A）

1. 函数 $y=4x^3-5x^2+x-2$ 在区间 $[0,1]$ 上连续，在开区间 $(0,1)$ 内可导，

满足拉格朗日中值定理的条件，故存在 $\xi\in(0,1)$，

使 $f(1)-f(0)=f'(\xi)(1-0)$，即 $-2-(-2)=(12\xi^2-10\xi+1)(1-0)$，

有 $12\xi^2-10\xi+1=0$，解得 $\xi=(5\pm\sqrt{13})/12$.

2. 证明：令 $y=f(x)=x^n$，$\because y=x^n$ 在 $[a,b]$ 上连续，在 $(a,b)$ 内可导，满足拉格朗日中值定理条件，故存在 $\xi\in(a,b)$，使得 $f(b)-f(a)=f'(\xi)(b-a)$，即 $b^n-a^n=n\xi^{n-1}(b-a)$.

当 $0<a<b,n>1$ 时，幂函数 $y=x^{n-1}$ 在 $(a,b)$ 上为增函数，又 $a<\xi<b$，故有 $na^{n-1}(b-a)<b^n-a^n<nb^{n-1}(b-a)$，此题得证.

3.

① $\dfrac{0}{0}$ 型，$\displaystyle\lim_{x\to a}\dfrac{x^m-a^m}{x^n-a^n}=\lim_{x\to a}\dfrac{(x^m-a^m)'}{(x^n-a^n)'}=\lim_{x\to a}\dfrac{mx^{m-1}}{nx^{n-1}}=\dfrac{m}{n}a^{m-n}$；

② $\dfrac{0}{0}$ 型，$\displaystyle\lim_{x\to 0}\dfrac{e^{x^2}-1}{\cos x-1}=\lim_{x\to 0}\dfrac{(e^{x^2}-1)'}{(\cos x-1)'}=\lim_{x\to 0}\dfrac{e^{x^2}\cdot 2x}{-\sin x}=\lim_{x\to 0}\dfrac{e^{x^2}\cdot 4x^2+e^{x^2}2}{-\cos x}=-2$；

③ $\dfrac{0}{0}$ 型，$\displaystyle\lim_{x\to 0}\dfrac{a^x-b^x}{x}=\lim_{x\to 0}\dfrac{(a^x-b^x)'}{x'}=\lim_{x\to 0}\dfrac{a^x\ln a-b^x\ln b}{1}=\ln a-\ln b=\ln\dfrac{a}{b}$；

④ $\dfrac{0}{0}$ 型，$\displaystyle\lim_{y\to 0}\dfrac{e^y+\sin y-1}{\ln(1+y)}=\lim_{y\to 0}\dfrac{(e^y+\sin y-1)'}{[\ln(1+y)]'}=\lim_{y\to 0}\dfrac{e^y+\cos y}{\dfrac{1}{1+y}}=2$；

⑤ $\dfrac{\infty}{\infty}$ 型，$\displaystyle\lim_{x\to+\infty}\dfrac{x^n}{e^x}=\lim_{x\to\infty}\dfrac{(x^n)'}{(e^x)'}=\lim_{x\to\infty}\dfrac{nx^{n-1}}{e^x}$；

由于 $n>1$，上式右端还是一个 $\dfrac{\infty}{\infty}$ 型未定式，连续 $n$ 次使用罗必达法则，最后得到

$$\lim_{x\to+\infty}\dfrac{x^n}{e^x}=\lim_{x\to\infty}\dfrac{(x^n)'}{(e^x)'}=\lim_{x\to\infty}\dfrac{nx^{n-1}}{e^x}=\cdots=\lim_{x\to\infty}\dfrac{n!}{e^x}=0$$；

⑥ $\dfrac{\infty}{\infty}$ 型，$\displaystyle\lim_{x\to+\infty}\dfrac{\ln x}{e^x}=\lim_{x\to+\infty}\dfrac{(\ln x)'}{(e^x)'}=\lim_{x\to+\infty}\dfrac{\dfrac{1}{x}}{e^x}=0$.

4. $\dfrac{\infty}{\infty}$ 型，但如果我们贸然使用罗必达法则会得到

$$\lim_{x\to\infty}\dfrac{x-\sin x}{x+\sin x}=\lim_{x\to\infty}\dfrac{1-\cos x}{1+\cos x}（极限不存在）的结果，$$

而实际上　$\displaystyle\lim_{x\to\infty}\dfrac{x-\sin x}{x+\sin x}=\lim_{x\to\infty}\dfrac{1-\dfrac{\sin x}{x}}{1+\dfrac{\sin x}{x}}=1$，

这里不能使用罗必达法则的原因是所要求的条件(3)没有得到满足.

5.

① $0 \cdot \infty$型,把 0 因子移到分母,化为$\frac{\infty}{\infty}$型未定式,得到

$$\lim_{x \to 0} x\cot 2x = \lim_{x \to 0} \frac{\cot 2x}{\frac{1}{x}} = \lim_{x \to 0} \frac{-2\csc^2 2x}{-\frac{1}{x^2}} = \lim_{x \to 0} \frac{2}{4 \cdot \frac{\sin^2 2x}{(2x)^2}} = \frac{1}{2};$$

② $\infty - \infty$型,但通分后就化成了$\frac{0}{0}$型不定式.

$$\lim_{x \to 1}\left(\frac{x}{x-1} - \frac{1}{\ln x}\right) = \lim_{x \to 1} \frac{x\ln x - x + 1}{(x-1)\ln x} = \lim_{x \to 1} \frac{\ln x + 1 - 1}{\ln x + \frac{x-1}{x}} = \lim_{x \to 1} \frac{x\ln x}{x\ln x + x - 1}$$

$$= \lim_{x \to 1} \frac{\ln x + 1}{\ln x + 1 + 1} = \frac{1}{2};$$

③ $0^0$型,因为 $\lim_{x \to \frac{\pi}{2}^-}(\cos x)^{\frac{\pi}{2}-x} = \lim_{x \to \frac{\pi}{2}^-} e^{(\frac{\pi}{2}-x)\ln\cos x}$

而 $\lim_{x \to \frac{\pi}{2}^-}\left(\frac{\pi}{2}-x\right)\ln\cos x = \lim_{x \to \frac{\pi}{2}^-} \frac{\ln\cos x}{\frac{1}{\frac{\pi}{2}-x}} = \lim_{x \to \frac{\pi}{2}^-} \frac{\frac{-\sin x}{\cos x}}{-\frac{1}{\left(\frac{\pi}{2}-x\right)^2} \cdot (-1)}$

$$= \lim_{x \to \frac{\pi}{2}^-} \frac{-\sin x \cdot \left(\frac{\pi}{2}-x\right)^2}{\cos x} = \lim_{x \to \frac{\pi}{2}^-} \frac{-\cos x\left(\frac{\pi}{2}-x\right)^2 + \sin x \cdot 2\left(\frac{\pi}{2}-x\right)}{-\sin x} = 0$$

$\therefore \lim_{x \to \frac{\pi}{2}^-}(\cos x)^{\frac{\pi}{2}-x} = e^0 = 1;$

④ $1^\infty$型,$\lim_{x \to 1} x^{\frac{1}{1-x}} = \lim_{x \to 1} e^{\frac{1}{1-x}\ln x} = e^{\lim_{x \to 1} \frac{\ln x}{1-x}}$

$\because \lim_{x \to 1} \frac{\ln x}{1-x} = \lim_{x \to 1} \frac{\frac{1}{x}}{-1} = -1$ $\therefore \lim_{x \to 1} x^{\frac{1}{1-x}} = e^{-1};$

⑤ $0 \cdot \infty$型,把 0 因子移到分母,化为$\frac{\infty}{\infty}$型未定式,得到

$$\lim_{x \to 0} x^2 e^{\frac{1}{x^2}} = \lim_{x \to 0} \frac{e^{\frac{1}{x^2}}}{\frac{1}{x^2}} = \lim_{x \to 0} \frac{e^{\frac{1}{x^2}} \cdot \left(-\frac{2}{x^3}\right)}{-\frac{2}{x^3}} = e^\infty = \infty;$$

⑥ $0^0$型,$\lim_{x \to 0^+} x^{\sin x} = \lim_{x \to 0^+} e^{\sin x \ln x}$

而 $\lim_{x \to 0^+} \sin x\ln x = \lim_{x \to 0^+} \frac{\ln x}{\csc x} = \lim_{x \to 0^+} \frac{\frac{1}{x}}{-\csc x \cdot \cot x} = \lim_{x \to 0^+} \frac{\sin x}{x}\tan x = 0$

$\therefore \lim_{x \to 0^+} x^{\sin x} = e^0 = 1.$

6.

①函数 $f(x)$ 的定义域为 $(-\infty,+\infty)$，令 $f'(x)=3x^2-3=3(x-1)(x+1)=0$

得 $x_1=1$ 和 $x_2=-1$，这二个点将定义域分成三个区间，列表如下．

| $x$ | $(-\infty,-1)$ | $(-1,1)$ | $(1,+\infty)$ |
|---|---|---|---|
| $f'(x)$ | + | − | + |
| $f(x)$ | ↗ | ↘ | ↗ |

②函数 $f(x)$ 的定义域为 $(-\infty,+\infty)$，

令 $f'(x)=(x+1)^3+3(x-1)(x+1)^2=(x+1)^2(4x-2)=0$，得 $x_1=-1$ 和 $x_2=1/2$，这二个点将定义域分成三个区间，列表如下．

| $x$ | $(-\infty,-1)$ | $(-1,1/2)$ | $(1/2,+\infty)$ |
|---|---|---|---|
| $f'(x)$ | − | − | + |
| $f(x)$ | ↘ | ↘ | ↗ |

③函数 $f(x)$ 的定义域为 $(-\infty,0)\bigcup(0,+\infty)$　令 $f'(x)=-\dfrac{10(12x^2-18x+6)}{(4x^3-9x^2+6x)^2}=0$

有 $(12x^2-18x+6)=6(2x-1)(x-1)=0$，解得 $x_1=1/2$ 和 $x_2=1$，$x=0$ 为不可导点，这三个点将定义域分成四个区间，列表如下．

| $x$ | $(-\infty,0)$ | $(0,1/2)$ | $(1/2,1)$ | $(1,+\infty)$ |
|---|---|---|---|---|
| $f'(x)$ | − | − | + | − |
| $f(x)$ | ↘ | ↘ | ↗ | ↘ |

④函数 $f(x)$ 的定义域为 $(-1,+\infty)$，令 $f'(x)=1-\dfrac{1}{x+1}=\dfrac{x}{x+1}=0$，

得 $x=0$，$x=0$ 点将定义域分成两个区间，列表如下．

| $x$ | $(-1,0)$ | $(0,+\infty)$ |
|---|---|---|
| $f'(x)$ | − | + |
| $f(x)$ | ↘ | ↗ |

7.

①函数 $f(x)$ 定义域为 $(-\infty,+\infty)$，令 $f'(x)=6x^2-6x=6x(x-1)=0$，

解得 $x_1=0$，$x_2=1$，将上述计算列表讨论，结果如下：

| $x$ | $(-\infty,0)$ | 0 | $(0,1)$ | 1 | $(1,+\infty)$ |
|---|---|---|---|---|---|
| $f'(x)$ | + | 0 | − | 0 | + |
| $f(x)$ | ↗ | 极大值 $f(0)=0$ | ↘ | 极小值 $f(1)=-1$ | ↗ |

②函数 $f(x)$ 定义域为 $(-\infty,0)\bigcup(0+\infty)$，令 $f'(x)=1-\dfrac{a^2}{x^2}=0$，解得 $x_1=a$，$x_2=-a$，将上述计算列表讨论，结果如下：

| $x$ | $(-\infty,-a)$ | $-a$ | $(-a,a)$ | $a$ | $(a,+\infty)$ |
|---|---|---|---|---|---|
| $f'(x)$ | $+$ | $0$ | $-$ | $0$ | $+$ |
| $f(x)$ | ↗ | 极大值 $f(-a)=-2a$ | ↘ | 极小值 $f(a)=2a$ | ↗ |

③函数 $f(x)$ 定义域为 $(-\infty,+\infty)$，

令 $f'(x)=3(x-1)^2(2x+3)^2+(x-1)^3\cdot4(2x+3)=0$，

有 $(x-1)^2(2x+3)(10x+5)=0$，解得 $x_1=1$，$x_2=-\dfrac{3}{2}$，$x_3=-\dfrac{1}{2}$

将上述计算列表讨论，结果如下：

$\therefore \max f\left(-\dfrac{3}{2}\right)=0$，$\min f\left(-\dfrac{1}{2}\right)=-\dfrac{27}{2}$

| $x$ | $\left(-\infty,-\dfrac{3}{2}\right)$ | $-\dfrac{3}{2}$ | $\left(-\dfrac{3}{2},-\dfrac{1}{2}\right)$ | $-\dfrac{1}{2}$ | $\left(-\dfrac{1}{2},1\right)$ | $1$ | $(1,+\infty)$ |
|---|---|---|---|---|---|---|---|
| $f'(x)$ | $+$ | $0$ | $-$ | $0$ | $+$ | $0$ | $+$ |
| $f(x)$ | ↗ | 极大值 $f\left(-\dfrac{3}{2}\right)=0$ | ↘ | 极小值 $f\left(-\dfrac{1}{2}\right)=-\dfrac{27}{2}$ | ↗ | 无极值 | ↗ |

④函数 $f(x)$ 定义域为 $(-\infty,+\infty)$，令 $f'(x)=1-\dfrac{2x}{x^2+1}=\dfrac{(x-1)^2}{x^2+1}=0$，

得 $x=-1$，$f(x)$ 无不可导点；当 $x>-1$ 时，$f'(x)>0$；当 $x<-1$ 时，$f'(x)>0$。

故函数 $y=x-\ln(x^2+1)$ 在 $(-\infty,+\infty)$ 上无极值。

8.

①令 $y'=3(x^2-1)^2\cdot2x=6x(x^2-1)^2=0$，求得 $(-2,1)$ 内驻点为 $x_1=0$，$x_2=-1$，比较 $y(0)=0$、$y(-2)=28$、$y(-1)=1$、$y(1)=1$ 的大小，有 $y(-2)=28$ 为最大值；$y(0)=0$ 为最小值。

②令 $y'=5x^4-20x^3+15x^2=5x^2(x^2-4x+3)=5x^2(x-1)(x-3)=0$，求得 $(-1,2)$ 内驻点为 $x_1=0$ 和 $x_2=1$，比较 $y(-1)=-10$、$y(0)=1$、$y(1)=2$、$y(2)=-7$ 的大小，所以，$y(1)=2$ 为最大值；$y(-1)=-10$ 为最小值。

③令 $y'=\dfrac{-2x}{2\sqrt{100-x^2}}=-\dfrac{x}{\sqrt{100-x^2}}=0$，求得 $(-6,8)$ 内驻点为 $x=0$，比较 $y(-6)=8$、$y(0)=10$、$y(8)=6$ 的大小，知 $y(0)=10$ 为最大值；$y(8)=6$ 为最小值。

④$y'=3^x\ln3$，$\because y'$ 恒大于零，$\therefore y=3^x$ 无驻点，又 $y(-1)=\dfrac{1}{3}$、$y(4)=81$，

所以,在$[-1,4]$区间上,$y(4)=81$为最大值,$y(-1)=\dfrac{1}{3}$为最小值.

9. 令 $y'=\dfrac{A}{a_2-a_1}[\mathrm{e}^{-a_1t}\cdot(-a_1)+\mathrm{e}^{-a_2t}\cdot a_2]=0$,得 $-a_1\mathrm{e}^{-a_1t}+a_2\mathrm{e}^{-a_2t}=0$

即　$\mathrm{e}^{(a_2-a_1)t}=\dfrac{a_2}{a_1}$,解得唯一驻点,$t_0=\dfrac{\ln a_2-\ln a_1}{a_2-a_1}$

由实际问题可知,血药浓度最大值一定存在,唯一驻点 $t_0$ 就是最值点,所以当 $t_0=\dfrac{\ln a_2-\ln a_1}{a_2-a_1}$ 时,血药浓度最大值为:

$$y(t_0)=\dfrac{A}{a_2-a_1}(\mathrm{e}^{-a_1t_0}-\mathrm{e}^{-a_2t_0}).$$

10. 如图所示,令 $\angle ACB=x$,吊高为 $H$. 则有　$3\tan x+2+H-1.5=15\sin x$

$H=15\sin x-3\tan x-0.5=3\sin x\left(5-\dfrac{1}{\cos x}\right)-0.5$

$H'=15\cos x-3\sec^2 x$

令　$H'=0$,得　$\cos x_0=\sqrt[3]{\dfrac{1}{5}}=\sqrt[3]{0.2}$

最大吊高为

$H_{最大}=3(5-\sqrt[3]{5})\sqrt{1-\sqrt[3]{0.04}}-0.5\approx 7.506(\mathrm{m})$

所以能把油罐吊上去.

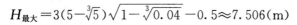

11. $f(x)$的定义域为$(-\infty,+\infty)$,$f'(x)=3x^2-10x+3=(3x-1)(x-3)$,

$f''(x)=6x-10=2(3x-5)$,令 $f''(x)=0$,得 $x=\dfrac{5}{3}$,列表讨论如下:

从表中知 $f(x)$ 在 $\left(-\infty,\dfrac{5}{3}\right)$ 是凸的,在 $\left(\dfrac{5}{3},+\infty\right)$ 上是凹的,点 $\left(\dfrac{5}{3},-\dfrac{250}{27}\right)$ 为曲线的拐点.

| $x$ | $\left(-\infty,\dfrac{5}{3}\right)$ | $\dfrac{5}{3}$ | $\left(\dfrac{5}{3},+\infty\right)$ |
| --- | --- | --- | --- |
| $f''(x)$ | $-$ | $0$ | $+$ |
| $f(x)$ | 凸 | 拐点$\left(\dfrac{5}{3},-\dfrac{250}{27}\right)$ | 凹 |

12.

①函数定义域为$(-\infty,+\infty)$,

$f'(x)=6x^2-6x=6x(x-1)$,$f''(x)=12x-6=6(2x-1)$,

令 $f'(x)=0$,得 $x_1=0$,$x_2=1$,令 $f''(x)=0$,得 $x_3=\dfrac{1}{2}$.

列表讨论如下:

| $x$ | $(-\infty,0)$ | 0 | $(0,1/2)$ | 1/2 | $(1/2,1)$ | 1 | $(1,+\infty)$ |
|---|---|---|---|---|---|---|---|
| $y'$ | + | 0 | − | − | − | 0 | + |
| $y''$ | − | − | − | 0 | + | + | + |
| $y$ | 凸增 | 极大值 $y(0)=0$ | 凸减 | 拐点$(1/2$, $-1/2)$ | 凹减 | 极小值 $y(1)=-1$ | 凹增 |

该题无对称性,无渐近线,根据极值、拐点、增减区间、凹凸区间,补充点$(-1,-5)$及$(2,4)$,做出如下图形。

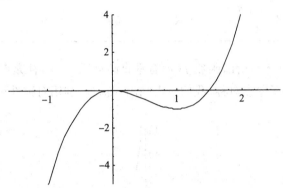

②函数定义域为$(-\infty,+\infty)$,$f(x)$是偶函数,其图形关于$y$轴对称. 求导得到$f'(x)=4x^3-4x=4x(x^2-1)$,$f''(x)=12x^2-4=4(3x^2-1)$,

令$f'(x)=0$,得$x_1=0,x_2=1,x_3=-1$,令$f''(x)=0$,得$x_4=\dfrac{1}{\sqrt{3}}$,$x_5=-\dfrac{1}{\sqrt{3}}$

由于$y=f(x)$关于$y$轴对称,我们只需将右半部分$[0,+\infty)$讨论的结果列表如下:

| $x$ | 0 | $\left(0,\dfrac{1}{\sqrt{3}}\right)$ | $\dfrac{1}{\sqrt{3}}$ | $\left(\dfrac{1}{\sqrt{3}},1\right)$ | 1 | $(1,+\infty)$ |
|---|---|---|---|---|---|---|
| $f'(x)$ | 0 | − | − | − | 0 | + |
| $f''(x)$ | − | − | 0 | + | + | + |
| $y=f(x)$ | 极大值$-5$ | 凸减 | 拐点$\left(\dfrac{1}{\sqrt{3}},-\dfrac{50}{9}\right)$ | 凹减 | 极小值$-6$ | 凹增 |

该题无渐近线,根据极值、拐点、增减区间、凹凸区间,补充点$(2,3)$,利用对称性做出如下图形。

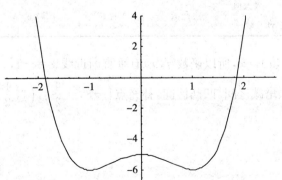

③函数定义域为$(-\infty,0)\bigcup(0,+\infty)$，$f(x)$是奇函数，其图形关于原点对称．求导得到 $f'(x)=1-x^{-2}=\dfrac{x^2-1}{x^2}$，$f''(x)=\dfrac{2}{x^3}$，令 $f'(x)=0$，得 $x_1=-1$，$x_2=1$，

$x=0$ 为不可导点，将讨论的结果列表如下：

| $x$ | $(-\infty,-1)$ | $-1$ | $(-1,0)$ | $0$ | $(0,1)$ | $1$ | $(1,+\infty)$ |
|---|---|---|---|---|---|---|---|
| $y'$ | $+$ | $0$ | $-$ | 不存在 | $-$ | $0$ | $+$ |
| $y''$ | $-$ | $-$ | $-$ | 不存在 | $+$ | $+$ | $+$ |
| $y$ | 凸增 | 极大值 $y(-1)=-2$ | 凸减 | 不存在 | 凹减 | 极小值 $y(1)=2$ | 凹增 |

当 $x\to 0$ 时，$f(x)\to\infty$，所以函数 $f(x)$ 有垂直渐近线 $x=0$，补充点 $(2,2.5)$

由于 $y=f(x)$ 关于原点对称，我们只需画出一部分，利用对称性可画出如下图形．

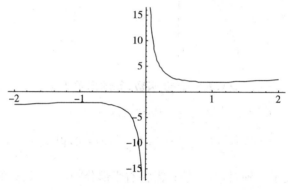

④函数定义域为$(-\infty,-1)\bigcup(-1,+\infty)$，求导得到

$$f'(x)=\frac{x(2+x)}{(1+x)^2},\quad f''(x)=\frac{2}{(1+x)^3},$$

令 $f'(x)=0$，得 $x_1=0$，$x_2=-2$，$x=-1$ 为不可导点，将讨论的结果列表如下：

| $x$ | $(-\infty,-2)$ | $-2$ | $(-2,-1)$ | $-1$ | $(-1,0)$ | $0$ | $(0,+\infty)$ |
|---|---|---|---|---|---|---|---|
| $y'$ | $+$ | $0$ | $-$ | 不存在 | $-$ | $0$ | $+$ |
| $y''$ | $-$ | $-$ | $-$ | 不存在 | $+$ | $+$ | $+$ |
| $y$ | 凸增 | 极大值 $y(-2)=-4$ | 凸减 | 不存在 | 凹减 | 极小值 $y(0)=0$ | 凹增 |

当 $x\to-1$ 时，$f(x)\to\infty$，所以函数 $f(x)$ 有垂直渐近线 $x=-1$，

根据极值、拐点、增减区间、凹凸区间，补充点 $\left(-3,-\dfrac{9}{2}\right)$，$\left(1,\dfrac{1}{2}\right)$ 可画出图形

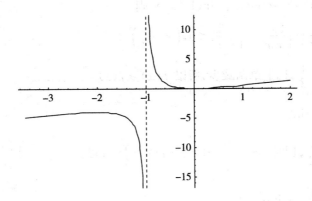

**13.**

①由 $\mathrm{e}^x=1+x+\dfrac{x^2}{2!}+\dfrac{x^3}{3!}\cdots+\dfrac{x^n}{n!}+\cdots$       ($-\infty<x<+\infty$)

令 $x=-x^2$,代入上式,得

$\mathrm{e}^{-x^2}=1-x^2+\dfrac{x^4}{2!}-\dfrac{x^6}{3!}+\cdots$;

②$y=\sin(x+\alpha)=\sin x\cos\alpha+\cos x\sin\alpha$

由 $\sin x=x-\dfrac{x^3}{3!}+\dfrac{x^5}{5!}-\dfrac{x^7}{7!}+\dfrac{x^9}{9!}-\cdots+(-1)^n\dfrac{x^{2n+1}}{(2n+1)!}+\cdots$

$\cos x=1-\dfrac{x^2}{2!}+\dfrac{x^4}{4!}-\dfrac{x^6}{6!}+\dfrac{x^8}{8!}-\cdots+(-1)^n\dfrac{x^{2n}}{(2n)!}+\cdots$

代入上式,得

$\sin(x+\alpha)=\sin\alpha+x\cos\alpha-\dfrac{x^2}{2!}\sin\alpha-\dfrac{x^3}{3!}\cos\alpha+\cdots$.

**14.** 证明:由 $\mathrm{e}^x=1+x+\dfrac{x^2}{2!}+\dfrac{x^3}{3!}\cdots+\dfrac{x^n}{n!}+\cdots$

$\text{左}=\mathrm{e}^{ix}=1+ix-\dfrac{x^2}{2!}-\dfrac{x^3}{3!}i+\dfrac{x^4}{4!}+\dfrac{x^5}{5!}i-\dfrac{x^6}{6!}+\cdots$

$=\left(1-\dfrac{x^2}{2!}+\dfrac{x^4}{4!}-\dfrac{x^6}{6!}+\cdots\right)+i\left(x-\dfrac{x^3}{3!}+\dfrac{x^5}{5!}-\dfrac{x^7}{7!}+\cdots\right)$

$=\cos x+i\sin x=\text{右}$

$\because\text{左}=\text{右},\therefore$ 此式成立.

**(B)**

**15.** 证明:设 $f(t)=\ln t$,则 $f(t)$ 在 $[x,x+1]$ 上连续 $(x>0)$,在 $(x,x+1)$ 内可导,由拉格朗日中值定理,在 $(x,x+1)$ 内至少存在一点 $\xi$,使得

$f'(\xi)=\dfrac{f(x+1)-f(x)}{x+1-x}$,即 $\dfrac{1}{\xi}=\ln(x+1)-\ln x$,

因为 $0<x<\xi<x+1$,所以 $\dfrac{1}{x+1}<\dfrac{1}{\xi}<\dfrac{1}{x}$

所以 $\dfrac{1}{x+1}<\ln(x+1)-\ln x<\dfrac{1}{x}$.

16. 证明：令 $f(x)=\arctan x-\ln(1+x^2)$，则

$$f'(x)=\frac{1}{1+x^2}-\frac{2x}{1+x^2}=\frac{1-2x}{1+x^2}<0,\left(x>\frac{1}{2}\right)$$

所以 $f(x)$ 在 $\left[\frac{1}{2},1\right]$ 上单调减少，所以 $f(x)\geqslant f(1)$

而 $f(1)=\frac{\pi}{4}-\ln 2$

所以当 $x\in\left[\frac{1}{2},1\right]$ 时，$\arctan x-\ln(1+x^2)\geqslant\frac{\pi}{4}-\ln 2.$

17. $\lim\limits_{x\to 0}\frac{(\sin x)^{\frac{1}{x^2}}}{x}=\lim\limits_{x\to 0}e^{\frac{1}{x^2}\ln\frac{\sin x}{x}}$

而 $\lim\limits_{x\to 0}\frac{\ln\dfrac{\sin x}{x}}{x^2}=\lim\limits_{x\to 0}\frac{\ln\sin x-\ln x}{x^2}=\lim\limits_{x\to 0}\frac{\dfrac{\cos x}{\sin x}-\dfrac{1}{x}}{2x}$

$$=\lim\limits_{x\to 0}\frac{x\cos x-\sin x}{2x^2\sin x}=\lim\limits_{x\to 0}\frac{\cos x-x\sin x-\cos x}{4x\sin x+2x^2\cos x}$$

$$=\lim\limits_{x\to 0}\frac{-\sin x}{4\sin x+2x\cos x}=\lim\limits_{x\to 0}\frac{-\cos x}{4\cos x+2\cos x-2x\sin x}$$

$$=-\frac{1}{6}$$

所以 $\lim\limits_{x\to 0}\frac{(\sin x)^{\frac{1}{x^2}}}{x}=e^{-\frac{1}{6}}.$

18. 因为 $\lim\limits_{x\to 0}(1+x)^{\frac{1}{x}}=e$，所以该极限是 $1^\infty$ 型

$$\lim\limits_{x\to 0}\left[\frac{(1+x)^{\frac{1}{x}}}{e}\right]^{\frac{1}{x}}=\lim\limits_{x\to 0}e^{\frac{1}{x}\ln\frac{(1+x)^{\frac{1}{x}}}{e}}$$

而 $\lim\limits_{x\to 0}\dfrac{\ln\dfrac{(1+x)^{\frac{1}{x}}}{e}}{x}=\lim\limits_{x\to 0}\dfrac{\dfrac{1}{x}\ln(1+x)-\ln e}{x}=\lim\limits_{x\to 0}\dfrac{\ln(1+x)-x}{x^2}$

$$=\lim\limits_{x\to 0}\frac{\dfrac{1}{1+x}-1}{2x}=\lim\limits_{x\to 0}\frac{1-1-x}{2x(1+x)}=\lim\limits_{x\to 0}\frac{-1}{2(1+x)}=\frac{-1}{2}$$

所以 $\lim\limits_{x\to 0}\left[\dfrac{(1+x)^{\frac{1}{x}}}{e}\right]^{\frac{1}{x}}=e^{-\frac{1}{2}}.$

19. $y'=3x^2+6ax+3b,\ y''=6x+6a$

$x=-1$ 是极大值点，可导函数的极值点一定是驻点，所以

$y'|_{x=1}=3-6a+3b=0$

又点 $(0,3)$ 是拐点，故 $y|_{x=0}=c=3,\ y''|_{x=0}=6a=0$

所以 $a=0,b=-1,c=3.$

20. $\lim\limits_{x\to+\infty}\dfrac{(x^2+2x-3)e^{\frac{1}{x}}}{(x^2-1)\arctan x}=\dfrac{2}{\pi}$

$$\lim_{x \to -\infty} \frac{(x^2+2x-3)e^{\frac{1}{x}}}{(x^2-1)\arctan x} = -\frac{2}{\pi}$$

所以 $y=\dfrac{2}{\pi}$ 和 $y=-\dfrac{2}{\pi}$ 是水平渐近线.

$$\lim_{x \to 1} \frac{(x^2+2x-3)e^{\frac{1}{x}}}{(x^2-1)\arctan x} = \lim_{x \to 1} \frac{(x+3)e^{\frac{1}{x}}}{(x+1)\arctan x} = \frac{8e}{\pi}$$

所以 $x=1$ 不是垂直渐近线

$$\lim_{x \to -1} \frac{(x^2+2x-3)e^{\frac{1}{x}}}{(x^2-1)\arctan x} = \lim_{x \to -1} \frac{(x+3)e^{\frac{1}{x}}}{(x+1)\arctan x} = \infty$$

所以 $x=-1$ 是垂直渐近线.

$$\lim_{x \to 0^+} \frac{(x^2+2x-3)e^{\frac{1}{x}}}{(x^2-1)\arctan x} = 3 \lim_{x \to 0^+} \frac{e^{\frac{1}{x}}}{\arctan x} = \infty$$

所以 $x=0$ 是垂直渐近线.

# 4　不定积分 ▷▷▷▷

## 习　题

### 一、单项选择题

#### （A）

1. 设 $f(x)$ 有原函数 $x\ln x$，则 $\int xf(x)\,\mathrm{d}x=(\quad)$.

　　A. $x^2\left(\dfrac{1}{2}+\dfrac{1}{4}\ln x\right)+C$　　　　　　B. $x^2\left(\dfrac{1}{4}+\dfrac{1}{2}\ln x\right)+C$

　　C. $x^2\left(\dfrac{1}{4}-\dfrac{1}{2}\ln x\right)+C$　　　　　　D. $x^2\left(\dfrac{1}{2}-\dfrac{1}{4}\ln x\right)+C$

2. $\int\dfrac{\mathrm{d}x}{1+\cos x}=(\quad)$.

　　A. $\tan x-\sec x+C$　　　　　　　　B. $-\cot x+\csc x+C$

　　C. $\tan x+C$　　　　　　　　　　　　D. $\tan\left(\dfrac{x}{2}-\dfrac{\pi}{4}\right)$

3. 设 $f(x)$ 是连续函数且 $F'(x)=f(x)$，则下面正确的等式为（　　）.

　　A. $\displaystyle\int f(ax+b)\,\mathrm{d}x=F(ax+b)+C$　　B. $\displaystyle\int f(x^n)x^{n-1}\,\mathrm{d}x=F(x^n)+C$

　　C. $\displaystyle\int f(\ln x)\dfrac{1}{x}\,\mathrm{d}x=aF(\ln ax)+C$　　D. $\displaystyle\int f(\mathrm{e}^x)\mathrm{e}^x\,\mathrm{d}x=F(\mathrm{e}^x)+C$

4. 不定积分 $\displaystyle\int(1+x)^n\,\mathrm{d}x$ 的值是（　　）.

　　A. $\ln|1+x|+C$　　　　　　　　　　B. $\ln|1+x|+C$ 或 $\dfrac{(1+x)^{n+1}}{1+n}+C$

　　C. $\dfrac{(1+x)^{n+1}}{1+n}+C$　　　　　　D. $\ln|1+x|$ 或 $\dfrac{(1+x)^{n+1}}{1+n}$

5. 设 $f(x)=\mathrm{e}^{-x}$，则 $\displaystyle\int\dfrac{f(\ln x)}{x}\,\mathrm{d}x=(\quad)$.

　　A. $\dfrac{1}{x}+C$　　　　　B. $\ln x+C$　　　　　C. $-\dfrac{1}{x}+C$　　　　　D. $-\ln x+C$

6. 在区间 $(a,b)$ 内,如果 $f'(x) = \varphi'(x)$,则一定有(　　).

    A. $f(x) = \varphi(x)$            B. $f(x) = \varphi(x) + C$

    C. $\left[\int f(x)\mathrm{d}x\right]' = \left[\int \varphi(x)\mathrm{d}x\right]'$      D. $\left[\int f(x)\mathrm{d}x\right]' = \int \varphi'(x)\mathrm{d}x$

7. 设 $f'(x)$ 存在,则 $\left[\int \mathrm{d}f(x)\right]' = ($　　$)$.

    A. $f(x)$          B. $f'(x)$          C. $f'(x) + C$      D. $f(x) + C$

8. 设 $f(x)$ 为可导函数,则(　　).

    A. $\int f(x)\mathrm{d}x = f(x)$            B. $\int f'(x)\mathrm{d}x = f(x)$

    C. $\left(\int f(x)\mathrm{d}x\right)' = f(x)$         D. $\left(\int f(x)\mathrm{d}x\right)' = f(x) + C$

9. 设 $I = \int \dfrac{1}{x^3}\mathrm{d}x$,则 $I = ($　　$)$.

    A. $-3x^{-4} + C$      B. $-\dfrac{1}{2x^2} + C$      C. $-\dfrac{1}{2}x^2 + C$      D. $\dfrac{1}{2}x^{-2} + 8$

10. $\int \mathrm{e}^{\sqrt{x}}\mathrm{d}x = ($　　$)$.

    A. $\mathrm{e}^{\sqrt{x}} + C$            B. $\dfrac{1}{2}\mathrm{e}^{\sqrt{x}} + C$

    C. $2(\sqrt{x} - 1)\mathrm{e}^{\sqrt{x}} + C$      D. $(\sqrt{x} - 1)\mathrm{e}^{\sqrt{x}} + C$

11. 设 $I = \int \cot^2 x\mathrm{d}x$,则 $I$ 的值是(　　).

    A. $-\cot x - x + C$         B. $-\cot x - x$

    C. $\cot x - x + C$           D. $-\tan x - x + C$

12. 设 $I = \int \dfrac{x^2}{3(1+x^2)}\mathrm{d}x$,则 $I$ 的值是(　　).

    A. $\dfrac{1}{3}x - \dfrac{1}{3}\arctan x + C$      B. $\dfrac{1}{3}x - \dfrac{1}{3}\arctan x$

    C. $\dfrac{1}{3}x - \dfrac{1}{3}\text{arccot}x + C$      D. $-\tan x - x + C$

13. 下列计算正确的是(　　).

    A. $\int \dfrac{x}{4+x^2}\mathrm{d}x = \dfrac{1}{2}\int \dfrac{1}{1+\left(\dfrac{x}{2}\right)^2}\mathrm{d}\left(\dfrac{x}{2}\right)$    B. $\int \dfrac{1}{4+x^2}\mathrm{d}x = \int \dfrac{\mathrm{d}(4+x^2)}{4+x^2}$

    C. $\int \dfrac{x}{4+x}\mathrm{d}x = x - 4\int \dfrac{\mathrm{d}(4+x)}{4+x}$      D. $\int \dfrac{x}{4-x^2}\mathrm{d}x = \dfrac{1}{2}\int \dfrac{\mathrm{d}(4-x)^2}{4-x^2}$

14. 原函数族 $f(x) + C$ 可写成(　　)形式.

    A. $\left[\int f(x)\mathrm{d}x\right]'$            B. $\int f'(x)\mathrm{d}x$

    C. $\mathrm{d}\left[\int f(x)\mathrm{d}x\right]$          D. $\int F'(x)\mathrm{d}x$

15. 设 $I = \int \sqrt{x \sqrt{x \sqrt{x}}}\, \mathrm{d}x$,则 $I$ 的值是（    ）.

    A. $\dfrac{8}{15} x^{\frac{15}{8}}$          B. $\dfrac{8}{15} x^{\frac{15}{8}} + C$      C. $15 x^{\frac{5}{18}} + C$      D. $\dfrac{8}{15} x^{\frac{18}{5}} + C$

16. 设 $I = \int \dfrac{\arctan \sqrt{x}}{\sqrt{x}\,(1+x)}\, \mathrm{d}x$,则 $I = $（    ）.

    A. $(\arctan \sqrt{x})^2 + C$                B. $\arctan \sqrt{x} + C$

    C. $2\,(\arctan \sqrt{x})^2 + C$           D. $\dfrac{1}{2}\,(\arctan \sqrt{x})^2 + C$

17. 关于 $\int \dfrac{1}{1+\mathrm{e}^x}\, \mathrm{d}x$ 计算不正确的是（    ）.

    A. $x - \ln(1+\mathrm{e}^x) + C$            B. $-\ln(1+\mathrm{e}^{-x}) + C$

    C. $1 - \ln(1+\mathrm{e}^{-x}) + C$         D. $-\ln(1+\mathrm{e}^x) + C$

18. 设 $I = \int 2^{2x+3}\, \mathrm{d}x$,则 $I$ 的值是（    ）.

    A. $\dfrac{2^{2x+2}}{\ln 2} + C$               B. $\ln 2 \cdot 2^{2x+2} + C$

    C. $\ln 2 \cdot 2^{2x+3} + C$            D. $\dfrac{2^{2x+3}}{\ln 2} + C$

19. 下列关于 $\int \dfrac{\mathrm{d}x}{x\,(x^{10}+1)}$ 计算不正确的是（    ）.

    A. $\int \dfrac{(x^{10}+1) - x^{10}}{x\,(x^{10}+1)}\, \mathrm{d}x$        B. $\dfrac{1}{10} \int \dfrac{\mathrm{d}x^{10}}{x^{10}\,(x^{10}+1)}$

    C. $\int \dfrac{\mathrm{d}x}{x^{11}\,(x^{10}+1)}$           D. $-\dfrac{1}{10} \int \dfrac{\mathrm{d}x^{-10}}{(x^{-10}+1)}$

20. 设 $I = \int \dfrac{f'(x)}{1+\left[f(x)\right]^2}\, \mathrm{d}x$,则设 $I = $（    ）.

    A. $\dfrac{1}{2} \arctan f(x) + C$          B. $\arctan f(x) + C$

    C. $\dfrac{1}{2} \arcsin f(x) + C$           D. $\arcsin f(x) + C$

（B）

21. 已知 $\int f(x)\,\mathrm{d}x = x\mathrm{e}^x - \mathrm{e}^x + C$,则 $\int f'(x)\,\mathrm{d}x = $（    ）.

    A. $x\mathrm{e}^x - \mathrm{e}^x + C$             B. $x\mathrm{e}^x + \mathrm{e}^x + C$

    C. $x\mathrm{e}^x + C$                   D. $x\mathrm{e}^x - 2\mathrm{e}^x + C$

22. 设 $I = \int \dfrac{\mathrm{d}x}{1+\sqrt{x}}$,则 $I = $（    ）.

    A. $-2\sqrt{x} + 2\ln(1+\sqrt{x}) + C$      B. $2\sqrt{x} + 2\ln(1+\sqrt{x}) + C$

    C. $2\sqrt{x} - 2\ln(1+\sqrt{x}) + C$       D. $-2\sqrt{x} - 2\ln(1+\sqrt{x}) + C$

23. 设 $I=\displaystyle\int\frac{1}{x\ln x\ln\ln x}\mathrm{d}x$，则 $I=($　　　$)$.

　　A. $\ln|\ln x|+C$　　　　　　　　　　B. $\ln|\ln\ln x|+C$

　　C. $\ln|\ln\ln\ln x|+C$　　　　　　　　D. $\dfrac{1}{\ln|\ln\ln x|}+C$

24. 已知 $f'(\mathrm{e}^x)=x\mathrm{e}^{-x}$，且 $f(1)=0$，则 $f(x)$ 为（　　　）.

　　A. $\dfrac{1}{2}(\ln x)^2+1$　　　B. $\dfrac{1}{2}(\ln x)^2$　　　C. $(\ln x)^2+1$　　　D. $(\ln x)^2$

25. 若 $f(x)$ 的导函数为 $\sin x$，则 $f(x)$ 的一个原函数是（　　　）.

　　A. $1+\sin x$　　　　B. $1-\sin x$　　　　C. $1-\cos x$　　　　D. $1+\cos x$

26. 设 $f(x)$ 为可导函数，若 $x=1$ 时有 $\dfrac{\mathrm{d}}{\mathrm{d}x}f(x^2)=\dfrac{\mathrm{d}}{\mathrm{d}x}f^2(x)$，则 $f'(1)$ 与 $f(1)$ 的值是（　　　）.

　　A. $f'(1)=1$ 或 $f(1)=0$　　　　　　B. $f'(1)=0$ 或 $f(1)=1$

　　C. $f'(1)=2$ 或 $f(1)=0$　　　　　　D. $f'(1)=0$ 或 $f(1)=2$

27. 设曲线 $y=f(x)$，使得在曲线上每一点 $(x,y)$ 处的切线斜率为 $2x$，且通过点 $(2,5)$，则该曲线方程是（　　　）.

　　A. $y=x^2+1$　　　　B. $y=2x^2+1$　　　　C. $y=\dfrac{1}{2}x^2+1$　　　　D. $y=7x^2+1$

28. 不定积分 $\displaystyle\int\frac{1}{(x^2+a^2)^{\frac{3}{2}}}\mathrm{d}x$ 的值是（　　　）.

　　A. $\dfrac{x}{a^3\sqrt{a^2+x^2}}+C$　　　　　　　　B. $\dfrac{x}{a^2\sqrt{a^2+x^2}}+C$

　　C. $\dfrac{x}{a^2\sqrt{a^3+x^2}}$　　　　　　　　　D. $\dfrac{x}{a^2\sqrt{a^3+x^3}}+C$

29. 不定积分 $\displaystyle\int\frac{\ln x}{x^3}\mathrm{d}x$ 的值是（　　　）.

　　A. $-\dfrac{1}{4x^2}(2\ln x+1)+C$　　　　　　B. $\dfrac{1}{4x^2}(2\ln x+1)+C$

　　C. $-\dfrac{1}{4x^2}(2\ln x+1)$　　　　　　　　D. $-\dfrac{1}{4x^2}(2\ln x-1)+C$

30. 不定积分 $\displaystyle\int\frac{1}{5-3\cos x}\mathrm{d}x$ 的值是（　　　）.

　　A. $\dfrac{1}{2}\arctan\left(2\tan\dfrac{x}{2}\right)+C$　　　　B. $\dfrac{1}{2}\arctan\left(\tan\dfrac{x}{2}\right)+C$

　　C. $\dfrac{1}{2}\arctan\left(2\tan\dfrac{x}{2}\right)$　　　　　　D. $2\arctan\left(2\tan\dfrac{x}{2}\right)+C$

## 二、填空题

1. $\displaystyle\int F''(x)\mathrm{d}x=($　　　　　$)$.

2. $\dfrac{\mathrm{d}}{\mathrm{d}x}\displaystyle\int f(x)\mathrm{d}x =($　　　　$)$.

3. 设 $I=\displaystyle\int\dfrac{\mathrm{d}x}{\sqrt{2ax}}$ 则 $I=($　　　　$)$.

4. 设 $I=\displaystyle\int a^{bx}\mathrm{d}x$ 则 $I=($　　　　$)$.

5. 设 $I=\displaystyle\int\dfrac{\mathrm{d}x}{3-4x}$,则 $I=($　　　　$)$.

6. $\displaystyle\int(1+\sin x+\cos x)\mathrm{d}x =($　　　　$)$.

7. 求 $\displaystyle\int\sqrt{a^2-x^2}\,\mathrm{d}x(a>0)$ 时,可做变量代换(　　　　),然后再求积分.

8. 若 $\displaystyle\int f(x)\mathrm{d}x = x^2+C$,则 $\displaystyle\int xf(1-x^2)\mathrm{d}x =($　　　　$)$.

9. $\displaystyle\int\sin 2x\,\mathrm{d}x =($　　　　$)$.

10. 函数 $2(\mathrm{e}^{2x}-\mathrm{e}^{-2x})$ 的一个原函数是(　　　　).

## 三、判断题

1. 函数 $f(x)$ 的原函数叫作函数 $f(x)$ 的不定积分,记作 $\displaystyle\int f(x)\mathrm{d}x$.(　　)

2. 函数 $f(x)$ 的任意两个原函数的差恒为零.(　　)

3. $y_1=\ln(ax)$ 与 $y_2=\ln x$ 是同一个函数的原函数.(　　)

4. 若 $f(x)$ 的某个原函数为常数,则 $f(x)\equiv 0$.(　　)

5. 初等函数在其定义区间上必存在原函数.(　　)

6. 若 $f(x)$ 在某一区间上不连续,则 $f(x)$ 在这个区间上必无原函数.(　　)

7. 若 $f(x)$ 满足关系式:$f'(x)(1+x^2)=1,f(0)=1$,则 $f(x)=\arctan x$.(　　)

8. 设 $\displaystyle\int f(x)\mathrm{d}x = F(x)+C$,则 $\displaystyle\int f(\sin x)\cos x\,\mathrm{d}x = F(\sin x)+C$.(　　)

9. $\displaystyle\int\dfrac{\mathrm{e}^{3\sqrt{x}}}{\sqrt{x}}\mathrm{d}x = \dfrac{2}{3}\displaystyle\int\mathrm{e}^{3\sqrt{x}}\mathrm{d}(3\sqrt{x}) = \dfrac{2}{3}\mathrm{e}^{3\sqrt{x}}+C$.(　　)

10. $\displaystyle\int\dfrac{1-\cos x}{\cos^2 x}\mathrm{d}x = \displaystyle\int\dfrac{\mathrm{d}x}{\cos^2 x}-\displaystyle\int\dfrac{\mathrm{d}x}{\cos x} = \tan x-\ln|\cos x|+C$.(　　)

## 四、计算及证明题

### （A）

1. 验证 $y=2\ln x$ 与 $y=\ln(3x^2)$ 是同一函数的原函数.

2. 用直接积分法求不定积分.

① $\displaystyle\int\sqrt[n]{x^m}\,\mathrm{d}x$,($m$、$n$ 为正整数);　　　　② $\displaystyle\int\dfrac{5}{\sqrt{1-x^2}}\mathrm{d}x$;

③ $\int \dfrac{x^3-3x^2+2x+4}{x^2}\mathrm{d}x$；

④ $\int x(4x^3-4x-1)\mathrm{d}x$；

⑤ $\int (x^{\frac{1}{2}}-x^{-\frac{1}{2}})^2\mathrm{d}x$；

⑥ $\int \dfrac{\sqrt{x}-x^3\mathrm{e}^x+5x^2}{x^3}\mathrm{d}x$；

⑦ $\int \dfrac{x+5}{\sqrt{x}}\mathrm{d}x$；

⑧ $\int (\cos x-a^x+\csc^2 x)\mathrm{d}x$；

⑨ $\int (\sqrt{x}+1)(\sqrt{x^3}-1)\mathrm{d}x$；

⑩ $\int \left(\sec^2 x+\dfrac{2}{1+x^2}+\sin x\right)\mathrm{d}x$．

3. 用直接积分法求不定积分．

① $\int \cot^2 t\,\mathrm{d}t$；

② $\int \dfrac{1+x+x^2}{x(1+x^2)}\mathrm{d}x$；

③ $\int \dfrac{\sqrt{1+x^2}}{\sqrt{1-x^4}}\mathrm{d}x$；

④ $\int (2^x+2\cdot 3^x)^2\mathrm{d}x$；

⑤ $\int \dfrac{\tan^3 x+\tan^2 x-\tan x-1}{\tan x+1}\mathrm{d}x$；

⑥ $\int \dfrac{x^3+1}{x+1}\mathrm{d}x$；

⑦ $\int \dfrac{\cos 2x}{\cos x-\sin x}\mathrm{d}x$；

⑧ $\int \dfrac{\cos 2x}{\sin^2 x}\mathrm{d}x$．

4. 用凑微分法求不定积分．

① $\int \cos 2t\,\mathrm{d}t$；

② $\int (1+x)^6\mathrm{d}x$；

③ $\int \dfrac{1}{\sqrt{2x-1}}\mathrm{d}x$；

④ $\int \dfrac{1}{1-x}\mathrm{d}x$；

⑤ $\int x\sqrt{1+x^2}\,\mathrm{d}x$；

⑥ $\int \dfrac{x\mathrm{d}x}{(2x^2-3)^{10}}$；

⑦ $\int (\ln x)^3\dfrac{\mathrm{d}x}{x}$；

⑧ $\int x\mathrm{e}^{x^2}\mathrm{d}x$；

⑨ $\int \mathrm{e}^{\theta}\cos\mathrm{e}^{\theta}\mathrm{d}\theta$；

⑩ $\int \dfrac{\sin x\mathrm{d}x}{\cos^3 x}$；

⑪ $\int \dfrac{\mathrm{d}x}{x^2-6x+5}$；

⑫ $\int \dfrac{3x-1}{x^2+9}\mathrm{d}x$；

⑬ $\int \dfrac{\mathrm{d}x}{\sqrt{6x-9x^2}}$；

⑭ $\int \dfrac{3x^3-4x+1}{x^2-2}\mathrm{d}x$．

5. 用变量替换法求不定积分．

① $\int \dfrac{\mathrm{d}x}{\sqrt{x}(1+x)}$；

② $\int \dfrac{\sin\sqrt{x}\,\mathrm{d}x}{\sqrt{x}}$；

③ $\int \dfrac{x\mathrm{d}x}{3\sqrt{1-x}}$；

④ $\int \dfrac{\mathrm{d}x}{(1-x^2)^{3/2}}$；

⑤ $\int \dfrac{x^2}{\sqrt{a^2-x^2}}\mathrm{d}x$；

⑥ $\int \dfrac{\mathrm{d}x}{(x^2+a^2)^{3/2}}$；

⑦ $\displaystyle\int \frac{\sqrt{x^2-9}}{x}\mathrm{d}x$;

⑧ $\displaystyle\int \frac{x^4}{(1-x^2)^{3/2}}\mathrm{d}x$;

⑨ $\displaystyle\int \frac{x^3\,\mathrm{d}x}{(1+x^2)^{3/2}}$;

⑩ $\displaystyle\int x^3\,(1+x^2)^{1/2}\mathrm{d}x$.

**6. 用分部积分法求下列不定积分.**

① $\displaystyle\int \arccos x\,\mathrm{d}x$;

② $\displaystyle\int \frac{x\,\mathrm{d}x}{\cos^2 x}$;

③ $\displaystyle\int x\sin 2x\,\mathrm{d}x$;

④ $\displaystyle\int x\mathrm{e}^{-x}\,\mathrm{d}x$;

⑤ $\displaystyle\int x^5\ln x\,\mathrm{d}x$;

⑥ $\displaystyle\int \ln^2 x\,\mathrm{d}x$;

⑦ $\displaystyle\int x^2\sin x\,\mathrm{d}x$;

⑧ $\displaystyle\int \sin(\ln x)\,\mathrm{d}x$.

**7. 求下列不定积分.**

① $\displaystyle\int \sin^5 x\,\mathrm{d}x$;

② $\displaystyle\int \frac{\mathrm{e}^x-\mathrm{e}^{-x}}{\mathrm{e}^x+\mathrm{e}^{-x}}\mathrm{d}x$;

③ $\displaystyle\int \frac{\sqrt{x^2+4}}{x}\mathrm{d}x$;

④ $\displaystyle\int x\arcsin \frac{x}{2}\,\mathrm{d}x$;

⑤ $\displaystyle\int \frac{\mathrm{d}x}{\sqrt{1-2x-x^2}}$;

⑥ $\displaystyle\int \frac{x+5}{x^2-2x-1}\mathrm{d}x$.

(B)

**8. 求下列不定积分.**

① $\displaystyle\int \frac{10^{2\arccos x}}{\sqrt{1-x^2}}\mathrm{d}x$;

② $\displaystyle\int \frac{1}{\sin x\cos x}\mathrm{d}x$;

③ $\displaystyle\int \frac{\mathrm{d}x}{x^4(1+x^2)}$;

④ $\displaystyle\int \frac{\mathrm{d}x}{\mathrm{e}^x-\mathrm{e}^{-x}}$;

⑤ $\displaystyle\int \frac{x^3+1}{(1+x^2)^2}\mathrm{d}x$;

⑥ $\displaystyle\int \frac{\sqrt{x+1}-\sqrt{x-1}}{\sqrt{x+1}+\sqrt{x-1}}\mathrm{d}x$;

⑦ $\displaystyle\int \sqrt{1-x^2}\arcsin x\,\mathrm{d}x$;

⑧ $\displaystyle\int (\arcsin x)^2\,\mathrm{d}x$;

⑨ $\displaystyle\int \frac{x^7}{(1-x^2)^5}\mathrm{d}x$;

⑩ $\displaystyle\int \frac{x\mathrm{e}^x}{\sqrt{\mathrm{e}^x-1}}\mathrm{d}x$.

**9. 求下列不定积分.**

① $\displaystyle\int x\arctan^2 x\,\mathrm{d}x$;

② $\displaystyle\int \frac{2\sin x\cos x\,\sqrt{1+\sin^2 x}}{3+2\sin^2 x}\mathrm{d}x$;

③ $\displaystyle\int \left[\frac{f(x)}{f'(x)}-\frac{f''(x)f^2(x)}{f'^3(x)}\right]\mathrm{d}x$.

**10.** 已知 $f(x)$ 的一个原函数是 $\ln(x+\sqrt{1+x^2})$,求 $\displaystyle\int xf'(x)\mathrm{d}x$.

**11.** 已知 $\displaystyle\int x^3 f(x)\mathrm{d}x=\sqrt{x^2+1}+C$,证明 $\displaystyle\int f(x)\mathrm{d}x=-\frac{\sqrt{x^2+1}}{x}+C$.

# 参 考 答 案

## 一、单项选择题

### （A）

1. B　2. B　3. D　4. B　5. C　6. B　7. B　8. C　9. B　10. C　11. A　12. A　13. C
14. B　15. B　16. A　17. D　18. A　19. C　20. B

### （B）

21. 正确答案 C

由于 $\int f'(x)\mathrm{d}x = f(x) + C$，对等式：$\int f(x)\mathrm{d}x = x\mathrm{e}^x - \mathrm{e}^x + C$ 两端求导，即

$\left[\int f(x)\mathrm{d}x\right]' = \left[x\mathrm{e}^x - \mathrm{e}^x + C\right]'$，得 $f(x) = x\mathrm{e}^x$.

22. 正确答案 C

设 $\sqrt{x} = t, x = 2t\mathrm{d}t$，

$I = \int \dfrac{\mathrm{d}x}{1+\sqrt{x}} = \int \dfrac{2t\mathrm{d}t}{1+t} = 2\int \dfrac{1+t-1}{1+t}\mathrm{d}t = 2(t - \ln(1+t)) + C$

$= 2(\sqrt{x} - \ln(1+\sqrt{x})) + C$.

23. 正确答案 B

$I = \int \dfrac{1}{\ln\ln x}\mathrm{d}[\ln(\ln x)] = \ln|\ln(\ln x)| + C$.

24. 正确答案 B

设 $\mathrm{e}^x = t$，代入：$f'(\mathrm{e}^x) = x\mathrm{e}^{-x}$，$f'(t) = \ln t \cdot t^{-1}$，

$\int f'(t)\mathrm{d}t = \int \dfrac{\ln t}{t}\mathrm{d}t = \int \ln t\mathrm{d}(\ln t) = \dfrac{1}{2}(\ln t)^2 + C = f(t)$，由 $f(1) = 0$，得 $C = 0$.

25. 正确答案 B

因为：$f'(x) = \sin x$，所以 $f(x) = \int \sin x\mathrm{d}x = -\cos x + C$，$f(x)$ 的原函数为：

$\int f(x)\mathrm{d}x = \int (-\cos x + C_1)\mathrm{d}x = -\sin x + C_1 x + C_2$. 对照选项，一个原函数应为 B.

26. 正确答案 B

由复合函数求导法则 $\dfrac{\mathrm{d}}{\mathrm{d}x}f(x^2) = f'(x^2) \cdot 2x$，$\dfrac{\mathrm{d}}{\mathrm{d}x}f^2(x) = 2f(x) \cdot f'(x)$.

当 $x = 1$ 时，等式可化为 $2f'(1)[f(1) - 1] = 0$，故有 $f'(1) = 0$ 或 $f(1) = 1$ 成立.

27. 正确答案 A

$\mathrm{d}y = 2x\mathrm{d}x, y = \int \mathrm{d}y = \int 2x\mathrm{d}x = x^2 + C$，把 $(x, y) = (2, 5)$ 代入得 $5 = 2^2 + C, C = 1$，

曲线方程为 $y=x^2+1$.

28. 正确答案 B.

令 $x=a\tan\theta$, 则

$$\int \frac{\mathrm{d}x}{(x^2+a^2)^{\frac{3}{2}}} = \int \frac{a\sec^2\theta}{a^3\sec^3\theta}\mathrm{d}\theta = \frac{1}{a^2}\int \cos\theta\mathrm{d}\theta = \frac{1}{a^2}\sin\theta + C = \frac{x}{a^2\sqrt{x^2+a^2}} + C.$$

29. 正确答案 A

$$\int \frac{\ln x}{x^3}\mathrm{d}x = -\frac{1}{2}\int \ln x\mathrm{d}x^{-2} = -\frac{1}{2}\left[\ln x \cdot x^{-2} - \int x^{-2}\mathrm{d}\ln x\right] = -\frac{\ln x}{2x^2} - \frac{1}{4x^2} + C.$$

30. 正确答案 A

令 $t=\tan\dfrac{x}{2}$, $\cos x=\dfrac{1-t^2}{1+t^2}$, $\mathrm{d}x=\dfrac{2}{1+t^2}\mathrm{d}t$, 则

$$\int \frac{\mathrm{d}x}{5-3\cos x} = \int \frac{1}{1+4t^2}\mathrm{d}t = \frac{1}{2}\arctan(2t) + C = \frac{1}{2}\arctan\left(2\tan\frac{x}{2}\right) + C.$$

## 二、填空题

1. $F'(x)+C$  2. $f(x)$  3. $\sqrt{\dfrac{2x}{a}}+C$  4. $\dfrac{1}{b}\dfrac{a^{bx}}{\ln a}+C$  5. $-\dfrac{1}{4}\ln|3-4x|+C$

6. $x-\cos x+\sin x+C$  7. $x=a\sin t$ 或 $x=a\cos t$  8. $-\dfrac{1}{2}(1-x^2)^2+C$

9. $\sin^2 x+C$ 或 $-\dfrac{1}{2}\cos 2x+C$  10. $(\mathrm{e}^x+\mathrm{e}^{-x})^2$

## 三、判断题

1. 错  2. 错  3. 是  4. 是  5. 是  6. 错  7. 错  8. 是  9. 是  10. 错

## 四、计算及证明题

1. 由 $(2\ln x)'=\dfrac{2}{x}$, $[\ln(3x^2)]'=\dfrac{2}{x}$, 它们都是 $\dfrac{2}{x}$ 的原函数.

2.

① $\displaystyle\int \sqrt[n]{x^m}\mathrm{d}x = \frac{n}{m+n}x^{\frac{m+n}{n}} + C$;

② $\displaystyle\int \frac{5}{\sqrt{1-x^2}}\mathrm{d}x = 5\arcsin x + C$;

③ $\displaystyle\int \frac{x^3-3x^2+2x+4}{x^2}\mathrm{d}x = \frac{1}{2}x^2 - 3x + 2\ln|x| - \frac{4}{x} + C$;

④ $\displaystyle\int x(4x^3-4x-1)\mathrm{d}x = \frac{4}{5}x^5 - \frac{4}{3}x^3 - \frac{1}{2}x^2 + C$;

⑤ $\displaystyle\int (x^{1/2}-x^{-1/2})^2\mathrm{d}x = \frac{1}{2}x^2 - 2x + \ln|x| + C$;

⑥ $\displaystyle\int \frac{\sqrt{x} - x^3\mathrm{e}^x + 5x^2}{x^3}\mathrm{d}x = -\frac{2}{3}x^{-\frac{3}{2}} - \mathrm{e}^x + 5\ln|x| + C$ ;

⑦ $\displaystyle\int \frac{x+5}{\sqrt{x}}\mathrm{d}x = \frac{2}{3}x^{\frac{3}{2}} + 10x^{\frac{1}{2}} + C$ ;

⑧ $\displaystyle\int (\cos x - a^x + \csc^2 x)\mathrm{d}x = \sin x - \frac{1}{\ln a}a^x - \cot x + C$ ;

⑨ $\displaystyle\int (\sqrt{x} + 1)(\sqrt{x^3} - 1)\mathrm{d}x = \frac{1}{3}x^3 + \frac{2}{5}x^{\frac{5}{2}} - \frac{2}{3}x^{\frac{3}{2}} - x + C$ ;

⑩ $\displaystyle\int \left(\sec^2 x + \frac{2}{1+x^2} + \sin x\right)\mathrm{d}x = \tan x + 2\arctan x - \cos x + C$ .

3.

① $\displaystyle\int \cot^2 t\,\mathrm{d}t = \int (\csc^2 x - 1)\mathrm{d}x = -\cot x - x + C$;

② $\displaystyle\int \frac{1+x+x^2}{x(1+x^2)}\mathrm{d}x = \int \frac{(1+x^2)+x}{x(1+x^2)}\mathrm{d}x = \int \left(\frac{1}{x} + \frac{1}{1+x^2}\right)\mathrm{d}x = \arctan x + \ln|x| + C$ ;

③ $\displaystyle\int \frac{\sqrt{1+x^2}}{\sqrt{1-x^4}}\mathrm{d}x = \arcsin x + C$ ;

④ $\displaystyle\int (2^x + 2\cdot 3^x)^2\mathrm{d}x = \int(2^{2x} + 4\cdot 2^x\cdot 3^x + 4\cdot 3^{2x})\mathrm{d}x = \int(4^x + 4\cdot 6^x + 4\cdot 9^x)\mathrm{d}x$

$\qquad = \dfrac{1}{\ln 4}4^x + \dfrac{4}{\ln 6}6^x + \dfrac{2}{\ln 3}9^x + C$;

⑤ $\displaystyle\int \frac{\tan^3 x + \tan^2 x - \tan x - 1}{\tan x + 1}\mathrm{d}x = \int \frac{\tan^2 x(\tan x + 1) - (\tan x + 1)}{\tan x + 1}\mathrm{d}x$

$\qquad = \displaystyle\int (\tan^2 x - 1)\mathrm{d}x = \int (\sec^2 x - 2)\mathrm{d}x = \tan x - 2x + C$ ;

⑥ $\displaystyle\int \frac{x^3+1}{x+1}\mathrm{d}x = \frac{1}{3}x^3 - \frac{1}{2}x^2 + x + C$ ;

⑦ $\displaystyle\int \frac{\cos 2x}{\cos x - \sin x}\mathrm{d}x = \int \frac{\cos^2 x - \sin^2 x}{\cos x - \sin x}\mathrm{d}x = \sin x - \cos x + C$;

⑧ $\displaystyle\int \frac{\cos 2x}{\sin^2 x}\mathrm{d}x = \int \frac{1 - 2\sin^2 x}{\sin^2 x}\mathrm{d}x = \int \left(\frac{1}{\sin^2 x} - 2\right)\mathrm{d}x = -\cot x - 2x + C$ .

4.

① $\displaystyle\int \cos 2t\,\mathrm{d}t = \frac{1}{2}\sin 2t + C$;

② $\displaystyle\int (1+x)^6\mathrm{d}x = \frac{1}{7}(1+x)^7 + C$;

③ $\displaystyle\int \frac{1}{\sqrt{2x-1}}\mathrm{d}x = \frac{1}{2}\int \frac{1}{\sqrt{2x-1}}\mathrm{d}(2x-1) = \frac{1}{2}\cdot 2(2x-1)^{\frac{1}{2}} + C = \sqrt{2x-1} + C$;

④ $\displaystyle\int \frac{1}{1-x}\mathrm{d}x = -\int \frac{1}{1-x}\mathrm{d}(1-x) = -\ln|1-x| + C$ ;

⑤ $\displaystyle\int x\sqrt{1+x^2}\,\mathrm{d}x = \frac{1}{2}\int \sqrt{1+x^2}\,\mathrm{d}(1+x^2) = \frac{1}{3}(1+x^2)^{3/2} + C$ ;

⑥ $\int \dfrac{x\mathrm{d}x}{(2x^2-3)^{10}} = \dfrac{1}{4}\int \dfrac{\mathrm{d}(2x^2-3)}{(2x^2-3)^{10}} = \dfrac{1}{4}\int (2x^2-3)^{-10}\mathrm{d}(2x^2-3)$

$\qquad = -\dfrac{1}{36}(2x^2-3)^{-9}+C;$

⑦ $\int (\ln x)^3 \dfrac{\mathrm{d}x}{x} = \int (\ln x)^3 \mathrm{d}(\ln x) = \dfrac{1}{4}\ln^4 x + C;$

⑧ $\int xe^{x^2}\mathrm{d}x = \dfrac{1}{2}\int e^{x^2}\mathrm{d}(x^2) = \dfrac{1}{2}e^{x^2}+C;$

⑨ $\int e^\theta \cos e^\theta \mathrm{d}\theta = \int \cos e^\theta \mathrm{d}(e^\theta) = \sin e^\theta + C;$

⑩ $\int \dfrac{\sin x\mathrm{d}x}{\cos^3 x} = -\int \dfrac{1}{\cos^3 x}\mathrm{d}(\cos x) = \dfrac{1}{2}\sec^2 x + C;$

⑪ $\int \dfrac{\mathrm{d}x}{x^2-6x+5} = \int \dfrac{\mathrm{d}x}{(x-1)(x-5)} = \dfrac{1}{4}\int\left(\dfrac{1}{(x-5)}-\dfrac{1}{(x-1)}\right)\mathrm{d}x = \dfrac{1}{4}\ln\left|\dfrac{x-5}{x-1}\right|+C;$

⑫ $\int \dfrac{3x-1}{x^2+9}\mathrm{d}x = \dfrac{3}{2}\int \dfrac{1}{x^2+9}\mathrm{d}(x^2+9) - \int \dfrac{1}{x^2+9}\mathrm{d}x = \dfrac{3}{2}\ln(x^2+9) - \dfrac{1}{3}\arctan\dfrac{x}{3}+C;$

⑬ $\int \dfrac{\mathrm{d}x}{\sqrt{6x-9x^2}} = -\dfrac{1}{3}\int \dfrac{\mathrm{d}(1-3x)}{\sqrt{1-(1-3x)^2}} = -\dfrac{1}{3}\arcsin(1-3x)+C;$

⑭ $\int \dfrac{3x^3-4x+1}{x^2-2}\mathrm{d}x = \int \dfrac{(3x^3-6x)+2x+1}{x^2-2}\mathrm{d}x$

$\qquad = \int\left(3x+\dfrac{2x}{x^2-2}+\dfrac{1}{x^2-2}\right)\mathrm{d}x$

$\qquad = \dfrac{3}{2}x^2 + \int \dfrac{\mathrm{d}(x^2-2)}{x^2-2} + \dfrac{1}{2\sqrt{2}}\int\left(\dfrac{1}{x-\sqrt{2}}-\dfrac{1}{x+\sqrt{2}}\right)\mathrm{d}x$

$\qquad = \dfrac{3}{2}x^2 + \ln|x^2-2| + \dfrac{1}{2\sqrt{2}}\ln\left|\dfrac{x-\sqrt{2}}{x+\sqrt{2}}\right|+C.$

5.

① $\int \dfrac{\mathrm{d}x}{\sqrt{x}(1+x)} \xlongequal{\sqrt{x}=t} \int \dfrac{1}{t(1+t^2)}2t\mathrm{d}t = \int \dfrac{2}{(1+t^2)}\mathrm{d}t = 2\arctan t + C$

$\qquad = 2\arctan\sqrt{x}+C;$

② $\int \dfrac{\sin\sqrt{x}\,\mathrm{d}x}{\sqrt{x}} \xlongequal{\sqrt{x}=t} \int \dfrac{\sin t}{t}2t\mathrm{d}t = \int \sin t\,\mathrm{d}t = -2\cos t + C = -2\cos\sqrt{x}+C;$

③ $\int \dfrac{x\mathrm{d}x}{3\sqrt{1-x}} \xlongequal{\sqrt{1-x}=t} \int \dfrac{1-t^2}{3t}(-2t)\mathrm{d}t = -\dfrac{2}{3}\int(1-t^2)\mathrm{d}t = -\dfrac{2}{3}t+\dfrac{2}{9}t^3$

$\qquad = -\dfrac{2}{3}\sqrt{1-x}+\dfrac{2}{9}\sqrt{(1-x)^3}+C;$

④ $\int \dfrac{\mathrm{d}x}{(1-x^2)^{3/2}} \xlongequal{x=\sin t} \int \dfrac{\cos t}{\cos^3 t}\mathrm{d}t = \int \dfrac{1}{\cos^2 t}\mathrm{d}t = \int \sec^2 t\,\mathrm{d}t = \tan t + C = \dfrac{x}{\sqrt{1-x^2}}+C;$

⑤ $\int \dfrac{x^2}{\sqrt{a^2-x^2}}\mathrm{d}x \xlongequal{x=a\sin t} \int \dfrac{a^2\sin^2 t}{a\cos t}a\cos t\,\mathrm{d}t = a^2\int \sin^2 t\,\mathrm{d}t = \dfrac{a^2}{2}\int 1-\cos 2t\,\mathrm{d}t$

$$= \frac{a^2}{2}\left(t - \frac{1}{2}\sin 2t\right) + C = \frac{1}{2}a^2\arcsin\frac{x}{a} - \frac{x}{2}\sqrt{a^2 - x^2} + C;$$

⑥ $\displaystyle\int \frac{dx}{(x^2 + a^2)^{\frac{3}{2}}} \xlongequal{x = a\tan t} \int \frac{d(a\tan t)}{(a^2\tan^2 t + a^2)^{\frac{3}{2}}} = \int \frac{a\sec^2 t\,dt}{a^3\sec^3 t}$

$$= \frac{1}{a^2}\int \cos t\,dt = \frac{1}{a^2}\sin t + C = \frac{1}{a^2}\frac{x}{\sqrt{x^2 + a^2}} + C;$$

⑦ $\displaystyle\int \frac{\sqrt{x^2 - 9}}{x}dx \xlongequal{x = 3\sec t} \int \frac{3\tan t}{3\sec t}3\sec t\tan t\,dt = 3\int \tan^2 t\,dt = 3(\tan t - t) + C$

$$= \sqrt{x^2 - 9} - 3\arccos\frac{3}{x} + C;$$

⑧ $\displaystyle\int \frac{x^4}{(1 - x^2)^{3/2}}dx \xlongequal{x = \sin t} \int \frac{\sin^4 t}{\cos^3 t}\cos t\,dt = \int \frac{\sin^4 t}{\cos^2 t}dt = \int \frac{(1 - \cos^2 t)^2}{\cos^2 t}dt$

$$= \int \frac{1 - 2\cos^2 t + \cos^4 t}{\cos^2 t}dt = \int \left(\frac{1}{\cos^2 t} - 2 + \cos^2 t\right)dt$$

$$= \tan t - 2t + \frac{1}{4}\sin 2t + \frac{1}{2}t + C = \frac{3x - x^3}{2\sqrt{1 - x^2}} - \frac{3}{2}\arcsin x + C;$$

⑨ $\displaystyle\int \frac{x^3\,dx}{(1 + x^2)^{3/2}} \xlongequal{x = \tan t} \int \frac{\tan^3 t\,d(\tan t)}{\sec^3 t} = \int \frac{\sin^3 t\,dt}{\cos^2 t}$

$$= \int \frac{(\cos^2 t - 1)d(\cos t)}{\cos^2 t} = \cos t + \frac{1}{\cos t} + C = \sqrt{1 + x^2} + \frac{1}{\sqrt{1 + x^2}} + C;$$

⑩ $\displaystyle\int x^3(x^2 + 1)^{\frac{1}{2}}dx \xlongequal{x = \tan t} \int \tan^3 t(\tan^2 t + 1)^{\frac{1}{2}}d(\tan t)$

$$= \int \tan^3 t\sec^3 t\,dt = \int (\sec^2 t - 1)\sec^2 t\,d(\sec t)$$

$$= \frac{1}{5}\sec^5 t - \frac{1}{3}\sec^3 t + C = \frac{1}{5}(\sqrt{1 + x^2})^5 - \frac{1}{3}(\sqrt{1 + x^2})^3 + C.$$

6.

① $\displaystyle\int \arccos x\,dx = x\arccos x + \int \frac{x}{\sqrt{1 - x^2}}dx = x\arccos x - \frac{1}{2}\int (1 - x^2)^{-\frac{1}{2}}d(1 - x^2)$

$$= x\arccos x - \sqrt{1 - x^2} + C;$$

② $\displaystyle\int \frac{x\,dx}{\cos^2 x} = \int x\,d(\tan x) = x\tan x - \int \tan x\,dx = x\tan x + \ln|\cos x| + C;$

③ $\displaystyle\int x\sin 2x\,dx = -\frac{1}{2}\int x\,d(\cos 2x) = -\frac{1}{2}x\cos 2x + \frac{1}{2}\int \cos 2x\,dx$

$$= -\frac{x}{2}\cos 2x + \frac{1}{4}\sin 2x + C;$$

④ $\displaystyle\int xe^{-x}\,dx = -\int x\,d(e^{-x}) = -xe^{-x} + \int e^{-x}\,dx = -e^{-x}(x + 1) + C;$

⑤ $\displaystyle\int x^5\ln x\,dx = \frac{1}{6}\int \ln x\,d(x^6) = \frac{1}{6}x^6\ln x - \frac{1}{6}\int x^5\,dx = \frac{1}{6}x^6\ln x - \frac{1}{36}x^6 + C;$

⑥ $\int \ln^2 x \mathrm{d}x = x\ln^2 x - \int x \mathrm{d}(\ln^2 x) = x\ln^2 x - \int x \cdot 2\ln x \cdot \dfrac{1}{x}\mathrm{d}x$

$$= x\ln^2 x - 2x\ln x + 2\int x\mathrm{d}(\ln x) = x\ln^2 x - 2x\ln x + 2x + C;$$

⑦ $\int x^2 \sin x \mathrm{d}x = -\int x^2 \mathrm{d}(\cos x) = -x^2 \cos x + \int 2x\cos x\mathrm{d}x$

$$= -x^2 \cos x + 2x\sin x + 2\cos x + C;$$

⑧ 先换元,设 $u = \ln x, x = \mathrm{e}^u$

$\int \sin(\ln x)\mathrm{d}x = \int \sin u \cdot \mathrm{e}^u \mathrm{d}u$,由教材中的例 28 得

$$= \int \sin u \cdot \mathrm{e}^u \mathrm{d}u = \frac{1}{2}\mathrm{e}^u(\sin u - \cos u) + C = \frac{1}{2}x[\sin(\ln x) - \cos(\ln x)] + C.$$

**7.**

① $\int \sin^5 x \mathrm{d}x = -\int (1 - \cos^2 x)^2 \mathrm{d}(\cos x) = -\int (1 - 2\cos^2 x + \cos^4 x)\mathrm{d}(\cos x)$

$$= -\cos x + \frac{2}{3}\cos^3 x - \frac{1}{5}\cos^5 x + C;$$

② $\int \dfrac{\mathrm{e}^x - \mathrm{e}^{-x}}{\mathrm{e}^x + \mathrm{e}^{-x}}\mathrm{d}x = \int \dfrac{1}{\mathrm{e}^x + \mathrm{e}^{-x}}\mathrm{d}(\mathrm{e}^x + \mathrm{e}^{-x}) = \ln(\mathrm{e}^x + \mathrm{e}^{-x}) + C;$

③ $\int \dfrac{\sqrt{x^2+4}}{x}\mathrm{d}x \xrightarrow{x=2\tan t} \int \dfrac{2\sec t}{2\tan t}\mathrm{d}(2\tan t) = 2\int \dfrac{\sec^3 t}{\tan t}\mathrm{d}t = 2\int \dfrac{1}{\sin t \cos^2 t}\mathrm{d}t$

$$= 2\int \dfrac{\sin^2 t + \cos^2 t}{\sin t \cos^2 t}\mathrm{d}t = 2\int \left(\dfrac{\sin t}{\cos^2 t} + \dfrac{1}{\sin t}\right)\mathrm{d}t$$

$$= -2\int \dfrac{1}{\cos^2 t}\mathrm{d}(\cos t) + 2\ln|\csc t - \cot t|$$

$$= \dfrac{2}{\cos t} + 2\ln|\csc t - \cot t| + C$$

$$= \sqrt{x^2+4} + 2\ln\left|\dfrac{\sqrt{x^2+4}}{|x|} - \dfrac{2}{x}\right| + C;$$

④ $\int x\arcsin \dfrac{x}{2}\mathrm{d}x = \dfrac{x^2}{2}\arcsin \dfrac{x}{2} - \arcsin \dfrac{x}{2} + \dfrac{x}{4}\sqrt{4-x^2} + C;$

⑤ $\int \dfrac{\mathrm{d}x}{\sqrt{1-2x-x^2}} = \arcsin \dfrac{x+1}{\sqrt{2}} + C;$

⑥ $\int \dfrac{x+5}{x^2-2x-1}\mathrm{d}x = \int \dfrac{x-1+6}{x^2-2x-1}\mathrm{d}x$

$$= \dfrac{1}{2}\int \dfrac{1}{x^2-2x-1}\mathrm{d}(x^2-2x-1) + 6\int \dfrac{\mathrm{d}x}{(x-1)^2 - (\sqrt{2})^2}$$

$$= \dfrac{1}{2}\ln|x^2-2x-1| + \dfrac{3}{\sqrt{2}}\int \left(\dfrac{1}{x-1-\sqrt{2}} - \dfrac{1}{x-1+\sqrt{2}}\right)\mathrm{d}x$$

$$= \dfrac{1}{2}\ln|x^2-2x-1| + \dfrac{3}{\sqrt{2}}\ln\left|\dfrac{x-1-\sqrt{2}}{x-1+\sqrt{2}}\right| + C.$$

**（B）**

8.

① $\displaystyle\int \frac{10^{2\arccos x}}{\sqrt{1-x^2}}\mathrm{d}x = -\frac{1}{2}\int 10^{2\arccos x}\mathrm{d}(2\arccos x) = -\frac{10^{2\arccos x}}{2\ln 10}+C$;

② $\displaystyle\int \frac{1}{\sin x\cos x}\mathrm{d}x = \int \frac{1}{\cos^2 x\tan x}\mathrm{d}x = \int \frac{\mathrm{d}\tan x}{\tan x} = \ln|\tan x|+C$;

③法一　令 $x=\dfrac{1}{t}$，$\mathrm{d}x=-\dfrac{1}{t^2}\mathrm{d}t$

$$\int \frac{\mathrm{d}x}{x^4(1+x^2)} = \int \frac{1}{\dfrac{1}{t^4}\left(1+\dfrac{1}{t^2}\right)}\left(-\frac{1}{t^2}\right)\mathrm{d}t = -\int \frac{t^4}{t^2+1}\mathrm{d}t = -\int \frac{t^4-1+1}{t^2+1}\mathrm{d}t$$

$$= -\int (t^2-1)\mathrm{d}t - \int \frac{1}{t^2+1}\mathrm{d}t$$

$$= -\frac{t^3}{3}+t-\arctan t+C = -\frac{1}{3x^3}+\frac{1}{x}-\arctan \frac{1}{x}+C$$;

法二　$\displaystyle\int \frac{\mathrm{d}x}{x^4(1+x^2)} = \int \frac{(1+x^2-x^2)\mathrm{d}x}{x^4(1+x^2)} = \int \frac{1}{x^4}\mathrm{d}x - \int \frac{1}{x^2(1+x^2)}\mathrm{d}x$

$$= -\frac{1}{3x^3} - \int \frac{1+x^2-x^2}{x^2(1+x^2)}\mathrm{d}x = -\frac{1}{3x^3}+\frac{1}{x}-\arctan \frac{1}{x}+C$$;

④ $\displaystyle\int \frac{\mathrm{d}x}{e^x-e^{-x}} = \int \frac{e^x\mathrm{d}x}{e^{2x}-1} = \int \frac{\mathrm{d}e^x}{e^{2x}-1} = \frac{1}{2}\int\left(\frac{1}{e^x-1}-\frac{1}{e^x+1}\right)\mathrm{d}e^x = \frac{1}{2}\ln\left|\frac{e^x-1}{e^x+1}\right|+C$;

⑤令 $x=\tan t$，$\mathrm{d}x=\sec^2 t\mathrm{d}t$，$(1+x^2)^2=\sec^4 t$

$$\int \frac{x^3+1}{(1+x^2)^2}\mathrm{d}x = \int \frac{\tan^3 t+1}{\sec^4 t}\cdot\sec^2 t\mathrm{d}t = \int \frac{\tan^3 t+1}{\sec^2 t}\mathrm{d}t = \int \frac{\sin^3 t}{\cos t}\mathrm{d}t + \int \cos^2 t\mathrm{d}t$$

$$= \int \frac{\cos^2 t-1}{\cos t}\mathrm{d}(\cos t) + \int \frac{1+\cos 2t}{2}\mathrm{d}t$$

$$= \frac{1}{2}\cos^2 t - \ln|\cos t| + \frac{t}{2}+\frac{1}{2}\sin t\cos t+C$$

$$= \frac{1+x}{2(1+x^2)}+\frac{1}{2}\ln(1+x^2)+\frac{1}{2}\arctan x+C$$;

⑥ $\displaystyle\int \frac{\sqrt{x+1}-\sqrt{x-1}}{\sqrt{x+1}+\sqrt{x-1}}\mathrm{d}x = \int \frac{(\sqrt{x+1}-\sqrt{x-1})^2}{(x+1)-(x-1)}\mathrm{d}x = \int (x-\sqrt{x^2-1})\mathrm{d}x$

$$= \frac{1}{2}x^2 - \frac{1}{2}x\sqrt{x^2-1} + \frac{1}{2}\ln\left|x+\sqrt{x^2+1}\right|+C$$;

⑦令 $x=\sin t$，$\mathrm{d}x=\cos t\mathrm{d}t$

$$\int \sqrt{1-x^2}\arcsin x\mathrm{d}x = \int \cos^2 t\cdot t\mathrm{d}t = \int \frac{1+\cos 2t}{2}\cdot t\mathrm{d}t = \frac{1}{2}\int t\mathrm{d}t + \frac{1}{2}\int t\cos 2t\mathrm{d}t$$

$$= \frac{t^2}{4} + \frac{1}{4}\int t\mathrm{d}\sin 2t = \frac{t^2}{4}+\frac{1}{4}\left(t\sin 2t - \int \sin 2t\mathrm{d}t\right)$$

$$= \frac{t^2}{4}+\frac{1}{4}t\sin 2t+\frac{1}{8}\cos 2t+C$$

$$=\frac{(\arcsin x)^2}{4}+\frac{1}{2}x\sqrt{1-x^2}\arcsin x-\frac{1}{4}x^2+C;$$

⑧ $\int(\arcsin x)^2\mathrm{d}x=x(\arcsin x)^2-\int x\cdot2\arcsin x\cdot\dfrac{\mathrm{d}x}{\sqrt{1-x^2}}$

$$=x(\arcsin x)^2+2\sqrt{1-x^2}\arcsin x-2\int\mathrm{d}x$$

$$=x(\arcsin x)^2+2\sqrt{1-x^2}\arcsin x-2x+C;$$

⑨令 $x=\sin t,\mathrm{d}x=\cos t\mathrm{d}t$,

故 $\int\dfrac{x^7}{(1-x^2)^5}\mathrm{d}x=\int\dfrac{\sin^7t}{\cos^9t}\mathrm{d}t=\int\dfrac{\sin^7t}{\cos^7t}\cdot\dfrac{1}{\cos^2t}\mathrm{d}t=\int\tan^7t\mathrm{d}\tan t=\dfrac{\tan^8t}{8}+C;$

⑩ $\int\dfrac{x\mathrm{e}^x}{\sqrt{\mathrm{e}^x-1}}\mathrm{d}x=2\int x\mathrm{d}\sqrt{\mathrm{e}^x-1}=2(x\sqrt{\mathrm{e}^x-1}-\int\sqrt{\mathrm{e}^x-1}\mathrm{d}x)$

又因为 $\int\sqrt{\mathrm{e}^x-1}\,\mathrm{d}x(令\sqrt{\mathrm{e}^x-1}=t,x=\ln(t^2+1),\mathrm{d}x=\dfrac{2t}{t^2+1}\mathrm{d}t)$

$$=\int t\cdot\dfrac{2t}{t^2+1}\mathrm{d}t=2\int\dfrac{t^2+1-1}{t^2+1}\mathrm{d}t=2(t-\arctan t)+C$$

$$=2(\sqrt{\mathrm{e}^x-1}-\arctan\sqrt{\mathrm{e}^x-1})+C$$

所以 $\int\dfrac{x\mathrm{e}^x}{\sqrt{\mathrm{e}^x-1}}\mathrm{d}x=2x\sqrt{\mathrm{e}^x-1}-4\sqrt{\mathrm{e}^x-1}+4\arctan\sqrt{\mathrm{e}^x-1}+C.$

9.

① $\int x\arctan^2x\mathrm{d}x=\dfrac{1}{2}\int\arctan^2x\mathrm{d}(x^2+1)=\dfrac{1}{2}(x^2+1)\arctan^2x-\int\arctan x\mathrm{d}x$

$$=\dfrac{1}{2}(x^2+1)\arctan^2x-x\arctan x+\int\dfrac{x}{1+x^2}\mathrm{d}x$$

$$=\dfrac{1}{2}(x^2+1)\arctan^2x-x\arctan x+\dfrac{1}{2}\ln(x^2+1)+C;$$

② $\int\dfrac{2\sin x\cos x\sqrt{1+\sin^2x}}{3+2\sin^2x}\mathrm{d}x=\int\dfrac{\sqrt{1+\sin^2x}}{3+2\sin^2x}\mathrm{d}(1+\sin^2x)\left(令\sqrt{1+\sin^2x}=t\right)$

$$=\int\dfrac{t}{1+2t^2}\mathrm{d}t^2=\int\dfrac{2t^2+1-1}{1+2t^2}\mathrm{d}t$$

$$=\int\mathrm{d}t-\dfrac{1}{\sqrt{2}}\int\dfrac{1}{1+(\sqrt{2}t)^2}\mathrm{d}\sqrt{2}t$$

$$=t-\dfrac{1}{\sqrt{2}}\arctan\sqrt{2}t+C$$

$$=\sqrt{1+\sin^2x}-\dfrac{1}{\sqrt{2}}\arctan\sqrt{2+2\sin^2x}+C;$$

③ $\int\left[\dfrac{f(x)}{f'(x)}-\dfrac{f''(x)f^2(x)}{f'^3(x)}\right]\mathrm{d}x=\int\left[\dfrac{f(x)}{f'(x)}\left(1-\dfrac{f''(x)f(x)}{f'^2(x)}\right)\right]\mathrm{d}x$

$$=\int\dfrac{f(x)}{f'(x)}\left(\dfrac{f'^2(x)-f''(x)f(x)}{f'^2(x)}\right)\mathrm{d}x$$

$$= \int \frac{f(x)}{f'(x)} \mathrm{d} \frac{f(x)}{f'(x)} = \frac{1}{2} \left( \frac{f(x)}{f'(x)} \right)^2 + C.$$

10.

$$\int x f'(x) \mathrm{d}x = \int x \mathrm{d}f(x) = x f(x) - \int f(x) \mathrm{d}x$$

$$= x(\ln(x + \sqrt{1+x^2}))' - \ln(x + \sqrt{1+x^2}) + C$$

$$= \frac{x}{\sqrt{1+x^2}} - \ln(x + \sqrt{1+x^2}) + C.$$

11.

证明 把 $\int x^3 f(x) \mathrm{d}x = \sqrt{x^2+1} + C$ 两边求导得 $x^3 f(x) = \dfrac{x}{\sqrt{x^2+1}}$,

即 $f(x) = \dfrac{1}{x^2 \sqrt{x^2+1}}$

所以 $\displaystyle\int f(x)\mathrm{d}x \left(x = \frac{1}{t}\right) = \int \frac{1}{\frac{1}{t^2}\sqrt{\frac{1}{t^2}+1}} \left(-\frac{1}{t^2}\right) \mathrm{d}t = -\int \frac{|t|}{\sqrt{1+t^2}} \mathrm{d}t$

当 $x > 0$ 时有 $-\displaystyle\int \frac{|t|}{\sqrt{1+t^2}} \mathrm{d}t = -\frac{1}{2}\int \frac{\mathrm{d}(1+t^2)}{\sqrt{1+t^2}} = -\sqrt{1+t^2} + C = -\frac{\sqrt{x^2+1}}{x} + C$

当 $x < 0$ 时有 $-\displaystyle\int \frac{|t|}{\sqrt{1+t^2}} \mathrm{d}t = \frac{1}{2}\int \frac{\mathrm{d}(1+t^2)}{\sqrt{1+t^2}} = \sqrt{1+t^2} + C = -\frac{\sqrt{x^2+1}}{x} + C.$

# 5 定积分及其应用 ▷▷▷▷

## 习 题

### 一、单项选择题

(A)

1. $I = \int_b^a |2x - a - b| dx$，则正确的计算方法是( ).

A. $I = \frac{1}{2} \int_a^b |2x - a - b| d|2x - a - b| = \left[ \frac{1}{4} |2x - a - b|^2 \right]_a^b = 0$

B. $I = \int_a^{\frac{a+b}{2}} (a + b - 2x) dx + \int_{\frac{a+b}{2}}^b (2x - a - b) dx = \frac{(a-b)^2}{2}$

C. $I = \int_a^0 (a + b - 2x) dx + \int_0^b (2x - a - b) dx = -2ab$

D. $I = \int_a^{\frac{b-a}{2}} (a + b - 2x) dx + \int_{\frac{b-a}{2}}^b (2x - a - b) dx = \frac{1}{2}(a^2 + 4ab + b^2)$

2. $\int_0^1 \frac{e^x}{e^x + e^{-x}} dx = ($    ).

A. $\ln(e^2 + 1) - \ln 2$ 　　　　　　　 B. $\frac{1}{2}[\ln(e+1) - \ln 2]$

C. $\frac{1}{2}\ln(e^2 + 1) - \frac{1}{2}\ln 2$ 　　　　　 D. 以上都不对

3. 当(    )时,广义积分 $\int_{-\infty}^0 e^{-kx} dx$ 收敛.

A. $k > 0$ 　　　　 B. $k \geqslant 0$ 　　　　 C. $k < 0$ 　　　　 D. $k \leqslant 0$

4. 设 $\int_0^x f(t) dt = \frac{1}{2} f(x) - \frac{1}{2}$ 且 $f(0) = 1$,则 $f(x) = ($    ).

A. $e^{\frac{\pi}{2}}$ 　　　　 B. $\frac{1}{2} e^x$ 　　　　 C. $e^{2x}$ 　　　　 D. $1\frac{1}{2} e^{2x}$

5. $I = \int_0^1 e^{\sqrt{x}} dx$,则(    ).

A. 先用分部积分法后用换元法计算

B. 令 $e^{\sqrt{x}}=t, x=(\ln t)^2; I=\int_0^1 t \cdot 2\ln t \cdot \frac{1}{t}\mathrm{d}t = \int_0^1 \ln t \mathrm{d}t$

C. 令 $\sqrt{x}=t$ 后再用分部积分法计算

D. 直接用分部积分法计算

6. 曲线 $r=ae^{\theta}$ 及 $\theta=-\pi, \theta=\pi$ 所围成的面积是( ).

A. $\frac{1}{2}\int_0^{\pi} a^2 e^{2\theta}\mathrm{d}\theta$      B. $\int_0^{2\pi} \frac{1}{2}a^2 e^{2\theta}\mathrm{d}\theta$      C. $\int_{-\pi}^{\pi} a^2 e^{2\theta}\mathrm{d}\theta$      D. $\int_{-\pi}^{\pi} \frac{1}{2}a^2 e^{2\theta}\mathrm{d}\theta$

7. 若 $\int_0^1 (2x+k)\mathrm{d}x=2$, 则 $k=($   $)$.

A. 0            B. $-1$            C. 1            D. 1/2

8. 设 $F(x)=\int_0^x f(t)\mathrm{d}t$, 则 $\Delta F(x)=($   $)$.

A. $\int_0^x [f(t+\Delta t)-f(t)]\mathrm{d}t$          B. $f(x)\Delta x$

C. $\int_0^{x+\Delta x} f(t)\mathrm{d}t - \int_0^x f(t)\mathrm{d}t$          D. $\int_0^x f(t)\mathrm{d}(t+\Delta t) - \int_0^x f(t)\mathrm{d}t$

9. 下列式子中正确的有( ).

A. $\dfrac{\mathrm{d}}{\mathrm{d}x}\int_a^b f(x)\mathrm{d}x = f(x)$          B. $\dfrac{\mathrm{d}}{\mathrm{d}x}\int f(x)\mathrm{d}x = f(x)$

C. $\dfrac{\mathrm{d}}{\mathrm{d}x}\int_a^x f(x)\mathrm{d}x = f(a)$          D. $\int f(x)\mathrm{d}x = f(x)$

10. $y=f(x), y=g(x)$ 两曲线相交于点 $(x_1, y_1), (x_2, y_2); f(x)>0, g(x)>0$ 所围图形绕 $x$ 轴旋转一周所得的旋转体体积是 $V=($   $)$.

A. $\int_{x_1}^{x_2} \pi[f(x)-g(x)]^2 \mathrm{d}x$          B. $\int_{x_1}^{x_2} \pi[f(x)]^2\mathrm{d}x - \int_{x_1}^{x_2} \pi[g(x)]^2\mathrm{d}x$

C. $\int_{x_1}^{x_2} \pi|f(x)-g(x)|^2 \mathrm{d}x$          D. $\int_{x_1}^{x_2} [\pi f(x)-\pi g(x)]^2 \mathrm{d}x$

11. 设定积分 $I_1=\int_1^e \ln x\mathrm{d}x, I_2=\int_1^e \ln^2 x\mathrm{d}x$, 则( ).

A. $I_2 - I_1^2 = 0$      B. $I_2 - 2I_1 = 0$      C. $I_2 + 2I_1 = e$      D. $I_2 - 2I_1 = e$

12. 已知 $\int_0^x [2f(t)-1]\mathrm{d}t = f(x)-1$, 则 $f'(0)=($   $)$.

A. 2            B. 1            C. $2e-1$            D. $e-1$

13. $\varphi(x)$ 在 $[a, b]$ 上连续, $f(x)=(x-b)\int_a^x \varphi(t)\mathrm{d}t$, 则 由罗尔定理, 必有 $\xi\in(a, b)$, 使 $f'(\xi)=($   $)$.

A. 0            B. 1            C. $-1$            D. $\varphi(\xi)$

14. 设 $f(5)=2, \int_0^5 f(x)\mathrm{d}x=3$, 则 $\int_0^5 xf'(x)\mathrm{d}x=($   $)$.

A. 3            B. 7            C. 2            D. 5

15. $\int_1^{+\infty} \dfrac{\mathrm{d}x}{e^{x+1}+e^{3-x}} = ($  $)$.

    A. $\dfrac{\pi}{4}$          B. $e^2$          C. 1          D. $\dfrac{\pi}{4e^2}$

16. $\int_{-1}^1 (x+\sqrt{1-x^2})^2 \mathrm{d}x = ($  $)$.

    A. 2          B. $-1$          C. $\dfrac{2}{3}$          D. $-\dfrac{2}{3}$

17. 已知 $f(x)=\tan^2 x$,则 $\int_0^{\frac{\pi}{4}} f'(x)f''(x)\mathrm{d}x = ($  $)$.

    A. 4          B. 2          C. $\dfrac{\pi}{4}$          D. 8

18. $\dfrac{\mathrm{d}}{\mathrm{d}x} \int_0^{\sin x} \sqrt{1-t^2}\,\mathrm{d}t = ($  $)$.

    A. $\cos x$          B. $|\cos x|\cos x$          C. $-\cos^2 x$          D. $|\cos x|$

19. 已知 $f(x)$ 是连续偶函数,$g(x)=\int_0^{-x} f(t)\mathrm{d}t + \int_0^x f(t)\mathrm{d}t$,则 $($  $)$.

    A. $g(x)=0$                       B. $g'(x)=2f'(x)$

    C. $g(x)=2\int_0^x f(t)\mathrm{d}t$          D. $g'(x)=2f(x)$

20. 设 $\int_0^k e^{2x}\mathrm{d}x = \dfrac{3}{2}$,则 $k=($  $)$.

    A. 1          B. 2          C. $\ln 2$          D. $\dfrac{1}{2}\ln 2$

**(B)**

21. 设 $f(x)$ 是连续函数,且 $f(x)=x+2\int_0^1 f(t)\mathrm{d}t$,则 $f(x)=($  $)$.

    A. $x-1$          B. $x$          C. $x^2-1$          D. $x^2+1$

22. 已知 $f(x)=\begin{cases} x & 0\leqslant x\leqslant 1 \\ 2-x & 1< x\leqslant 2 \end{cases}$,则 $\int_0^2 f(x)e^{-x}\mathrm{d}x = ($  $)$.

    A. $1+\dfrac{1}{e}$          B. $\dfrac{1}{e^2}$          C. $\left(1-\dfrac{1}{e}\right)^2$          D. $(1-e)^2$

23. 已知 $f(x)=\begin{cases} x & 0\leqslant x\leqslant 1 \\ 2-x & 1< x\leqslant 2 \end{cases}$,则 $\int_2^4 f(x-2)e^{-x}\mathrm{d}x = ($  $)$.

    A. $e^{-2}$          B. $e^{-2}\left(1-\dfrac{1}{e}\right)^2$          C. $\left(1-\dfrac{1}{e}\right)^2$          D. $(1-e)^2$

24. 定积分 $\int_1^a f\left(x^2+\dfrac{a^2}{x^2}\right)\dfrac{\mathrm{d}x}{x}$ 与 $($  $)$ 相等.

    A. $\int_1^a f\left(x+\dfrac{a^2}{x}\right)\dfrac{\mathrm{d}x}{x}$          B. $\int_1^a f\left(x+\dfrac{a^2}{x^2}\right)\dfrac{\mathrm{d}x}{x}$

    C. $\int_1^a f\left(x^2+\dfrac{a}{x^2}\right)\dfrac{\mathrm{d}x}{x}$          D. $\int_1^a f\left(x^2+\dfrac{a}{x^2}\right)\dfrac{\mathrm{d}x}{x^2}$

25. $I = \int_0^\pi \sqrt{1 - \sin x}\, dx = ($      $)$.

   A. $4\sqrt{2} - 4$          B. $4\sqrt{3} - 1$          C. $\sqrt{2} - 1$          D. $1 - 2\sqrt{2}$

26. $I = \int_0^{+\infty} \dfrac{x}{(1 + x)^3}\, dx = ($      $)$.

   A. $\dfrac{1}{3}$          B. $\dfrac{1}{2}$          C. 1          D. 发散

27. 设 $\lim\limits_{x \to \infty} \left( \dfrac{x+1}{x} \right)^{ax} = \int_{-\infty}^a t e^t dt$，则常数 $a = ($      $)$.

   A. $\dfrac{1}{2}$          B. $-1$          C. 1          D. 2

28. 下列反常积分发散的是(      ).

   A. $\int_0^1 \dfrac{1}{\sin x}\, dx$                 B. $\int_{-1}^1 \dfrac{1}{\sqrt{1 - x^2}}\, dx$

   C. $\int_0^{+\infty} e^{-x^2}\, dx$               D. $\int_2^{+\infty} \dfrac{1}{x \ln^2 x}\, dx$

29. 已知 $\dfrac{\sin x}{x}$ 是 $f(x)$ 的一个原函数，则 $\int_{\frac{\pi}{2}}^\pi x^3 f'(x) dx = ($      $)$.

   A. $\pi^2 + 2\pi - 6$                   B. $6 - \pi^2 + 2\pi$

   C. $\pi^2 + 2\pi$                       D. $\pi^2 - 2\pi$

30. 设 $f'(\ln x) = 1 + x$，则 $\int_0^1 f'(x) dx = ($      $)$.

   A. $1 + e$          B. $1 + \dfrac{1}{e}$          C. $e$          D. $\dfrac{1}{e}$

## 二、填空题

1. $\int_0^{\frac{\pi}{4}} \tan^3 \theta\, d\theta = ($         $)$.

2. 积分中值定理 $\int_a^b f(x) dx = f(\xi)(b - a)$，其中 $\xi$ 是 $[a, b]$ 内(         )点．

3. $f(x)$ 在 $[a, b]$ 连续，$\varphi(x) = \int_a^x f(t) dt$，则(         )是(         )在 $[a, b]$ 上一个原函数．

4. 若是奇函数，则 $\int_{-a}^a f(x) dx = ($         $)$.

5. 无穷区间 $[a, +\infty)$ 上的广义积分的定义是：$\int_a^{+\infty} f(x) dx = ($         $)$.

6. 积分中值公式 $\int_a^b f(x) dx = f(\xi)(b - a)\ (a \leqslant \xi \leqslant b)$ 的几何意义是(         ).

7. 若 $f(x)$ 在 $[a, b]$ 上(         )，则 $f(x)$ 在 $[a, b]$ 上可积．

8. 计算 $y^2 = 2x$ 与 $y = x - 4$ 包围的面积时，选用(         )作积分变量较为简捷．

9. $\int_{-1}^{1} \sqrt{x^2}\, dx = ($              $)$.

10. 一物体以 $v = \frac{1}{2}t + 2$ 做直线运动,把该物体在时间间隔 $[0,3]$ 内走过的路程表示为定积分 $s = ($              $)$.

### 三、判断题

1. 直线 $y = 2x$ 与曲线 $y = 3 - x^2$ 所围成面积为 $\int_{-6}^{2}\left(\frac{y}{2} - \sqrt{3 - y^2}\right)dy$. (      )

2. $\int_{0}^{2}\sqrt{x^3 - 2x^2 + x}\, dx = \int_{0}^{2}\sqrt{x}(1 - x)dx = \left[\frac{2}{3}x^{\frac{3}{2}} - \frac{2}{5}x^{\frac{5}{2}}\right]_{0}^{2} = \frac{4\sqrt{2}}{3} - \frac{8\sqrt{2}}{5}$. (      )

3. 曲线 $y = \frac{1}{x}$,$y = x$ 和 $x = 2$ 所围成图形的面积为 $\int_{1}^{2}\left(x - \frac{1}{x}\right)dx$. (      )

4. $\int_{a}^{b} f(x)dx$ 的几何意义说明它是 $y = f(x)$ 与 $x = a$,$x = b$ 及 $x$ 轴所围成的面积,所以 $\int_{a}^{b} f(x)dx$ 必为正值. (      )

5. 曲线 $y = e^x$ 下方与该曲线过原点的切线左方及 $y$ 轴右方所围成图形面积是 $\int_{0}^{1}(e^x - ex)dx$. (      )

6. 设函数 $y = \int_{0}^{x}(t - 1)dt$,则 $y$ 有极小值 $-\frac{1}{2}$. (      )

7. 曲线 $y = e^x$,$y = e^{-x}$ 及 $x = 1$ 所围面积为 $\int_{\frac{1}{e}}^{e}(e^{-x} - e^x)dx$. (      )

8. 曲线 $y = \frac{x^2}{2}$ 与 $x + y^2 = 8$ 所围成图形面积(上半平面部分)是 $\int_{-2}^{2}\left(\sqrt{8 - x^2} - \frac{x^2}{2}\right)dx$. (      )

9. 连续函数 $y = f(x)$ 在 $[a,b]$ 上的平均值 $\bar{y} = \frac{1}{a - b}\int_{a}^{b} f(x)dx$. (      )

10. 若 $y = f(x)$ 为周期为 $T$ 的可积函数,则对于任意常数 $a$,都有 $\int_{a}^{a+T} f(x)dx = \int_{0}^{T} f(x)dx$. (      )

### 四、计算及证明题

**(A)**

1. 放射性物体的分解速度 $v$ 是时间 $t$ 的函数 $v = v(t)$,用定积分表示放射性物体从时间 $T_0$ 到 $T_1$ 的分解质量 $m$.

2. 计算由 $y = x^2/2$ 与 $x = 0$、$x = 3$、$y = 0$ 围成的曲边梯形的面积.

3. 一物体做直线运动,速度为 $v = 2t$,求第 10 秒经过的路程.

4. 判断定积分的大小.

① $\int_0^1 x\,\mathrm{d}x,\int_0^1 x^2\,\mathrm{d}x$;　　　　② $\int_{-2}^{-1} 3^{-x}\,\mathrm{d}x,\int_0^1 3^x\,\mathrm{d}x$.

5. 求下列函数在区间上的平均值.

① $f(x)=2x^2+3x+3$ 在区间 $[1,4]$ 上;② $f(x)=2/\sqrt[3]{x^2}$ 在区间 $[1,8]$ 上.

6. 计算下列定积分.

① $\int_0^1 (3x^2-x+1)\,\mathrm{d}x$;　　　　② $\int_1^2 (x+x^{-1})^2\,\mathrm{d}x$;

③ $\int_0^{\pi/2} \sin x\cos^2 x\,\mathrm{d}x$;　　　　④ $\int_0^{1/2} \dfrac{2+x}{x^2+4x-4}\,\mathrm{d}x$.

7. 计算下列定积分.

① $\int_0^{e-1} \ln(x+1)\,\mathrm{d}x$;　　　　② $\int_{-1}^1 \dfrac{x\,\mathrm{d}x}{\sqrt{5-4x}}$;

③ $\int_0^1 \dfrac{x^{3/2}\,\mathrm{d}x}{1+x}$;　　　　④ $\int_0^\pi x^3\sin x\,\mathrm{d}x$;

⑤ $\int_0^1 x^2\arctan x\,\mathrm{d}x$;　　　　⑥ $\int_0^1 \dfrac{\mathrm{d}x}{1+e^x}$;

⑦ $\int_0^a x^2\sqrt{a^2-x^2}\,\mathrm{d}x$;　　　　⑧ $\int_0^1 \dfrac{\mathrm{d}x}{\sqrt{x+1}+\sqrt{(x+1)^3}}$.

8. 计算直角坐标系中下列平面图形的面积.

① $y=x^2-4x+5$、$x=3$、$x=5$、$y=0$ 围成;

② $y=\ln x$、$x=0$、$y=\ln a$、$y=\ln b(0<a<b)$ 围成;

③ $y=e^x$、$y=e^{-x}$、$x=1$ 围成;

④ $y=x^2$、$y=x$、$y=2x$ 围成;

⑤ $y^2=(4-x)^3$、$x=0$ 围成;

⑥ $y=x^2/2$、$x^2+y^2=8$ 围成两部分图形的各自面积.

9. 计算极坐标系中下列平面图形的面积.

① 心形线 $r=a(1+\cos\theta)$ 围成;　　　　② 三叶线 $r=a\sin 3\theta$ 围成.

10. 计算下列旋转体体积.

① $xy=a$、$x=a$、$x=2a$、$y=0$ 围成的图形绕 $x$ 轴旋转;

② $x^2+(y-5)^2=16$ 围成的图形绕 $x$ 轴旋转;

③ 设 $D_1$ 是由抛物线 $y=2x^2$ 和直线 $x=a,x=2,y=0$ 围成的区域;$D_2$ 是由 $y=2x^2$ 和 $x=a,y=0$ 围成的区域。试求由 $D_1$ 绕 $x$ 轴旋转所成旋转体体积 $V_1$ 和 $D_2$ 绕 $y$ 轴旋转所成旋转体体积 $V_2$;

④ $y^2=4ax$ 及 $x=x_0(x_0>0)$ 所围成图形绕 $x$ 轴旋转.

11. 计算变力做功.

① 一物体由静止开始做直线运动,加速度为 $2t$,阻力与速度的平方成正比,比例系数 $k>0$,求物体从 $s=0$ 到 $s=c$ 克服阻力所做的功;

②一圆台形贮水池,高 3m,上、下底半径分别为 1m、2m,求吸尽一池水所做的功;

③半径为 $r$ 的球沉入水中,球的上部与水面相切,球的密度与水相同,现将球从水中取出,需做多少功?

12. 计算液体压力.

①半径为 $a$(m)的半圆形闸门,直径与水面相齐,求水对闸门的压力;

②椭圆形薄板垂直插入水中一半,短轴与水面相齐,求水对薄板每面的压力.

13. 在放疗时,镭针长 $a$(cm),均匀含有 $m$(mg)镭,求作用在其延长线上距针近端 $c$(cm)处的作用强度(作用强度与镭量成正比、与距离的平方成反比).

14. 已知某化学反应的速度为 $v = ake^{-kt}$($a$、$k$ 为常数),求反应在时间区间 $[0, t]$ 内的平均速度.

15. 用幂级数计算 $\int_1^2 \dfrac{\sin x}{x} dx$ 的近似值,取 $n=3$.

16. 自动记录仪记录每半小时氢气流量如表 5-1 所示,用梯形法、抛物线法求 8 小时的总量.

表 5-1　每半小时氢气流量

| $t(h)$ | 0 | 0.5 | 1.0 | 1.5 | 2.0 | 2.5 | 3.0 | 3.5 | 4.0 | 4.5 | 5.0 | 5.5 | 6.0 | 6.5 | 7.0 | 7.5 | 8.0 |
|---|---|---|---|---|---|---|---|---|---|---|---|---|---|---|---|---|---|
| $V(L/h)$ | 25.0 | 24.5 | 24.1 | 24.0 | 25.0 | 26.0 | 25.5 | 25.8 | 24.2 | 23.8 | 24.5 | 25.5 | 25.0 | 24.6 | 24.0 | 23.5 | 23.0 |

17. 某烧伤患者需要植皮,根据测定,皮的大小和数据如图 5-1 所示(单位为 cm),求皮的面积.

18. 计算下列反常积分.

① $\int_{-\infty}^1 e^x dx$;

② $\int_e^{+\infty} \dfrac{dx}{x(\ln x)^2}$;

③ $\int_{-\infty}^{+\infty} \dfrac{dx}{x^2 + 2x + 2}$;

④ $\int_0^{+\infty} e^{-x} \sin x dx$;

⑤ $\int_0^1 \dfrac{dx}{\sqrt{1-x^2}}$;

⑥ $\int_0^2 \dfrac{dx}{x^2 - 4x + 3}$.

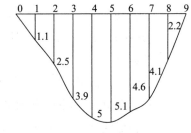

图 5-1　皮的面积

19. 用 $\Gamma$ 函数表示曲线 $f(x) = \dfrac{1}{\sqrt{2\pi}} e^{-\frac{x^2}{2}}$ 下的面积.

(B)

20. 计算 $\int_0^\pi \sqrt{\sin x - \sin^3 x} dx$.

21. 求下列极限.

① $\lim\limits_{x \to 0^+} \dfrac{\displaystyle\int_0^{x^2} t^{\frac{3}{2}} \mathrm{d}t}{\displaystyle\int_0^x t(t - \sin t) \mathrm{d}t}$；

② $\lim\limits_{x \to 1} \dfrac{\displaystyle\int_1^x \mathrm{e}^{t^2} \mathrm{d}t}{\ln x}$.

22. 设 $f(x)$ 在 $(-\infty, +\infty)$ 内连续，$F(x) = \displaystyle\int_0^x (x - 2t) f(t) \mathrm{d}t$，且 $f(x)$ 是单调减函数.

证明：$F(x)$ 是单调增函数.

23. 设 $f(x)$ 在区间 $[a,b]$ 上连续，且 $f(x) > 0$，$x \in [a,b]$，

$$F(x) = \int_a^x f(t) \mathrm{d}t + \int_b^x \frac{1}{f(t)} \mathrm{d}t, \quad x \in [a,b].$$

证明：(1) $F'(x) \geqslant 2$；

(2) 方程 $F(x) = 0$ 在区间 $(a,b)$ 内有且仅有一个根.

24. 设 $f(x)$ 是以 $T$ 为周期的周期函数，证明 $\displaystyle\int_a^{a+T} f(x) \mathrm{d}x$ 的值与 $a$ 无关.

# 参 考 答 案

## 一、单项选择题

### (A)

1. B  2. C  3. C  4. C  5. C  6. D  7. C  8. C  9. B  10. C  11. C  12. B  13. A
14. B  15. D  16. A  17. D  18. B  19. A  20. C

### (B)

21. 正确答案 A

设 $\displaystyle\int_0^1 f(t) \mathrm{d}t = I$，$f(x) = x + 2I$，$I = \displaystyle\int_0^1 (x + 2I) \mathrm{d}x = \dfrac{1}{2} + 2I$，有 $I = -\dfrac{1}{2}$，则 $f(x) = x - 1$.

22. 正确答案 C

$\displaystyle\int_0^2 f(x) \mathrm{e}^{-x} \mathrm{d}x = \displaystyle\int_0^1 x \mathrm{e}^{-x} \mathrm{d}x + \displaystyle\int_1^2 (2 - x) \mathrm{e}^{-x} \mathrm{d}x = 1 - \dfrac{2}{\mathrm{e}} + \dfrac{1}{\mathrm{e}^2} = \left(1 - \dfrac{1}{\mathrm{e}}\right)^2$.

23. 正确答案 B

设 $t = x - 2$，$\displaystyle\int_2^4 f(x-2) \mathrm{e}^{-x} \mathrm{d}x = \displaystyle\int_2^4 f(t) \mathrm{e}^{-t} \mathrm{e}^{-2} \mathrm{d}t = \mathrm{e}^{-2} \left[1 - \dfrac{1}{\mathrm{e}}\right]^2$（参见 22 题结论）.

24. 正确答案 A

设 $t = x^2$，$\displaystyle\int_1^a f\left(x^2 + \dfrac{a^2}{x^2}\right) \dfrac{\mathrm{d}x}{x} = \dfrac{1}{2}\left[\displaystyle\int_1^a f\left(t + \dfrac{a^2}{t}\right) \dfrac{\mathrm{d}t}{t} + \displaystyle\int_a^{a^2} f\left(t + \dfrac{a^2}{t}\right) \dfrac{\mathrm{d}t}{t}\right]$；

设 $u = \dfrac{a^2}{t}$，$\displaystyle\int_a^{a^2} f\left(t + \dfrac{a^2}{t}\right) \dfrac{\mathrm{d}t}{t} = -\displaystyle\int_a^1 f\left(u + \dfrac{a^2}{u}\right) \dfrac{\mathrm{d}u}{u} = \displaystyle\int_1^a f\left(u + \dfrac{a^2}{u}\right) \dfrac{\mathrm{d}u}{u}$；

故 $\int_1^a f\left(x^2 + \dfrac{a^2}{x^2}\right)\dfrac{\mathrm{d}x}{x} = \int_1^a f\left(x + \dfrac{a^2}{x}\right)\dfrac{\mathrm{d}x}{x}$.

**25.** 正确答案 A

$$I = \int_0^\pi \sqrt{1 - \sin x}\,\mathrm{d}x = \int_0^\pi \sqrt{\cos^2\dfrac{x}{2} + \sin^2\dfrac{x}{2} - 2\sin\dfrac{x}{2}\cos\dfrac{x}{2}}\,\mathrm{d}x$$

$$= \int_0^\pi \sqrt{\left(\cos\dfrac{x}{2} - \sin\dfrac{x}{2}\right)^2}\,\mathrm{d}x = \int_0^\pi \left|\cos\dfrac{x}{2} - \sin\dfrac{x}{2}\right|\,\mathrm{d}x, \text{设 } u = \dfrac{x}{2},$$

$$I = 2\int_0^{\frac{\pi}{2}} |\cos u - \sin u|\,\mathrm{d}u = 2\left[\int_0^{\frac{\pi}{4}} (\cos u - \sin u)\,\mathrm{d}u + \int_{\frac{\pi}{4}}^{\frac{\pi}{2}} (\sin u - \cos u)\,\mathrm{d}u\right] = 4\sqrt{2} - 4.$$

**26.** 正确答案 B.

$$I = \int_0^{+\infty} \dfrac{x}{(1+x)^3}\,\mathrm{d}x = \int_0^{+\infty} \dfrac{(x+1) - 1}{(1+x)^3}\,\mathrm{d}x = \left[-\dfrac{1}{x+1} + \dfrac{1}{2}\dfrac{1}{(x+1)^2}\right]_0^{+\infty} = \dfrac{1}{2}.$$

**27.** 正确答案 D

左 $= \lim\limits_{x \to \infty}\left(\dfrac{1+x}{x}\right)^{ax} = \mathrm{e}^a$;

右 $= \int_{-\infty}^a t\mathrm{e}^t\,\mathrm{d}t = t\mathrm{e}^t\Big|_{-\infty}^a - \int_{-\infty}^a \mathrm{e}^t\,\mathrm{d}t = \mathrm{e}^a(a-1) = \mathrm{e}^a = $ 左, 所以 $a = 2$.

**28.** 正确答案 A

$$\lim\limits_{x \to 0}\int \dfrac{1}{\sin x}\,\mathrm{d}x = \lim\limits_{x \to 0}\left(\ln\left|\tan\dfrac{x}{2}\right| + C\right) = \infty;$$

而 $\int_{-1}^1 \dfrac{1}{\sqrt{1-x^2}}\,\mathrm{d}x = \pi$; $\int_0^{+\infty} \mathrm{e}^{-x^2}\,\mathrm{d}x = \dfrac{1}{2}\sqrt{\pi}$; $\int_2^{+\infty} \dfrac{1}{x\ln^2 x}\,\mathrm{d}x = \dfrac{1}{\ln 2}$.

**29.** 正确答案 B

$$f(x) = \left(\dfrac{\sin x}{x}\right)' = \dfrac{x\cos x - \sin x}{x^2};$$

$$\int_{\frac{\pi}{2}}^\pi x^3 f'(x)\,\mathrm{d}x = x^3 f(x)\Big|_{\frac{\pi}{2}}^\pi - 3\int_{\frac{\pi}{2}}^\pi x^2 f(x)\,\mathrm{d}x = (x^2\cos x - 4x\sin x - 6\cos x)\Big|_{\frac{\pi}{2}}^\pi$$
$$= 6 + 2\pi - \pi^2.$$

**30.** 正确答案 C

$$f'(\ln x) = 1 + x = 1 + \mathrm{e}^{\ln x}, \text{故 } f'(x) = 1 + \mathrm{e}^x, \text{即 } \int_0^1 f'(x)\,\mathrm{d}x = \int_0^1 (1 + \mathrm{e}^x)\,\mathrm{d}x = 1 + \mathrm{e} - 1$$

$$= \mathrm{e}.$$

## 二、填空题

1. $\dfrac{1}{2}(1 - \ln 2)$　2. 必存在的某一　3. $\varphi(x); f(x)$　4. 0　5. $\lim\limits_{b \to +\infty}\int_a^b f(x)\,\mathrm{d}x$

6. 曲边梯形的面积等于以 $(b-a)$ 为底, $f(\xi)$ 为高的矩形的面积.　7. 连续或有界且

有有限个间断点　8. $y$　9. $\int_{-1}^0 -x\,\mathrm{d}x + \int_0^1 x\,\mathrm{d}x = 1$　10. $\int_0^3 \left(\dfrac{1}{2}t + 2\right)\mathrm{d}t$

### 三、判断题

1. 错　2. 错　3. 是　4. 错　5. 是　6. 是　7. 错　8. 是　9. 错　10. 是

### 四、计算及证明题

1. $m = \displaystyle\int_{T_0}^{T_1} v(t)\,\mathrm{d}t.$

2. $s = \displaystyle\int_0^3 \frac{1}{2}x^2\,\mathrm{d}x = \frac{1}{2}\int_0^3 x^2\,\mathrm{d}x = \frac{1}{2}\cdot\frac{x^3}{3}\Big|_0^3 = 4.5.$

3. $s = \displaystyle\int_9^{10} 2t\,\mathrm{d}t = 2\times\frac{t^2}{2}\Big|_9^{10} = 19.$

4.

① $\displaystyle\int_0^1 x\,\mathrm{d}x > \int_0^1 x^2\,\mathrm{d}x$;

② $\displaystyle\int_{-2}^{-1} 3^{-x}\,\mathrm{d}x = \int_1^2 3^x\,\mathrm{d}x > \int_0^1 3^x\,\mathrm{d}x.$

5.

① $\bar{y} = \dfrac{1}{(4-1)}\displaystyle\int_1^4 (2x^2+3x+3)\,\mathrm{d}x = \frac{49}{2}$;

② $\bar{y} = \dfrac{1}{(8-1)}\displaystyle\int_1^8 \frac{2}{\sqrt[3]{x^2}}\,\mathrm{d}x = \frac{2}{7}\times 3x^{\frac{1}{3}}\Big|_1^8 = \frac{6}{7}.$

6.

① $\displaystyle\int_0^1 (3x^2-x+1)\,\mathrm{d}x = \left(x^3-\frac{x^2}{2}+x\right)\Big|_0^1 = \frac{3}{2}$;

② $\displaystyle\int_1^2 (x+x^{-1})^2\,\mathrm{d}x = \int_1^2 (x^2+2+x^{-2})\,\mathrm{d}x = \left(\frac{x^3}{3}+2x-\frac{1}{x}\right)\Big|_1^2 = 29/6$;

③ $\displaystyle\int_0^{\pi/2} \sin x\cos^2 x\,\mathrm{d}x = -\int_0^{\pi/2}\cos^2 x\,\mathrm{d}\cos x = -\frac{\cos^3 x}{3}\Big|_0^{\pi/2} = \frac{1}{3}$;

④ $\displaystyle\int_0^{1/2} \frac{2+x}{x^2+4x-4}\,\mathrm{d}x = \frac{1}{2}\int_0^{1/2}\frac{\mathrm{d}(x^2+4x-4)}{x^2+4x-4} = \frac{1}{2}\ln(x^2+4x-4)\Big|_0^{1/2}$

$\qquad\qquad = \dfrac{1}{2}\ln 7 - \ln 2.$

7.

① $\displaystyle\int_0^{e-1}\ln(x+1)\,\mathrm{d}x = x\ln(x+1)\,\big|_0^{e-1} - \int_0^{e-1} x\cdot\frac{1}{x+1}\,\mathrm{d}x$

$\qquad\qquad = e-1-\displaystyle\int_0^{e-1}\frac{x+1-1}{x+1}\,\mathrm{d}x = e-1-\big[x\big]_0^{e-1}+\big[\ln(x+1)\big]_0^{e-1} = 1$;

② 设 $\sqrt{5-4x}=t, x=\dfrac{5-t^2}{4}, \mathrm{d}x=-\dfrac{1}{2}t\,\mathrm{d}t,$

$\displaystyle\int_3^1 \frac{5-t^2}{4t}\left(-\frac{t}{2}\right)\mathrm{d}t = \int_3^1 \frac{t^2-5}{8}\,\mathrm{d}t = \frac{1}{8}\int_3^1 (t^2-5)\,\mathrm{d}t = \frac{1}{8}\left(\frac{1}{3}t^3-5t\right)\Big|_3^1 = \frac{1}{6}$;

③设 $t=\sqrt{x}$, $x=t^2$, $\mathrm{d}x=2t\mathrm{d}t$,

$$\int_0^1 \frac{x^{3/2}\mathrm{d}x}{1+x} = \int_0^1 \frac{t^3 \times 2t\mathrm{d}t}{1+t^2} = 2\left[\frac{t^3}{3} - t + \arctan t\right]_0^1 = \frac{\pi}{2} - \frac{4}{3};$$

④ $\int_0^\pi x^3 \sin x\mathrm{d}x = -\int_0^\pi x^3 \mathrm{d}\cos x = -x^3\cos x\Big|_0^\pi + \int_0^\pi \cos x \times 3x^2\mathrm{d}x$

$$= \pi^3 + 3\int_0^\pi x^2 d\sin x = \pi^3 + \left[3x^2\sin x\right]\Big|_0^\pi - 6\int_0^\pi x\sin x\mathrm{d}x$$

$$= \pi^3 + 6\int_0^\pi x\mathrm{d}\cos x = \pi^3 + \left[6x\cos x\right]\Big|_0^\pi - 6\int_0^\pi \cos x\mathrm{d}x = \pi^3 - 6\pi;$$

⑤ $\int_0^1 x^2\arctan x\mathrm{d}x = \frac{1}{3}\int_0^1 \arctan x\mathrm{d}x^3 = \left(\frac{1}{3}x^3\arctan x\right)\Big|_0^1 - \frac{1}{3}\int_0^1 \frac{x^3}{1+x^2}\mathrm{d}x$

$$= \frac{\pi}{12} - \frac{1}{3\times 2}\int_0^1 \frac{x^2}{1+x^2}\mathrm{d}x^2 = \frac{\pi}{12} - \frac{1}{6}\int_0^1 \frac{x^2+1-1}{1+x^2}\mathrm{d}x^2$$

$$= \frac{\pi}{12} - \frac{1}{6}x^2\Big|_0^1 + \frac{1}{6}\ln(1+x^2)\Big|_0^1 = (\pi - 2 + 2\ln 2)/12;$$

⑥设 $t=\mathrm{e}^x$, $x=\ln t$, $\mathrm{d}x=\frac{1}{t}\mathrm{d}t$,

$$\int_0^1 \frac{\mathrm{d}x}{1+\mathrm{e}^x} = \int_1^\mathrm{e} \frac{1}{t}\cdot\frac{1}{1+t}\mathrm{d}t = \int_1^\mathrm{e}\left(\frac{1}{t} - \frac{1}{1+t}\right)\mathrm{d}t = (\ln|t| - \ln|1+t|)\Big|_1^\mathrm{e}$$

$$= \ln\left|\frac{t}{1+t}\right|_1^\mathrm{e} = 1 + \ln\frac{2}{1+\mathrm{e}};$$

⑦设 $x=a\sin t$, $\mathrm{d}x=a\cos t\mathrm{d}t$; $x=0$, $t=0$; $x=a$, $t=\pi/2$.

$$\int_0^a x^2\sqrt{a^2-x^2}\mathrm{d}x = \int_0^{\pi/2} a^2\sin^2 t a^2\cos^2 t\mathrm{d}t = \frac{a^4}{4}\int_0^{\pi/2}\sin^2 2t\mathrm{d}t = \frac{\pi}{16}a^4;$$

⑧设 $t=\sqrt{x+1}$, $x=t^2-1$, $\mathrm{d}x=2t\mathrm{d}t$; $x=1$, $t=\sqrt{2}$; $x=0$, $t=1$,

$$\int_0^1 \frac{\mathrm{d}x}{\sqrt{x+1}+\sqrt{(x+1)^3}} = \int_1^{\sqrt{2}} \frac{2t\mathrm{d}t}{t+t^3} = 2\int_1^{\sqrt{2}} \frac{\mathrm{d}t}{1+t^2} = 2(\arctan t)\Big|_1^{\sqrt{2}}$$

$$= 2\arctan\sqrt{2} - \frac{\pi}{2}.$$

**8.**

① $A = \int_3^5 (x^2 - 4x + 5)\mathrm{d}x = (x^3/3 - 2x^2 + 5x)_3^5 = 32/3$;

② $A = \int_{\ln a}^{\ln b} \mathrm{e}^y\mathrm{d}y = \mathrm{e}^y\Big|_{\ln a}^{\ln b} = b - a$;

③ $A = \int_0^1 (\mathrm{e}^x - \mathrm{e}^{-x})\mathrm{d}x = [\mathrm{e}^x + \mathrm{e}^{-x}]_0^1 = \mathrm{e} + \frac{1}{\mathrm{e}} - 2$;

④ $A = \int_0^1 (2x - x)\mathrm{d}x + \int_1^2 (2x - x^2)\mathrm{d}x = \frac{x^2}{2}\Big|_0^1 + \left(x^2 - \frac{x^3}{3}\right)\Big|_1^2 = 7/6$;

⑤由 $y^2 = (4-x)^3$ 得 $x = 4 - y^{2/3}$

$$A = 2\int_0^8 (4 - y^{2/3})\mathrm{d}y = 2\left(4y - \frac{3}{5}y^{3/5}\right)\Big|_0^8 = 25.6;$$

⑥

$$A_1 = 2 \int_0^2 \left( \sqrt{8-x^2} - \frac{1}{2}x^2 \right) \mathrm{d}x = 2 \left( \frac{x\sqrt{8-x^2}}{2} + \frac{8}{2}\arcsin\frac{x}{\sqrt{8}} - \frac{x^3}{6} \right) \Big|_0^2 = 2\pi + 4/3,$$

$$A_2 = 8\pi - 2\pi - 4/3 = 6\pi - 4/3.$$

9.

①$A = 2 \times \frac{1}{2} \int_0^\pi a^2 (1+\cos\theta)^2 \mathrm{d}\theta = \pi a^2 + \frac{a^2}{2} \left( \theta + \frac{1}{2}\sin2\theta \right) \Big|_0^\pi = \frac{3}{2}\pi a^2;$

②$A = \frac{3}{2} \int_0^{\pi/3} a^2 \sin^2 3\theta \mathrm{d}\theta = \frac{3a^2}{2} \int_0^{\pi/3} \frac{1-\cos6\theta}{2} \mathrm{d}\theta = \frac{3a^2}{4} \left( \theta - \frac{\sin6\theta}{6} \right) \Big|_0^{\frac{\pi}{3}} = \frac{\pi a^2}{4}.$

10.

①$V_x = \pi \int_a^{2a} \frac{a^2}{x^2} \mathrm{d}x = \pi a^2 \left[ -\frac{1}{x} \right]_a^{2a} = \frac{1}{2}\pi a;$

②$V_x = 2\pi \int_0^4 \left[ (5+\sqrt{16-x^2})^2 - (5-\sqrt{16-x^2})^2 \right] \mathrm{d}x = 40\pi \int_0^4 \sqrt{16-x^2}\,\mathrm{d}x$

　$= 160\pi^2;$

③$V_1 = \int_a^2 \pi (2x^2)^2 \mathrm{d}x = \frac{4}{5}\pi(32-a^5)$

　$V_2 = \pi a^2 \times 2a^2 - \pi \int_0^{2a^2} \frac{y}{2} \mathrm{d}y = \pi a^4;$

④$V = \pi \int_0^{x_0} f^2(x) \mathrm{d}x = \pi \int_0^{x_0} 4ax\,\mathrm{d}x = 2\pi a x_0^2.$

11.

①由已知设阻力为 $f=kv^2, v^2=2as, s=\frac{1}{2}at^2 = \frac{1}{2} \times 2tt^2 = t^3, t=\sqrt[3]{s}$

$$W = \int_0^c 2ask\,\mathrm{d}s = \int_0^c 2 \times 2tsk\,\mathrm{d}s = 4k \int_0^c \sqrt[3]{s}s\,\mathrm{d}s = \frac{12}{7}k (\sqrt[3]{s}s^2) \Big|_0^e = \frac{12k}{7}c^2\sqrt[3]{c};$$

②设吸尽水池水所做的功为 $W$,则由 $\mathrm{d}W = \rho g x \pi y^2 \mathrm{d}x, y=\frac{1}{3}x+1$

$$W = \int_0^3 \rho g x \pi \left( \frac{1}{3}x+1 \right)^2 \mathrm{d}x = 12750\pi g (kg \cdot m);$$

③选取水面为 $y$ 轴、铅直方向为 $x$ 轴,建立坐标系,取球上 $[x, x+\Delta x]$ 体积微元,由题中知球密度与水相同,该微元在水下时不做功,到水平上要做功为

$$\mathrm{d}w = \pi g[r^2 - (r-x)^2](2r-x)\mathrm{d}x,$$

故所求功为:

$$W = \pi \int_0^{2r} g(2r-x)[r^2-(r-x)^2]\mathrm{d}x = \pi g \int_0^{2r} (2r-x)^2 \mathrm{d}x = \frac{4}{3}\pi r^4 g.$$

12.

①设水对闸门的压力为 $F$,则由 $\rho=1000(kg/m^3)$ 有

$$\mathrm{d}F = \rho g x 2y \mathrm{d}x, y=\sqrt{a^2-x^2},$$

$$F=\int_0^a \rho g x 2\sqrt{a^2-x^2}\,\mathrm{d}x=-\frac{2\rho g}{3}(a^2-x^2)^{\frac{3}{2}}\Big|_0^a=\frac{2000}{3}a^3 g;$$

②设水对薄板每面的压力为 $F$,则由 $\rho=1000(\mathrm{kg/m^3})$ 有

$$\mathrm{d}F=\rho g x 2y\mathrm{d}x,y=\frac{b}{a}\sqrt{a^2-x^2},$$

$$F=\int_0^a 2\rho g x\frac{b}{a}\sqrt{a^2-x^2}\,\mathrm{d}x=-\frac{2b\rho g}{3}(a^2-x^2)^{\frac{3}{2}}\Big|_0^a=\frac{2000}{3}a^2 b g\,(\mathrm{kg}).$$

13. 设作用强度为 $E$,取微元 $[x,x+\mathrm{d}x]\subset[0,a]$,微元上的镭量为 $\frac{m\mathrm{d}x}{a}$,点 $x$ 距作用点的距离为 $(c+a-x)$,所以,$\mathrm{d}E=\frac{km\mathrm{d}x}{a(c+a-x)^2}$,

$$E=\int_0^a\frac{km\,\mathrm{d}x}{a(c+a-x)^2}=\frac{km}{a}\left(\frac{1}{c+a-x}\right)\Big|_0^a=\frac{km}{c(c+a)}.$$

14. $\bar{v}=\frac{1}{t}\int_0^t ake^{-ks}\,\mathrm{d}s=\frac{-a}{t}\int_0^t e^{-ks}\,\mathrm{d}(-ks)=\frac{a}{t}(1-e^{-kt}).$

15. $\frac{\sin x}{x}\approx\frac{1}{x}\left(x-\frac{x^3}{3!}\right)=1-\frac{x^2}{3!},(n=3)$

$$\int_1^2\frac{\sin x}{x}\mathrm{d}x=\int_1^2\left(1-\frac{x^2}{3!}\right)\mathrm{d}x=\left(x-\frac{x^3}{18}\right)\Big|_1^2=\frac{11}{18}.$$

16. 梯形法:

$$Q=\int_0^8 V(t)\mathrm{d}t\approx\frac{8}{16}\Big(\frac{25.0}{2}+24.5+24.1+24.0+25.0+26.0+25.5+25.8+24.2$$

$$+23.8+24.5+25.5+25.0+24.6+24.0+23.5+\frac{23.0}{2}\Big)=196.475(\mathrm{L});$$

抛物线法:

$$Q=\int_0^8 V(t)\mathrm{d}t\approx\frac{8}{48}[25.0+23.0+4(24.5+24.0+26.0+25.8+23.8+25.5+24.6$$

$$+23.5)+2(24.1+25.0+25.5+24.2+24.5+25.0+24.0)]=196.55(\mathrm{L}).$$

17. 使用梯形法求皮面积的近似值

$$S=\int_0^9 f(t)\mathrm{d}t\approx\frac{9}{9}\left(\frac{0}{2}+1.1+2.5+3.9+5+5.1+4.6+4.1+\frac{2.2}{2}\right)=27.4(\mathrm{cm}^2).$$

18.

① $\int_{-\infty}^1 e^x\mathrm{d}x=(e^x)_{-\infty}^1=e-\lim_{a\to-\infty}e^a=e-0=e;$

② $\int_e^{+\infty}\frac{\mathrm{d}x}{x(\ln x)^2}=\int_e^{+\infty}\frac{\mathrm{d}\ln x}{(\ln x)^2}=\left[-\frac{1}{\ln x}\right]_e^{+\infty}=1;$

③ $\int_{-\infty}^{+\infty}\frac{\mathrm{d}x}{x^2+2x+2}=\int_{-\infty}^{+\infty}\frac{\mathrm{d}(x+1)}{(x+1)^2+1}=\arctan(x+1)\Big|_{-\infty}^{+\infty}=\frac{\pi}{2}-\left(-\frac{\pi}{2}\right)=\pi;$

④ $\int_0^{+\infty}e^{-x}\sin x\mathrm{d}x=-\int_0^{+\infty}e^{-x}\mathrm{d}\cos x$

$$=(-e^{-x}\cos x-e^{-x}\sin x)\Big|_0^{+\infty}-\int_0^{+\infty}e^{-x}\sin x\mathrm{d}x=1-\int_0^{+\infty}e^{-x}\sin x\mathrm{d}x$$

$$\therefore \int_0^{+\infty} e^{-x}\sin x\,dx = 1/2;$$

⑤ $\displaystyle\int_0^1 \frac{dx}{\sqrt{1-x^2}} = \left[\arcsin x\right]_0^1 = \frac{\pi}{2};$

⑥ $\displaystyle\int_0^2 \frac{dx}{x^2-4x+3} = \int_0^2 \frac{dx}{(x-1)(x-3)} = \int_0^1 \frac{dx}{(x-1)(x-3)} + \int_1^2 \frac{dx}{(x-1)(x-3)}$

$$= \frac{1}{2}\ln\left|\frac{x-3}{x-1}\right|\Big|_0^1 + \frac{1}{2}\ln\left|\frac{x-3}{x-1}\right|\Big|_1^2$$

该反常积分发散.

19. 设 $u = \dfrac{x^2}{2}, x = \sqrt{2u}, dx = \dfrac{du}{\sqrt{2u}}$

$$s = 2\int_0^{+\infty} f(x)\,dx = \frac{2}{\sqrt{2\pi}}\int_0^{+\infty} e^{-\frac{x^2}{2}}\,dx = \frac{2}{\sqrt{2\pi}\sqrt{2}}\int_0^{+\infty} u^{-\frac{1}{2}}e^{-u}\,du = \Gamma(0.5)/\sqrt{\pi} = 1.$$

(B)

20. 原式 $= \displaystyle\int_0^\pi \sqrt{\sin x(1-\sin^2 x)}\,dx = \int_0^\pi \sqrt{\sin x \cos^2 x}\,dx = \int_0^\pi \sqrt{\sin x}\,|\cos x|\,dx$

$$= \int_0^{\frac{\pi}{2}} \sqrt{\sin x}\cos x\,dx + \int_{\frac{\pi}{2}}^\pi \sqrt{\sin x}\,(-\cos x)\,dx$$

$$= \frac{2}{3}(\sin x)^{\frac{3}{2}}\Big|_0^{\frac{\pi}{2}} - \frac{2}{3}(\sin x)^{\frac{3}{2}}\Big|_{\frac{\pi}{2}}^\pi = \frac{4}{3}.$$

21. ① $\displaystyle\lim_{x\to 0^+} \frac{\int_0^{x^2} t^{\frac{3}{2}}\,dt}{\int_0^x t(t-\sin t)\,dt}\left(\frac{0}{0}\right) = \lim_{x\to 0^+} \frac{(x^2)^{\frac{3}{2}}2x}{x(x-\sin x)} = \lim_{x\to 0^+} \frac{2x^3}{x-\sin x}$

$$= \lim_{x\to 0^+} \frac{6x^2}{1-\cos x} = \lim_{x\to 0^+} \frac{12x}{\sin x} = 12.$$

② $\displaystyle\lim_{x\to 1} \frac{\int_1^x e^{t^2}\,dt}{\ln x}\left(\frac{0}{0}\right) = \lim_{x\to 1} \frac{e^{x^2}}{\frac{1}{x}} = e.$

22. 证明 $F(x) = x\displaystyle\int_0^x f(t)\,dt - \int_0^x 2tf(t)\,dt,$

$$F'(x) = \int_0^x f(t)\,dt + xf(x) - 2xf(x) = \int_0^x f(t)\,dt - xf(x).$$

由积分中值定理得 $\displaystyle\int_0^x f(t)\,dt = f(\xi)x, \xi$ 在 $(0,x)$ 之间. 于是

$$F'(x) = f(\xi)x - xf(x) = x[f(\xi) - f(x)].$$

当 $x > 0$, 则 $0 < \xi < x, f(\xi) > f(x)$, 于是 $F'(x) > 0$;

当 $x < 0$, 则 $x < \xi < 0, f(\xi) < f(x)$, 于是 $F'(x) > 0$.

故对于任意 $x \in (-\infty, +\infty), F'(x) > 0$, 所以 $F(x)$ 是单调增函数.

23. 证明 (1) 由已知条件, $F(x)$ 在 $[a,b]$ 上可导,

$$F'(x) = f(x) + \frac{1}{f(x)} \geqslant 2\sqrt{f(x) \cdot \frac{1}{f(x)}} = 2.$$

(2)由于 $F(x)$ 在 $[a,b]$ 上连续,而

$$F(a) = \int_b^a \frac{1}{f(t)} dt = -\int_a^b \frac{1}{f(t)} dt < 0,$$

$$F(b) = \int_a^b f(t) dt > 0,$$

由连续函数的根的存在性定理,方程 $F(x) = 0$ 在区间 $[a,b]$ 上至少有一个根.

又因为 $F'(x) \geqslant 2 > 0$,故 $F(x)$ 是在 $[a,b]$ 上单调增加的,因此方程 $F(x) = 0$ 在区间上至多有一个根.

故方程 $F(x) = 0$ 在区间 $[a,b]$ 上有且仅有一个根.

24. 证明 由 $\int_a^{a+T} f(x) dx = \int_a^0 f(x) dx + \int_0^T f(x) dx + \int_T^{a+T} f(x) dx$,

又 $\int_T^{a+T} f(x) dx \overset{x=t+T}{=\!=\!=} \int_0^a f(t+T) dt = \int_0^a f(t) dt = \int_0^a f(x) dx$,

故 $\int_a^{a+T} f(x) dx = \int_a^0 f(x) dx + \int_0^T f(x) dx + \int_0^a f(x) dx = \int_0^T f(x) dx$.

即 $\int_a^{a+T} f(x) dx$ 的值与 $a$ 无关.

# 6 微分方程 ▷▷▷▷

## 习　　题

### 一、单项选择题

(**A**)

1. 方程(　　)是可分离变量方程.

    A. $y'=x+\cos y$　　　　　　　　　　B. $\dfrac{\mathrm{d}y}{\mathrm{d}x}+xy=\dfrac{\mathrm{d}x}{\mathrm{d}y}$

    C. $y'=\sin(x^2+y^2)$　　　　　　　　D. $(x\mathrm{e}^y+x)\mathrm{d}x+(x^2y-y)\mathrm{d}y=0$

2. 方程(　　)是一阶线性微分方程.

    A. $\mathrm{d}y+(x^2y+x)\mathrm{d}x=0$　　　　　B. $y'-y^3=0$

    C. $y'-\cos y=0$　　　　　　　　　　D. $3y'+y\cos y=x$

3. 方程 $y''-2y'-3y=0$ 的通解是(　　).

    A. $y=C_1\mathrm{e}^{-x}+C_2x\mathrm{e}^{3x}$　　　　　　B. $y=C_1\mathrm{e}^{-x}+C_2\mathrm{e}^{3x}$

    C. $y=C_1\mathrm{e}^{3x}+C_2x\mathrm{e}^{-x}$　　　　　　D. $y=\mathrm{e}^{-x}(C_1\cos3x+C_2\sin3x)$

4. 方程 $y'=-\dfrac{x}{y}$ 满足初始条件,当 $x=3$ 时,$y=4$ 的特解是(　　).

    A. $x^2+y^2=\dfrac{25}{4}$　　　　　　　　B. $x^2+y^2=25$

    C. $x^2+y^2=\dfrac{25}{2}$　　　　　　　　D. $x^2-y^2=25$

5. 方程(　　)是一阶非齐次线性微分方程.

    A. $yy'+y=x$　　　　　　　　　　　B. $x+\sin y+y'=0$

    C. $xy+\cos y+y'=0$　　　　　　　　D. $(1+y)\mathrm{d}x+(1+x)\mathrm{d}y=0$

6. 方程 $\dfrac{\mathrm{d}y}{\mathrm{d}x}-\cos^2y\cdot\cos x=0$ 的通解是(　　).

    A. $\sin x+\cos y=C$　　　　　　　　B. $\sin x+\arctan y=C$

    C. $\sin x+\tan y=C$　　　　　　　　D. $\tan y=\sin x+C$

7. 下列哪组函数是线性相关的(　　　).

    A. $e^{2x}, e^{-2x}$         B. $e^{2+x}, e^{x-2}$         C. $e^{x^2}, e^{-x^2}$         D. $e^{\sqrt{x}}, e^{-\sqrt{x}}$

8. 方程 $(x+1)(y^2+1)dx + x^2y^2dy = 0$ 是(　　　).

    A. 齐次方程                       B. 可分离变量方程

    C. 贝努利方程                    D. 线性非齐次方程

9. 已知曲线上任意点的二阶导数 $y'' = 6x$，且在曲线上点 $(0, -2)$ 的切线为 $2x - 3y = 6$，这个曲线方程(　　　).

    A. $3x^3 - 3y + 2x - 6 = 0$         B. $3x^2 - 3y + 2x - 6 = 0$

    C. $x^3 + y + 2x - 2 = 0$           D. 以上说法都不对

10. 方程 $(y'')^3 + 5(y')^4 - y^5 + x^7 = 0$ 是(　　　)方程.

    A. 二阶非线性                     B. 二阶线性

    C. 三阶非线性                   D. 三阶线性

11. 微分方程 $y\ln x dx - x\ln y dy = 0$ 满足初始条件 $y|_{x=e} = e$ 的特解是(　　　).

    A. $\ln x^2 + \ln y^2 = 0$          B. $\ln x^2 + \ln y^2 = 2$

    C. $\ln^2 x - \ln^2 y = 0$          D. $\ln^2 x - \ln^2 y = 2$

12. 函数 $y = C_1 e^{2x + C_2}$ 是微分方程 $y'' - y' - 2y = 0$ 的(　　　).

    A. 通解                          B. 特解

    C. 不是解                     D. 是解，但不是通解，也不是特解

13. 微分方程 $y''' - xy'' - x^5 = 1$ 的通解中应含有的独立常数个数为(　　　).

    A. 3            B. 5            C. 4            D. 2

14. 方程 $\dfrac{dy}{dx} - \dfrac{1}{x}y = x^2$ 的通解是(　　　).

    A. $y = -x\left(\dfrac{1}{2}x^2 + C\right)$         B. $y = x\left(\dfrac{1}{2}x^2 + C\right)$

    C. $y = -x(x^2 + C)$            D. $y = x(x^2 + C)$

15. 曲线 $xy = 1$ 满足方程(　　　).

    A. $y' - x = 0$                    B. $xy' - y = 1$

    C. $xy' + y = 0$                  D. $x^2 y' = 1$

16. 已知 $y_1$、$y_2$ 是方程 $y' + P(x)y = Q(x)$ 的两个解，其中 $Q(x) \neq 0$，则下列命题正确的是(　　　).

    A. $C_1 y_1 + C_2 y_2$ 是该方程的通解

    B. $C(y_1 - y_2)$ 是相应齐次方程 $y' + P(x)y = 0$ 的通解

    C. 若 $C_1 y_1 + C_2 y_2$ 也是 $y' + P(x)y = 0$ 的解，则必有 $C_1 + C_2 = 0$

    D. $y_1, y_2$ 是线性无关的

17. 函数(　　　)为微分方程 $xy' = 2y$ 的解.

    A. $y = x^2$         B. $y = x$         C. $y = 2x$         D. $y = \dfrac{x}{2}$

18. 一阶线性方程 $\dfrac{\mathrm{d}y}{\mathrm{d}x}=p(x)y+q(x)$ 的积分因子是（　　）.

    A. $\mu=\mathrm{e}^{\int p(x)\mathrm{d}x}$                             B. $\mu=\mathrm{e}^{-\int p(x)\mathrm{d}x}$

    C. $\mu=\mathrm{e}^{-\int q(x)\mathrm{d}x}$                             D. $\mu=\mathrm{e}^{\int q(x)\mathrm{d}x}$

19. 微分方程 $y''=2x$ 的通解是（　　）.

    A. $y=\dfrac{x^3}{3}$                                 B. $y=\dfrac{x^3}{3}+Cx$

    C. $y=\dfrac{x^3}{3}+Cx+C$                      D. $y=\dfrac{x^3}{3}+C_1x+C_2$

20. 微分方程 $y''+5y'+y=3\mathrm{e}^x$ 不是（　　）方程.

    A. 二阶的          B. 线性的          C. 常系数的          D. 齐次的

（B）

21. 已知 $y=\dfrac{x}{\ln x}$ 是微分方程 $y'=\dfrac{y}{x}+\varphi\left(\dfrac{x}{y}\right)$ 的解，则 $\varphi\left(\dfrac{x}{y}\right)$ 的表达式为（　　）.

    A. $-\dfrac{y^2}{x^2}$        B. $\dfrac{y^2}{x^2}$            C. $-\dfrac{x^2}{y^2}$            D. $\dfrac{x^2}{y^2}$

22. 设 $y=y(x)$ 是二阶常系数微分方程 $y''+py'+qy=\mathrm{e}^{3x}$ 满足初始条件 $y(0)=y'(0)=0$ 的特解，则 $\lim\limits_{x\to 0}\dfrac{\ln(1+x^2)}{y(x)}=$（　　）.

    A. 不存在          B. 1              C. 2             D. 3

23. 设 $f(x)$ 为连续函数，且满足方程 $f(x)=\sin x-\int_0^x(x-t)f(t)\mathrm{d}t$，试求 $f(x)=$（　　）.

    A. $2(\sin x+x\cos x)$                 B. $\dfrac{1}{2}(\sin x+x\cos x)$

    C. $\dfrac{1}{2}(\sin x+2x\cos x)$            D. $\dfrac{1}{2}\sin x$

24. 若连续函数 $f(x)$ 满足关系式 $f(x)=\int_0^{2x}f\left(\dfrac{t}{2}\right)\mathrm{d}t+\ln 2$，则 $f(x)=$（　　）.

    A. $\mathrm{e}^x\ln 2$        B. $\mathrm{e}^{2x}\ln 2$          C. $\mathrm{e}^x+\ln 2$          D. $\mathrm{e}^{2x}+\ln 2$

25. 已知曲线 $y=y(x)$ 过原点，且在原点处的切线平行于直线 $x-y+6=0$. 又 $y=y(x)$ 满足微分方程 $(y'')^2=1-(y')^2$，则此曲线方程是（　　）.

    A. $y=-\sin x$      B. $y=\sin x$       C. $y=\cos x$       D. $y=-\cos x$

26. 已知方程 $x^2y''+xy'-y=0$ 的一个特解为 $x$，则方程的通解为（　　）.

    A. $y=C_1x+\dfrac{C_2}{x}$                  B. $y=C_1x+C_2\mathrm{e}^{x^2}$

    C. $y=C_1x+C_2x^2$                  D. $y=C_1x+C_2\mathrm{e}^{-x}$

27. 微分方程 $y''-y=\mathrm{e}^x+1$ 的一个特解应具有形式（式中 $a,b$ 为常数）（　　）.

    A. $a\mathrm{e}^x+b$        B. $ax\mathrm{e}^x+b$         C. $a\mathrm{e}^x+bx$         D. $ax\mathrm{e}^x+bx$

28. 微分方程 $x\ln x\mathrm{d}y+(y-\ln x)\mathrm{d}x=0$ 满足条件 $y\big|_{x=\mathrm{e}}=1$ 的特解是(　　).

  A. $\ln x+\dfrac{1}{\ln x}$          B. $2\ln x+\dfrac{1}{\ln x}$

  C. $\dfrac{1}{2}\ln x+\ln x$         D. $\dfrac{1}{2}\left(\ln x+\dfrac{1}{\ln x}\right)$

29. 过点 $\left(\dfrac{1}{2},0\right)$ 且满足关系式 $y'\arcsin x+\dfrac{y}{\sqrt{1-x^2}}=1$ 的曲线方程为(　　).

  A. $y\arcsin x=x-\dfrac{1}{2}$       B. $y\arccos x=x-\dfrac{1}{2}$

  C. $y\arcsin x=x+\dfrac{1}{2}$       D. $y\arccos x=x+\dfrac{1}{2}$

30. 函数 $f(x)$ 在 $[0,+\infty)$ 上可导、$f(0)=1$,且满足 $f'(x)+f(x)-\dfrac{1}{x+1}\displaystyle\int_0^x f(t)\mathrm{d}t=0$,则 $f'(x)$ 为(　　).

  A. $\dfrac{\mathrm{e}^x}{x+1}$     B. $-\dfrac{\mathrm{e}^{-x}}{x+1}$     C. $\dfrac{\mathrm{e}^x}{x-1}$     D. $-\dfrac{\mathrm{e}^x}{x-1}$

## 二、填空题

1. 一般来说,代数方程的解是(　　　　);微分方程的解是(　　　　　　).

2. 一个微分方程,当其未知函数为一元时称作(　　　　);为多元时称作(　　　　).

3. 求方程 $y^{(n)}=f(x)$ 通解的方法是(　　　　).

4. 方程 $(y+3)\mathrm{d}x+\cot x\mathrm{d}y=0$ 的通解是(　　　　).

5. 形如 $y'+p(x)y=q(x)y^n(n\neq 0,1)$ 的方程称(　　　　).

6. 一阶线性微分方程的形式为(　　　　),当(　　　　)时方程称为齐次的.

7. 若 $y^*$ 是 $y''+P(x)y'+Q(x)y=f(x)$ 的解,$y$ 是对应齐次方程的通解,则(　　　　)是该方程的通解.

8. 使形如 $y''=f(x,y')$ 的二阶方程降阶的方法是(　　　　).

9. 若 $y_1(x),y_2(x)$ 是方程 $y''+P(x)y'+Q(x)y=0$ 的线性无关解,则(　　　　)是该方程的通解.

10. 特征方程 $9r^2-6r+1=0$ 对应的齐次线性微分方程为(　　　　).

## 三、判断题

1. $y=\dfrac{4}{3}x$ 是方程 $3y'=4x$ 的通解.(　　　)

2. 若曲线上点 $P(x,y)$ 的切线与线段 $OP$ 垂直($O$ 为原点),则该曲线满足微分方程 $\dfrac{\mathrm{d}y}{\mathrm{d}x}=-\dfrac{x}{y}$.(　　　)

3. 贝努利方程可以化为线性方程来求解.(　　　)

4. 方程 $2yy'' + (y')^2 = 0$ 是不可降阶的高阶微分方程.（    ）

5. $y = e^{-x}(C_1\cos\sqrt{2}x + C_2\sin\sqrt{2}x)$ 是方程 $y'' + 2y' + 3y = 0$ 的通解.（    ）

6. 方程 $x(y')^2 - 2yy' + x = 0$ 是二阶微分方程.（    ）

7. $y' - xy' = a^2(y^2 + y')$ 是可分离变量方程.（    ）

8. $y' = \dfrac{1}{2x - y^2}$ 是一阶线性微分方程.（    ）

9. 若 $y_1(x), y_2(x)$ 是 $y'' + p(x)y' + Q(x)y = 0$ 的两个解,则 $y = C_1y_1(x) + C_2y_2(x)$ 是该方程的通解.（    ）

10. $y = C_1e^{2x} + C_2xe^{2x}$ 是方程 $y'' - 4y' + 4y = 0$ 的通解.（    ）

## 四、计算及证明题

### （A）

1. 指出下列各题中的函数是否为所给微分方程的解.

① $xy' = 2y, y = 5x^2$；　　　　　② $y'' + y = 0, y = 3\sin x - 4\cos x$；

③ $y'' - 2y' + y = 0, y = x^2e^{2x}$；　④ $y'' - (a_1 + a_2)y' + a_1a_2y = 0, y = C_1e^{a_1x} + C_2e^{a_2x}$.

2. 在下列各题中,确定函数关系中所含的参数,使函数满足所给的初始条件.

① $x^2 - y^2 = C, y|_{x=0} = 5$；

② $y = (C_1 + C_2x)e^{2x}, y|_{x=0} = 0, y'|_{x=0} = 1$.

3. 写出由下列条件确定的曲线所满足的微分方程.

① 曲线在点 $(x, y)$ 处的切线斜率等于该点横坐标的平方；

② 曲线上点 $P(x, y)$ 处的法线与 $x$ 轴的交点为 $Q$,且线段 $PQ$ 被 $y$ 轴平分.

4. 求下列微分方程的通解.

① $y\ln y\,dx + x\ln x\,dy = 0$；　　　　② $2dy + y\tan x\,dx = 0$；

③ $y' = e^{2x-y}$；　　　　　　　　　　④ $y' - y\sin x = 0$；

⑤ $e^x\,dx = dx + \sin 2y\,dy$；　　　　⑥ $\sin x\cos y\,dx - \cos x\,dy = 0$；

⑦ $\dfrac{dy}{dx} + \dfrac{e^{y^2+3x}}{y} = 0$；　　　　⑧ $\dfrac{dy}{dx} - \dfrac{\sqrt{1-y^2}}{\sqrt{1-x^2}} = 0$.

5. 求下列初值问题的解.

① $(1 + e^x)yy' = e^x, y(0) = 1$；　　② $y' = \sin x(1 + \cos x), y\left(\dfrac{\pi}{4}\right) = -1$；

③ $2xy\,dx + (1 + x^2)dy = 0, y(1) = 3$；　④ $xy' + 1 = 4e^{-y}, y(-2) = 0$.

6. 某放射性物质的放射速率与所存的量 $R(t)$ 成正比,比例系数 $k > 0$,且在 $t_0$ 时刻所存的量为 $R_0$,求 $t$ 时刻所存放射物质的量.

7. 某种细菌在适当条件下增长率与当时的量 $P(t)$ 成正比,第三天一天内增加了 2455 个,第五天一天内增加了 4314 个,求该细菌的增长速率常数.

8. 配制每毫升含 400 单位的某药物,2 个月后含量为 380 单位,若分解为一级速率过程,配制 3 个月后含量为多少? 若药物含量低于 300 单位无效,失效期为多少?

9. 求下列齐次方程的通解.

① $xy' - y - \sqrt{y^2 - x^2} = 0$;  ② $x\dfrac{\mathrm{d}y}{\mathrm{d}x} = y\ln\dfrac{y}{x}$;

③ $(x^2 + y^2)\mathrm{d}x - xy\mathrm{d}y = 0$;  ④ $(x^3 + y^3)\mathrm{d}x - 3xy^2\mathrm{d}y = 0$.

10. 求下列齐次方程满足所给初始条件的特解.

① $(y^2 - 3x^2)\mathrm{d}y + 2xy\mathrm{d}x = 0, y|_{x=0} = 1$;  ② $y' = \dfrac{x}{y} + \dfrac{y}{x}, y|_{x=1} = 2$;

③ $(x^2 + 2xy - y^2)\mathrm{d}x + (y^2 + 2xy - x^2)\mathrm{d}y = 0, y|_{x=1} = 1$.

11. 求下列微分方程的通解.

① $y' + y = \mathrm{e}^{-x}$;  ② $y' + y\cos x = \mathrm{e}^{-\sin x}$;

③ $xy' - y = x^2 + 1$;  ④ $xy' + y = x^2 + 3x + 2$;

⑤ $y'\sin x + y\cos x = \sin 2x$;  ⑥ $-x\ln y\mathrm{d}y + y\ln y\mathrm{d}x + y\mathrm{d}y = 0$;

⑦ $\dfrac{\mathrm{d}y}{\mathrm{d}x} + 2xy = x\mathrm{e}^{-x^2}$;  ⑧ $\dfrac{\mathrm{d}y}{\mathrm{d}x} + \dfrac{2xy}{1+x^2} = x^2 - 1$.

12. 求下列初值问题的解.

① $y' + 3xy = x, y(0) = -0.5$;  ② $xy' + y - \mathrm{e}^x = 0, y(1) = 3\mathrm{e}$;

③ $y'\cos x + y\sin x = 1, y(0) = 0$;  ④ $xy' + y = \sin x, y(\pi/2) = 2$.

13. 纯利润 $L$ 随广告费用 $x$ 变化,关系为 $\dfrac{\mathrm{d}L}{\mathrm{d}x} = k - a(L + x)$,($k$、$a$ 为常数,$x = 0$ 时 $L = L_0$),求纯利润 $L$ 的变化规律.

14. 质量为 $m$ 的物体从静止开始做直线运动,受到与时间 $t$ 成正比的外力,比例系数 $k_1 > 0$,运动阻力与速度成正比,比例系数 $k_2 > 0$,求物体运动的速度变化规律.

15. 求下列微分方程的通解.

① $y'' = x + \sin x$;  ② $y'' = 1 + y'^2$;

③ $xy'' + y' = 0$;  ④ $yy'' = y'^2$.

16. 求下列初值问题的解.

① $y^3y'' + 1 = 0, y(1) = 1, y'(1) = 1$;  ② $y'' = \mathrm{e}^{2x}, y(0) = 0, y'(0) = 0$;

③ $y'' + y'^2 = 1, y(0) = 0, y'(0) = 1$;  ④ $y'' = 3\sqrt{y}, y(0) = 1, y'(0) = 2$.

17. 子弹以速度 $v_0 = 200\mathrm{m/s}$ 与板垂直的方向打入厚度为 10cm 的板,穿过板时,速度为 $v_1 = 80\mathrm{m/s}$. 设板对子弹的阻力与速度的平方成正比,比例系数 $k > 0$. 求子弹在板中 5cm 时的速度.

18. 质量为 $m$ 的物体受重力从静止开始下落,运动阻力与速度的平方成正比,比例系数 $k > 0$. 求物体运动规律.

19. 下列函数组在其定义区间内哪些是线性无关的?

① $x, x^2$;  ② $x, 2x$;  ③ $\mathrm{e}^{2x}, 3\mathrm{e}^{2x}$;

④ $\mathrm{e}^{-x}, \mathrm{e}^x$;  ⑤ $\cos 2x, \sin 2x$;  ⑥ $\mathrm{e}^x\cos 2x, \mathrm{e}^x\sin 2x$.

20. 求下列微分方程的通解.

① $y''+y'-2y=0$；　　　　　　② $y''-y=0$；

③ $y''-2y'-y=0$；　　　　　　④ $y''+y'=0$；

⑤ $y''-4y'+4y=0$；　　　　　　⑥ $y''+6y'+13y=0$；

⑦ $y''-2y'-3y=\mathrm{e}^{2x}$；　　　　⑧ $y''-y'-2y=\mathrm{e}^{2x}$；

⑨ $y''+4y=\sin 2x$；　　　　　　⑩ $y''-2y'+5y=10\sin x$.

21. 求下列初值问题的解.

① $y''-4y'+3y=0,y(0)=6,y'(0)=10$；　② $y''+4y'+29y=0,y(0)=0,y'(0)=15$；

③ $4y''+4y'+y=0,y(0)=2,y'(0)=0$；　④ $y''+2y'+5y=0,y(0)=5,y'(0)=-5$；

⑤ $y''-6y'+13y=39,y(0)=4,y'(0)=3$；⑥ $y''+y=2\cos x,y(0)=2,y'(0)=0$.

22. 设圆柱形浮筒,直径为 0.5m,垂直放在水中,当稍向下压后突然放开,浮筒在水中上下振动的周期为 2 秒,求浮筒的质量.

23. 质量为 $m$ 的潜水艇从水面由静止状态开始下潜,所受阻力与下潜速度成正比,比例系数 $k>0$. 求潜水艇下潜深度 $x$ 与时间 $t$ 的函数关系.

24. 做下列拉氏变换.

① $f(t)=(\mathrm{e}^{3t}-2\mathrm{e}^{-3t})^2$；　　　　② $f(t)=\sin t\cos t$.

25. 做下列拉氏逆变换.

① $F(s)=\dfrac{s+1}{s(s+2)}$；　　　　　② $F(s)=\dfrac{1}{(s+1)(s-2)(s+3)}$.

26. 用拉氏变换解下列初值问题.

① $y''-2y'+y=30t\mathrm{e}^t,y(0)=y'(0)=0$；

② $y''+y=4\sin t+5\cos t,y(0)=-1,y'(0)=-2$；

③ $\begin{cases}\dfrac{\mathrm{d}x}{\mathrm{d}t}+\dfrac{\mathrm{d}y}{\mathrm{d}t}=0\\[2mm]\dfrac{\mathrm{d}x}{\mathrm{d}t}-\dfrac{\mathrm{d}y}{\mathrm{d}t}=1\end{cases},x(0)=1,y(0)=0$；　　④ $\begin{cases}\dfrac{\mathrm{d}x}{\mathrm{d}t}=x+y\\[2mm]\dfrac{\mathrm{d}y}{\mathrm{d}t}=4x+y\end{cases},x(0)=2,y(0)=3$.

27. 在害虫(癌细胞)与天敌(正常细胞)的斗争中,形成被食者 $x$ 与食者 $y$ 的关系. $x$ 增长速度正比于 $x$(比例系数 $\lambda$),同时减少速度正比于 $x$ 与 $y$ 的乘积(比例系数 $\alpha$). $y$ 增长速度正比于 $x$ 与 $y$ 的乘积(比例系数 $\beta$),同时减少速度正比于 $y$(比例系数 $\mu$). 建立被食者与食者的 Voltera－Lotka 模型,讨论杀虫剂(化疗)停用后,哪种恢复更快.

(B)

28. 求下面微分方程的通解.

① $y''-4y'+13y=0$；　　　　　② $\dfrac{\mathrm{d}y}{\mathrm{d}x}=-\dfrac{xy}{x+1}$；

③ $y''+\dfrac{2}{1-y}(y')^2=0$；　　　　④ $x\mathrm{d}y=y(1+\ln y-\ln x)\mathrm{d}x$；

⑤ $(1+y^2)\mathrm{d}x+xy\mathrm{d}y=0$　　　　⑥ $\dfrac{\mathrm{d}y}{\mathrm{d}x}+\dfrac{y}{x}=ay^2\ln x$；

⑦ $y'' + \dfrac{y'}{x} = x + \dfrac{1}{x}$;　　　　　　　　⑧ $\dfrac{dy}{dx} = \dfrac{y}{x} - \dfrac{x}{y}$;

⑨ $4y'' - 20y' + 25y = 0$;　　　　　　　　⑩ $y' - \dfrac{y}{x} = x^2$.

# 参　考　答　案

## 一、单项选择题

**(A)**

1. D　2. A　3. B　4. B　5. D　6. D　7. B　8. B　9. A　10. A　11. C　12. D　13. A
14. B　15. C　16. C　17. A　18. B　19. D　20. D

**(B)**

21. 正确答案 A

$y = \dfrac{x}{\ln x}, y' = \dfrac{\ln x - 1}{\ln^2 x}, y' - \dfrac{y}{x} = \dfrac{\ln x - 1}{\ln^2 x} - \dfrac{1}{\ln x} = -\dfrac{1}{\ln^2 x} = -\dfrac{y^2}{x^2}$.

22. 正确答案 C

$y(0) = y'(0) = 0 \Rightarrow y''(0) = e^{3x} = 1$, 由罗必达法则有

原式 $= \lim\limits_{x \to 0} \dfrac{2x}{(1 + x^2)y'(x)} = 2 \lim\limits_{x \to 0} \dfrac{1}{2xy'(x) + (1 + x^2)y''(x)} = 2$.

23. 正确答案 B

将方程写成 $f(x) = \sin x - x \displaystyle\int_0^x f(t)\,dt + \int_0^x t f(t)\,dt$,

两边关于 $x$ 求导, 得　$f'(x) = \cos x - \displaystyle\int_0^x f(t)\,dt$,

两边再次对于 $x$ 求导, 得　$f''(x) = -\sin x - f(x)$,

得到关于初值问题 $\begin{cases} f''(x) + f(x) = -\sin x \\ f(0) = 0, f'(0) = 1 \end{cases}$

对应齐次方程的特征方程 $r^2 + 1 = 0$, 其特征根为 $r_{1,2} = \pm i$, 故对应齐次微分方程的通解为　$Y = C_1 \cos x + C_2 \sin x$

根据自由项函数的形式, 设该方程的特解为 $y^* = x(a\cos x + b\sin x)$,

代入方程 $f''(x) = -\sin x - f(x)$, 得 $a = \dfrac{1}{2}, b = 0$, 于是得 $y^* = \dfrac{x}{2}\cos x$,

因此该方程的通解为　$f(x) = C_1 \cos x + C_2 \sin x + \dfrac{x}{2}\cos x$

代入初始条件得 $C_1 = 0, C_2 = \dfrac{1}{2}$, 故求得方程为 $f(x) = \dfrac{1}{2}(\sin x + x\cos x)$.

24. 正确答案 B

对关系式两边求导, 得 $f'(x) = 2f(x)$, 且 $f(0) = \ln 2$, 解此微分方程

$$\frac{\mathrm{d}f(x)}{f(x)}=2\mathrm{d}x\Rightarrow\ln|f(x)|=2x+C\Rightarrow f(x)=Ce^{2x},x=0\Rightarrow C=\ln2,$$

$f(x)=e^{2x}\ln2.$

25. 正确答案 B

对于 $(y'')^2=1-(y')^2$ 方程,设 $y'=p(x)$,$y''=\dfrac{\mathrm{d}p}{\mathrm{d}x}$代入方程得

$$\frac{\mathrm{d}p}{\mathrm{d}x}=\sqrt{1-p^2},\frac{\mathrm{d}p}{\sqrt{1-p^2}}=\mathrm{d}x,\arcsin p=x+C,$$

$p=\sin(x+C)$,即 $y'=\sin(x+C)$.

由于 $y'|_{x=0}=1$得 $C=\dfrac{\pi}{2}$,故 $y'=\sin\left(x+\dfrac{\pi}{2}\right)=\cos x,$

所以 $y=\sin x+C_1$,由 $y|_{x=0}=0$得 $C_1=0$,故 $y=\sin x.$

26. 正确答案 A

将 A 的函数代入微分方程可得结果.

27. 正确答案 B

特征方程 $r^2-1=0$,其根 $r_1=-1$,$r_2=1$,故特解形式为 $y=axe^x+b.$

28. 正确答案 D

方程可化为 $y'+\dfrac{1}{x\ln x}y=\dfrac{1}{x}$,利用通解公式有 $y=\dfrac{1}{\ln x}\left(\dfrac{1}{2}\ln^2x+C\right),$

由 $y|_{x=e}=1$,得 $C=\dfrac{1}{2}$,所以选 D.

29. 正确答案 A

由关系式得方程 $y'+\dfrac{1}{\arcsin x\sqrt{1-x^2}}y=\dfrac{1}{\arcsin x}$,利用通解公式有 $y=\dfrac{x+C}{\arcsin x}$,

由 $y|_{x=\frac{1}{2}}=0$,得 $C=-\dfrac{1}{2}$,所以选 A.

30. 正确答案 B

原方程两边乘 $x+1$ 再求导,得 $(x+1)f''(x)=-(x+2)f'(x)$,解方程得 $f'(x)=\dfrac{Ce^{-x}}{x+1}$,由 $f(0)=1$,知 $f'(0)=-1$,从而 $C=-1$,故 $f'(x)=-\dfrac{e^{-x}}{x+1}.$

## 二、填空题

1. 数;函数　2. 常微分方程;偏微分方程　3. 连续 $n$ 次积分　4. $y=C\cos x-3$

5. 贝努利方程　6. $y'+p(x)y=\varphi(x)$;$\varphi(x)=0$　7. $y^*+y$　8. 设 $y'=P(x)$

9. $C_1y_1(x)+C_2y_2(x)$　10. $9y''-6y'+y=0$

## 三、判断题

1. 错　2. 是　3. 是　4. 错　5. 是　6. 错　7. 是　8. 是　9. 错　10. 是

## 四、计算及证明题

（A）

1. ①是；②是；③不是；④是 .

2. ① $y^2-x^2=25$；　② $y=x\mathrm{e}^{2x}$ .

3. ① $y'=x^2$；

② 过点 $P(x,y)$ 处的法线斜率为 $-\dfrac{1}{y'}$，法线方程为 $Y-y=-\dfrac{1}{y'}(X-x)$；法线与 $x$ 轴的交点 $Q$ 的坐标为 $(x+yy',0)$. 设法线与 $y$ 轴的交点为 $C$，可求得 $C$ 点的坐标为 $\left(0,y+\dfrac{x}{y'}\right)$. 由题意知 $C$ 为 $PQ$ 的中点，所以 $y+\dfrac{x}{y'}=\dfrac{0+y}{2}$. 即满足所给条件的微分方程为 $yy'+2x=0$.

4.

① $\displaystyle\int\dfrac{\mathrm{d}y}{y\ln y}=-\int\dfrac{\mathrm{d}x}{x\ln x},\ln(\ln y)=-\ln(\ln x)+\ln C,\ln y=\dfrac{C}{\ln x},y=\mathrm{e}^{\frac{C}{\ln x}}$；

② $\displaystyle\int\dfrac{\mathrm{d}y}{y}=-\dfrac{1}{2}\int\tan x\mathrm{d}x,\ln y=\dfrac{1}{2}\ln\cos x+\ln C,y=C\sqrt{\cos x}$；

③ $\displaystyle\int\mathrm{e}^y\mathrm{d}y=\int\mathrm{e}^{2x}\mathrm{d}x,\mathrm{e}^y=\dfrac{1}{2}\mathrm{e}^{2x}+C$；

④ $\displaystyle\int\dfrac{\mathrm{d}y}{y}=\int\sin x\mathrm{d}x,\ln y=-\cos x+\ln C,y=C\mathrm{e}^{-\cos x}$；

⑤ $\displaystyle\int\sin 2y\mathrm{d}y=\int(\mathrm{e}^x-1)\mathrm{d}x,\cos 2y=-2(\mathrm{e}^x-x)+C,\cos 2y=-2\mathrm{e}^x+2x+C$；

⑥ $\displaystyle\int\dfrac{\sin x\mathrm{d}x}{\cos x}=\int\dfrac{\mathrm{d}y}{\cos y},-\ln\cos x=\ln(\sec y+\tan y)+\ln C,\sec x=C(\sec y+\tan y)$；

⑦ $\displaystyle\int y\mathrm{e}^{-y^2}\mathrm{d}y=-\int\mathrm{e}^{3x}\mathrm{d}x,\mathrm{e}^{-y^2}=\dfrac{2}{3}\mathrm{e}^{3x}+C$；

⑧ $\displaystyle\int\dfrac{\mathrm{d}y}{\sqrt{1-y^2}}=\int\dfrac{\mathrm{d}x}{\sqrt{1-x^2}},\arcsin y=\arcsin x+C$.

5.

① $\displaystyle\int y\mathrm{d}y=\int\dfrac{\mathrm{e}^x\mathrm{d}x}{1+\mathrm{e}^x}$，通解 $y^2=2\ln(1+\mathrm{e}^x)+C$，

由 $y(0)=1,1=2\ln 2+C,C=1-2\ln 2$，特解 $y^2=2\ln(1+\mathrm{e}^x)+1-2\ln 2$；

② 通解 $y=\displaystyle\int\sin x(1+\cos x)\mathrm{d}x=\int\sin x\mathrm{d}x+\int\sin x\mathrm{d}\sin x=-\cos x+\dfrac{1}{2}\sin^2 x+C$，由

$y\left(\dfrac{\pi}{4}\right)=-1,-1=-\dfrac{\sqrt{2}}{2}+\dfrac{1}{2}\cdot\left(\dfrac{\sqrt{2}}{2}\right)^2+C,C=\dfrac{\sqrt{2}}{2}-\dfrac{5}{4}$，

特解 $y=\dfrac{1}{2}\sin^2 x-\cos x-\dfrac{5}{4}+\dfrac{\sqrt{2}}{2}$；

③ $\displaystyle\int\frac{\mathrm{d}y}{y}=-\int\frac{2x\mathrm{d}x}{1+x^2}$，$\ln y=-\ln(1+x^2)+\ln C$，

通解 $y=\dfrac{C}{1+x^2}$，由 $y(1)=3,3=\dfrac{C}{1+1}$，$C=6$，

特解 $y(1+x^2)=6$；

④ $\displaystyle\int\frac{\mathrm{d}y}{4\mathrm{e}^{-y}-1}=\int\frac{\mathrm{d}x}{x}$，$\displaystyle\int\frac{\mathrm{d}(4-\mathrm{e}^y)}{4-\mathrm{e}^y}=-\int\frac{\mathrm{d}x}{x}$，$\ln(4-\mathrm{e}^y)=-\ln x+\ln C$，

通解 $x(4-\mathrm{e}^y)=C$，由 $y(-2)=0,-2(4-1)=C,C=-6$，特解 $x(\mathrm{e}^y-4)=6$.

6. $R'=-kR,R(t_0)=R_0,R=C\mathrm{e}^{-kt},R_0=C\mathrm{e}^{-kt_0},R=R_0\mathrm{e}^{-k(t-t_0)}$.

7. $P'=kP,P=C\mathrm{e}^{kt},P(3)-P(2)=2455,P(5)-P(4)=4314$，

$\quad C\mathrm{e}^{3k}-C\mathrm{e}^{2k}=2455,C\mathrm{e}^{5k}-C\mathrm{e}^{4k}=4314,\mathrm{e}^{2k}=\dfrac{4314}{2455},k=\dfrac{1}{2}\ln\dfrac{4314}{2455}\approx0.28187$.

8. $N''=-kN,N(0)=400$，解初值问题，$N=400\mathrm{e}^{-kt}$，由于 $380=400\mathrm{e}^{-2k}$，

$\quad k=-\dfrac{1}{2}\ln\dfrac{19}{20}$，三天的含量为

$\quad N(3)=400\mathrm{e}^{-3\left(-\frac{1}{2}\ln\frac{19}{20}\right)}=400\cdot\left(\dfrac{19}{20}\right)^{3/2}=38\sqrt{95}\approx370.3782$.

若 $400\mathrm{e}^{-t\left(-\frac{1}{2}\ln\frac{19}{20}\right)}<300,\left(\dfrac{19}{20}\right)^{t/2}<\dfrac{3}{4}$，失效期

$t>\dfrac{2(\ln3-\ln4)}{\ln19-\ln20}\approx11.2171$(月)$\approx336.5144$(天)

9.

①化为 $y'-\dfrac{y}{x}-\sqrt{\dfrac{y^2}{x^2}-1}=0$，令 $\dfrac{y}{x}=u,y'=u+xu'$，将它们代入上方程得 $u+xu'-u$

$-\sqrt{u^2-1}=0,\dfrac{\mathrm{d}u}{\sqrt{u^2-1}}=\dfrac{\mathrm{d}x}{x},\ln(u+\sqrt{u^2-1})=\ln x+\ln C$，有

$\quad u+\sqrt{u^2-1}=Cx$. 用 $\dfrac{y}{x}=u$ 代入得 $\dfrac{y}{x}+\sqrt{\dfrac{y^2}{x^2}-1}=Cx$，即 $y+\sqrt{y^2-x^2}=Cx^2$；

②化为 $\dfrac{\mathrm{d}y}{\mathrm{d}x}=\dfrac{y}{x}\ln\dfrac{y}{x}$，令 $\dfrac{y}{x}=u,y'=u+xu'$，将它们代入上方程得 $u+x\dfrac{\mathrm{d}u}{\mathrm{d}x}=u\ln u$，

$\quad\dfrac{\mathrm{d}u}{u(\ln u-1)}=\dfrac{\mathrm{d}x}{x}$，两边积分得：$\ln(\ln u-1)=\ln x+\ln C$，于是有 $\ln u-1=Cx$，再用 $\dfrac{y}{x}=u$

回代得 $\ln\dfrac{y}{x}=Cx+1$；

③在 $x\neq0$ 时，$\dfrac{y}{x}\dfrac{\mathrm{d}y}{\mathrm{d}x}=1+\dfrac{y^2}{x^2}$，令 $\dfrac{y}{x}=u,y'=u+xu'$，将它们代入上方程得 $u(u+xu')$

$=1+u^2$，整理并分离变量得 $u\mathrm{d}u=\dfrac{\mathrm{d}x}{x},\dfrac{u^2}{2}=\ln|x|+C$，再用 $\dfrac{y}{x}=u$ 代入并化简为 $y^2=2x^2$

$(\ln|x|+C)$；

④在 $x\neq0$ 时，$3\dfrac{y^2}{x^2}y'=1+\dfrac{y^3}{x^3}$，令 $\dfrac{y}{x}=u,y'=u+xu'$，将它们代入得 $3u^2(u+xu')=$

$1+u^3,\dfrac{3u^2\mathrm{d}u}{1-2u^3}=\dfrac{\mathrm{d}x}{x}$,$\ln(1-2u^3)=-2\ln Cx$,再用 $\dfrac{y}{x}=u$ 代入并整理得通解为 $x^3-2y^3$ $=Cx$.

10.

①$y=0$ 是方程的一个解,但是它不满足初始条件。在 $y\neq0$ 时 $\left(3-\dfrac{y^2}{x^2}\right)y'=\dfrac{2y}{x}$,令 $\dfrac{y}{x}$ $=u,y'=u+xu'$,将它们代入上方程得 $(3-u^2)(u+xu')=2u$

整理并分离变量 $\dfrac{(3-u^2)\mathrm{d}u}{u^3-u}=\dfrac{\mathrm{d}x}{x}$

为便于积分,将 $\dfrac{3-u^2}{u^3-u}$ 化成部分分式:

$\dfrac{3-u^2}{u^3-u}=\dfrac{-3}{u}+\dfrac{1}{u+1}+\dfrac{1}{u-1}$

于是有 $\left(\dfrac{-3}{u}+\dfrac{1}{u+1}+\dfrac{1}{u-1}\right)\mathrm{d}u=\dfrac{\mathrm{d}x}{x}$

两边积分得 $-3\ln u+\ln(u+1)+\ln(u-1)=\ln x+\ln C$,化简为

$\ln\dfrac{u^2-1}{u^3}=\ln Cx$,即 $\dfrac{u^2-1}{u^3}=Cx$

用 $\dfrac{y}{x}=u$ 代入上式并化简为 $y^2-x^2=Cy^3$

再用初始条件 $y|_{x=0}=1$ 代入上式得 $C=1$,于是得满足初始条件的解为 $y^3=y^2-x^2$;

②令 $\dfrac{y}{x}=u,y'=u+xu'$ 并将它们代入所给方程得

$u+xu'=u+\dfrac{1}{u}$

整理并分离变量得 $u\mathrm{d}u=\dfrac{\mathrm{d}x}{x}$,两边积分得 $\dfrac{u^2}{2}=\ln|x|+C$,化简为 $u^2=2(\ln|x|+C)$

用 $\dfrac{y}{x}=u$ 回代并整理得 $y^2=2x^2(\ln|x|+C)$

再用初始条件 $y|_{x=1}=2$ 代入,求得 $C=2$,于是所求解为 $y^2=2x^2(\ln|x|+2)$;

③将方程整理为 $\dfrac{\mathrm{d}y}{\mathrm{d}x}=\dfrac{y^2-x^2-2xy}{y^2-x^2+2xy}$

令 $\dfrac{y}{x}=u,y'=u+xu'$ 并将它们代入得:$u+xu'=\dfrac{u^2-2u-1}{u^2+2u-1}$,分离变量为

$\dfrac{u^2+2u-1}{u^3+u^2+u+1}\mathrm{d}u=-\dfrac{\mathrm{d}x}{x}$

利用部分分式法,可得 $\dfrac{u^2+2u-1}{u^3+u^2+u+1}=\dfrac{u^2+2u-1}{(u+1)(u^2+1)}=\dfrac{-1}{u+1}+\dfrac{2u}{u^2+1}$

于是有 $\left(\dfrac{-1}{u+1}+\dfrac{2u}{u^2+1}\right)\mathrm{d}u=-\dfrac{\mathrm{d}x}{x}$,两边积分可得

$-\ln(u+1)+\ln(u^2+1)=-\ln x+\ln C$

$\ln\dfrac{u^2+1}{u+1}=\ln\dfrac{C}{x}$，$\dfrac{u^2+1}{u+1}=\dfrac{C}{x}$

用$\dfrac{y}{x}=u$回代并整理得$\dfrac{x^2+y^2}{x+y}=C$，再利用初始条件$y|_{x=1}=1$可求得$C=1$，本题的解为

$\dfrac{x^2+y^2}{x+y}=1$.

11.

①由对应齐次方程得到$Ce^{-\int dx}=Ce^{-x}$，

常数变易，设$y=C(x)e^{-x}$，原方程化为$C'(x)e^{-x}=e^{-x}$，$C(x)=\int dx=x+C$

通解$y=(x+C)e^{-x}$；

②由对应齐次方程得到$Ce^{-\int \cos x dx}=Ce^{-\sin x}$，

常数变易，设$y=C(x)e^{-\sin x}$，原方程化为$C'(x)e^{-\sin x}=e^{-\sin x}$，$C(x)=\int dx=x+C$，

通解$y=(x+C)e^{-\sin x}$；

③方程化为$y'-\dfrac{1}{x}\cdot y=x+\dfrac{1}{x}$，由对应齐次方程得到$Ce^{\int \frac{1}{x} dx}=Ce^{\ln x}=Cx$，

常数变易，设$y=C(x)x$，原方程化为$C'(x)x=x+x^{-1}$，$C(x)=\int(1+x^{-2})dx=x-\dfrac{1}{x}+C$，

通解$y=x^2-1+Cx$；

④方程化为$y'+\dfrac{1}{x}y=x+3+\dfrac{2}{x}$，由对应齐次方程得到$Ce^{-\int \frac{1}{x} dx}=Ce^{-\ln x}=\dfrac{C}{x}$，

常数变易，设$y=\dfrac{C(x)}{x}$，原方程化为$\dfrac{C'(x)}{x}=x+3+\dfrac{2}{x}$，

$C(x)=\int(x^2+3x+2)dx=\dfrac{1}{3}x^3+\dfrac{3}{2}x^2+2x+C$，通解$y=\dfrac{1}{3}x^2+\dfrac{3}{2}x+2+\dfrac{C}{x}$；

⑤方程化为$y'+\dfrac{\cos x}{\sin x}y=2\cos x$，由对应齐次方程得到$Ce^{-\int \frac{\cos x}{\sin x} dx}=Ce^{-\ln \sin x}=\dfrac{C}{\sin x}$，

常数变易，设$y=\dfrac{C(x)}{\sin x}$，原方程化为$\dfrac{C'(x)}{\sin x}=2\cos x$，

$C(x)=2\int \cos x\sin x dx=\sin^2 x+C$，通解$y=\sin x+C\csc x$；

⑥方程化为$\dfrac{dx}{dy}-\dfrac{1}{y}x=-\dfrac{1}{\ln y}$，由对应齐次方程得到$Ce^{\int \frac{1}{y} dy}=Ce^{\ln y}=Cy$，

常数变易，设$x=C(y)y$，原方程化为$C'(y)y=-\dfrac{1}{\ln y}$，

$C(y)=-\int \dfrac{dy}{y\ln y}=-\ln|\ln y|+C$，通解$x=y(C-\ln|\ln y|)$；

⑦由对应齐次方程得到 $Ce^{-2\int x\mathrm{d}x}=Ce^{-x^2}$,

常数变易,设 $y=C(x)e^{-x^2}$,原方程化为 $C'(x)e^{-x^2}=xe^{-x^2}$,$C(x)=\int x\mathrm{d}x=\dfrac{1}{2}x^2+C$,

通解 $y=e^{-x^2}\left(\dfrac{1}{2}x^2+C\right)$;

⑧由对应齐次方程得到 $Ce^{\int\frac{-2x}{1+x^2}\mathrm{d}x}=Ce^{-\ln(1+x^2)}=\dfrac{C}{1+x^2}$,常数变易,设 $y=\dfrac{C(x)}{1+x^2}$,

原方程化为$\dfrac{C'(x)}{1+x^2}=x^2-1,C(x)=\int(x^2-1)(x^2+1)\mathrm{d}x=\dfrac{1}{5}x^5-x+C$,

通解 $y=\dfrac{1}{1+x^2}\left(\dfrac{1}{5}x^5-x+C\right)$.

**12.**

①由对应齐次方程得到 $Ce^{-3\int x\mathrm{d}x}=Ce^{\frac{-3x^2}{2}}$,常数变易,设 $y=C(x)e^{\frac{-3x^2}{2}}$,原方程化为

$C'(x)e^{\frac{-3x^2}{2}}=x,C(x)=\int xe^{\frac{3x^2}{2}}\mathrm{d}x=\dfrac{1}{3}e^{\frac{3x^2}{2}}+C$,

通解 $y=\left(\dfrac{1}{3}e^{\frac{3x^2}{2}}+C\right)e^{\frac{-3x^2}{2}}=\dfrac{1}{3}+Ce^{\frac{-3x^2}{2}}$,由 $y(0)=-\dfrac{1}{2}$,$-\dfrac{1}{2}=\dfrac{1}{3}+C$,$C=-\dfrac{5}{6}$

特解为 $y=\dfrac{1}{3}-\dfrac{5}{6}e^{\frac{-3x^2}{2}}$;

②方程化为 $y'+\dfrac{1}{x}y=\dfrac{e^x}{x}$,由对应齐次方程得到 $Ce^{-\int\frac{1}{x}\mathrm{d}x}=Ce^{-\ln x}=\dfrac{C}{x}$,

常数变易,设 $y=\dfrac{C(x)}{x}$,原方程化为$\dfrac{C'(x)}{x}=\dfrac{e^x}{x},C(x)=\int e^x\mathrm{d}x=e^x+C$,

通解 $y=\dfrac{e^x+C}{x}$,由 $y(1)=3e,3e=e+C,C=2e$,特解 $y=\dfrac{e^x+2e}{x}$;

③方程化为 $y'+y\tan x=\sec x$,由对应齐次方程得到 $Ce^{-\int\tan x\mathrm{d}x}=C\cos x$,

常数变易,设 $y=C(x)\cos x$,原方程化为 $C'(x)\cos x=\sec x$,

$C(x)=\int\sec^2 x\mathrm{d}x=\tan x+C$,通解 $y=(\tan x+C)\cos x=\sin x+C\cos x$,

由 $y(0)=0,C=0$,特解 $y=\sin x$;

④方程化为 $y'+\dfrac{1}{x}y=\dfrac{\sin x}{x}$,由对应齐次方程得到 $Ce^{-\int\frac{1}{x}\mathrm{d}x}=\dfrac{C}{x}$,常数变易,设 $y=$

$\dfrac{C(x)}{x}$,原方程化为$\dfrac{C'(x)}{x}=\dfrac{\sin x}{x},C(x)=\int\sin x\mathrm{d}x=-\cos x+C$,通解 $y=(-\cos x+$

$C)/x$,由 $y\left(\dfrac{\pi}{2}\right)=2,C=\pi$,特解 $y=\dfrac{\pi-\cos x}{x}$.

**13.**

方程化为$\dfrac{\mathrm{d}L}{\mathrm{d}x}+aL=k-ax$,由对应齐次方程得到 $Ce^{-\int a\mathrm{d}x}=Ce^{-ax}$,

常数变易,设 $L=C(x)e^{-ax}$,原方程化为 $C'(x)e^{-ax}=k-ax$,

$$C(x) = \int (k-ax) e^{ax} dx = \frac{1}{a} \left[ (k-ax) e^{ax} - \int e^{ax} (-a) dx \right] = \frac{k-ax+1}{a} e^{ax} + C,$$

通解 $L = \left( \frac{k-ax+1}{a} e^{ax} + C \right) e^{-ax}$，由 $L(0) = L_0$，$L_0 = \left( \frac{k-0+1}{a} + C \right) \cdot 1$，$C = L_0$ $- \frac{k+1}{a}$，

特解 $L = \frac{k-ax+1}{a} + \left( L_0 - \frac{k+1}{a} \right) e^{-ax}$.

14.

由牛顿第二定律，$k_1 t - k_2 v = mv'$，$v(0) = 0$，

方程化为 $v' + \frac{k_2}{m} v = \frac{k_1}{m} t$，由对应齐次方程得到 $Ce^{-\int \frac{k_2}{m} dt} = Ce^{-\frac{k_2}{m} t}$，

常数变易，令 $v = C(t) e^{-\frac{k_2}{m} t}$，原方程化为 $C'(t) e^{-\frac{k_2}{m} t} = \frac{k_1 t}{m}$，$C'(t) = \frac{k_1 t}{m} e^{\frac{k_2}{m} t}$，

$$C(t) = \frac{k_1}{m} \int t e^{\frac{k_2}{m} t} dt = \frac{k_1}{k_2} \int t d(e^{\frac{k_2}{m} t}) = \frac{k_1}{k_2} \left[ t e^{\frac{k_2}{m} t} - \int e^{\frac{k_2}{m} t} dt \right] = \frac{k_1}{k_2} \left( t e^{\frac{k_2}{m} t} - \frac{m}{k_2} e^{\frac{k_2}{m} t} \right) + C,$$

通解 $v = \frac{k_1}{k_2} \left( t - \frac{m}{k_2} \right) + Ce^{\frac{-k_2}{m} t}$，由 $v(0) = 0$，$0 = \frac{k_1}{k_2} \left( 0 - \frac{m}{k_2} \right) + Ce^{-\frac{k_2}{m} \times 0}$，$C = \frac{mk_1}{k_2^2}$，

特解 $v = \frac{k_1}{k_2} t - \frac{mk_1}{k_2^2} (1 - e^{-\frac{k_2 t}{m}})$.

15.

① $y' = \int (x + \sin x) dx = \frac{1}{2} x^2 - \cos x + C_1$

通解 $y = \int \left( \frac{1}{2} x^2 - \cos x + C_1 \right) dx = \frac{1}{6} x^3 - \sin x + C_1 x + C_2$；

②令 $y' = p(x)$，方程化为 $p' = 1 + p^2$，$\int \frac{dp}{1+p^2} = \int dx$，通解 $\arctan p = x + C_1$，

$p = \tan(x + C_1)$，$y = \int \tan(x + C_1) dx = -\ln|\cos(x + C_1)| + C_2$；

③令 $y' = p(x)$，方程化为 $xp' + p = 0$，$\int \frac{dp}{p} = -\int \frac{dx}{x}$，$\ln p = -\ln x + \ln C_1$，

$p = \frac{C_1}{x}$，通解 $y = \int \frac{C_1}{x} dx = C_1 \ln|x| + C_2$；

④令 $y' = p(y)$，方程化为 $yp \frac{dp}{dy} = p^2$，若 $p = 0$，则 $y = C$；若 $p \neq 0$，则 $\int \frac{dp}{p} = \int \frac{dy}{y}$，

$\ln p = \ln y + \ln C_1$，$p = C_1 y$，$\int \frac{dy}{y} = \int C_1 dx$，$\ln y = C_1 x + \ln C_2$，通解 $y = C_2 e^{C_1 x}$.

16.

①令 $y' = p(y)$，方程化为 $y^3 p \frac{dp}{dy} + 1 = 0$，$\int p dp = -\int y^{-3} dy$，$p^2 = y^{-2} + C_1$，

由 $y(1)=1, y'(1)=1, 1=1+C_1, C_1=0, p=y^{-1}, \int y\mathrm{d}y=\int \mathrm{d}x, y^2=2x+C_2$，

由 $y(1)=1, 1=2+C_2, C_2=-1$，**特解** $y=\sqrt{2x-1}$；

②$y'=\int \mathrm{e}^{2x}\mathrm{d}x=\dfrac{1}{2}\mathrm{e}^{2x}+C_1$，由 $y'(0)=0, 0=\dfrac{1}{2}\times 1+C_1, C_1=-\dfrac{1}{2}$，

$y=\int\left(\dfrac{1}{2}\mathrm{e}^{2x}-\dfrac{1}{2}\right)\mathrm{d}x=\dfrac{1}{4}\mathrm{e}^{2x}-\dfrac{1}{2}x+C_2$，由 $y(0)=0, 0=\dfrac{1}{4}-0+C_2, C_2=-\dfrac{1}{4}$，

**特解** $y=\dfrac{1}{4}\mathrm{e}^{2x}-\dfrac{1}{2}x-\dfrac{1}{4}$；

③令 $y'=p(x)$，方程化为 $p'+p^2=1, \int\dfrac{\mathrm{d}p}{1-p^2}=\int \mathrm{d}x, \ln\left|\dfrac{1+p}{1-p}\right|=2x+C_1$，

由 $y'(0)=0, C_1=0, \dfrac{1+p}{1-p}=\mathrm{e}^{2x}, p=\dfrac{\mathrm{e}^{2x}-1}{\mathrm{e}^{2x}+1}$，

$y=\int\dfrac{\mathrm{e}^{2x}-1}{\mathrm{e}^{2x}+1}\mathrm{d}x \xlongequal{\mathrm{e}^{2x}=t} \int\dfrac{t-1}{t+1}\cdot\dfrac{1}{2t}\mathrm{d}t=\dfrac{1}{2}\int\left(\dfrac{2}{t+1}-\dfrac{1}{t}\right)\mathrm{d}t=\ln|t+1|-\dfrac{1}{2}\ln|t|$

$+C_2=\ln|\mathrm{e}^{2t}+1|-x+C_2$，由 $y(0)=0, 0=\ln2-0+C_2, C_2=-\ln2$，**特解** $y=\ln(\mathrm{e}^{2x}+1)-x-\ln2$；

④令 $y'=p(y)$，方程化为 $p\dfrac{\mathrm{d}p}{\mathrm{d}y}=3\sqrt{y}, \int p\mathrm{d}p=3\int\sqrt{y}\mathrm{d}y, p^2=4y^{3/2}+C_1$，

由 $y(0)=1, y'(0)=2, 2^2=4\times 1+C_1, C_1=0, p=2y^{3/4}, \int y^{-3/4}\mathrm{d}y=2\int \mathrm{d}x$，

$4y^{1/4}=2x+C_2$，由 $y(0)=1, 4\times 1=0+C_2, C_2=4$，**特解** $2y^{1/4}=x+2$.

**17.**

由牛顿第二定律，$k\,(x')^2=-mx''$，令 $v=x'$，

$\int\dfrac{\mathrm{d}v}{v^2}=\dfrac{-k}{m}\int \mathrm{d}t, \dfrac{1}{v}=\dfrac{k}{m}t+C_1, v=\dfrac{m}{mC_1+kt}$，

$\dfrac{\mathrm{d}x}{\mathrm{d}t}=\dfrac{m}{mC_1+kt}, x=\int\dfrac{m\mathrm{d}t}{mC_1+kt}=\dfrac{-m}{k}\ln(mC_1+kt)+C_2, mC_1+kt=\mathrm{e}^{\frac{k}{m}(C_2-x)}$，

$v=m\mathrm{e}^{\frac{k}{m}(x-C_2)}, 200=m\mathrm{e}^{\frac{k}{m}(0-C_2)}, 80=m\mathrm{e}^{\frac{k}{m}(10-C_2)}, 80=200\cdot\mathrm{e}^{\frac{10k}{m}}, \mathrm{e}^{\frac{10k}{m}}=\dfrac{80}{200}$，

$x=5$ 时，$v=m\mathrm{e}^{\frac{k}{m}(-C_2)}\cdot\mathrm{e}^{\frac{5k}{m}}=200\cdot\left(\dfrac{80}{200}\right)^{\frac{1}{2}}=40\sqrt{10}\approx 126.4911(\mathrm{m/s})$.

**18.**

由牛顿第二定律，$mg-k\,(x')^2=mx'', x(0)=0, x'(0)=0$，令 $v=x'$

$mg-kv^2=mv', \dfrac{m\mathrm{d}v}{mg-kv^2}=\mathrm{d}t, \int\left(\dfrac{1}{\sqrt{mg}-\sqrt{k}v}+\dfrac{1}{\sqrt{mg}+\sqrt{k}v}\right)\mathrm{d}(\sqrt{k}v)=\dfrac{2\sqrt{kg}}{\sqrt{m}}\int \mathrm{d}t$，

$\ln\dfrac{\sqrt{mg}+\sqrt{k}v}{\sqrt{mg}-\sqrt{k}v}=\dfrac{2\sqrt{kg}}{\sqrt{m}}t+\ln C_1, \dfrac{\sqrt{mg}+\sqrt{k}v}{\sqrt{mg}-\sqrt{k}v}=C_1\mathrm{e}^{\frac{2\sqrt{kg}}{\sqrt{m}}t}$，由 $v(0)=0, C_1=1$，

$$v=\dfrac{\sqrt{mg}\left[\mathrm{e}^{\frac{2\sqrt{kg}}{\sqrt{m}}t}-1\right]}{\sqrt{k}\left[\mathrm{e}^{\frac{2\sqrt{kg}}{\sqrt{m}}t}+1\right]},$$

$$x = \frac{\sqrt{mg}}{\sqrt{k}} \int \frac{\mathrm{e}^{\frac{2\sqrt{kg}}{\sqrt{m}}t} - 1}{\mathrm{e}^{\frac{2\sqrt{kg}}{\sqrt{m}}t} + 1} \mathrm{d}t \xrightarrow{\mathrm{e}^{\frac{2\sqrt{mg}}{\sqrt{m}}t} = u} \frac{m}{2k} \int \frac{u-1}{u(u+1)} \mathrm{d}u$$

$$= \frac{m}{2k} \int \left( \frac{2}{u+1} - \frac{1}{u} \right) \mathrm{d}u = \frac{m}{2k} [2\ln(u+1) - \ln u] + C_2,$$

$$= \frac{m}{k} \ln \left[ \mathrm{e}^{\frac{2\sqrt{kg}}{\sqrt{m}}t} + 1 \right] - \sqrt{\frac{mg}{k}} t + C_2$$

由 $x(0) = 0, 0 = \frac{m}{k} \ln 2 - 0 + C_2, C_2 = -\frac{m}{k} \ln 2,$

特解 $x = \frac{m}{k} \ln \left[ \mathrm{e}^{\frac{2\sqrt{kg}}{\sqrt{m}}t} + 1 \right] - \sqrt{\frac{mg}{k}} t - \frac{m}{k} \ln 2.$

19.

①线性无关;②线性相关;③线性相关;④线性无关;⑤线性无关;⑥线性无关.

20.

①特征方程 $r^2 + r - 2 = 0, r = -2, 1,$ 通解 $y = C_1 \mathrm{e}^{-2x} + C_2 \mathrm{e}^x;$

②特征方程 $r^2 - 1 = 0, r = \pm 1,$ 通解 $y = C_1 \mathrm{e}^{-x} + C_2 \mathrm{e}^x;$

③特征方程 $r^2 - 2r - 1 = 0, r = 1 \pm \sqrt{2},$ 通解 $y = C_1 \mathrm{e}^{(1+\sqrt{2})x} + C_2 \mathrm{e}^{(1-\sqrt{2})x};$

④特征方程 $r^2 + r = 0, r = -1, 0,$ 通解 $y = C_1 + C_2 \mathrm{e}^{-x};$

⑤特征方程 $r^2 - 4r + 4 = 0, r = 2,$ 通解 $y = (C_1 + C_2 x) \mathrm{e}^{2x};$

⑥特征方程 $r^2 + 6r + 13 = 0, r = -3 \pm 2i,$ 通解 $y = \mathrm{e}^{-3x}(C_1 \cos 2x + C_2 \sin 2x);$

⑦特征方程 $r^2 - 2r - 3 = 0, r = -1, 3,$ 猜特解 $y_0 = A\mathrm{e}^{2x},$

方程化为 $4A\mathrm{e}^{2x} - 4A\mathrm{e}^{2x} - 3A\mathrm{e}^{2x} = \mathrm{e}^{2x},$ 解得: $A = -\frac{1}{3},$

通解 $y = C_1 \mathrm{e}^{3x} + C_2 \mathrm{e}^{-x} - \frac{1}{3} \mathrm{e}^{2x};$

⑧特征方程 $r^2 - r - 2 = 0, r = -1, 2,$ 猜特解 $y_0 = xA\mathrm{e}^{2x},$ 方程化为:

$4A\mathrm{e}^{2x} + 4Ax\mathrm{e}^{2x} - A\mathrm{e}^{2x} - 4Ax\mathrm{e}^{2x} = \mathrm{e}^{2x},$ 解得: $A = \frac{1}{3},$

通解 $y = C_1 \mathrm{e}^{-x} + C_2 \mathrm{e}^{2x} + \frac{1}{3} x\mathrm{e}^{2x};$

⑨特征方程 $r^2 + 4 = 0, r = 2i,$ 猜特解 $y_0 = x(A\cos 2x + B\sin 2x),$ 可得 $A = -\frac{1}{4}, B = 0.$

通解 $y = C_1 \cos 2x + C_2 \sin 2x - \frac{1}{4} x\cos 2x;$

⑩特征方程 $r^2 - 2r + 5 = 0, r = 1 \pm 2i,$ 猜特解 $y_0 = A\sin x + B\cos x,$

方程化为 $(-A\sin x - B\cos x) - 2(A\cos x - B\sin x) + 5(A\sin x + B\cos x) = 10\sin x,$

$\begin{cases} 4A + 2B = 10 \\ -2A + 4B = 0 \end{cases}, A = 2, B = 1,$ 通解 $y = \mathrm{e}^x(C_1 \cos 2x + C_2 \sin 2x) + 2\sin x + \cos x.$

21.

①特征方程 $r^2-4r+3=0, r=1,3$, 通解 $y=C_1e^x+C_2e^{3x}, y'=C_1e^x+3C_2e^{3x}$,

由 $y(0)=6, y'(0)=10$, 得到 $6=C_1+C_2, 10=C_1+3C_2$, 解得 $C_1=4, C_2=2$,

特解 $y=4e^x+2e^{3x}$;

②特征方程 $r^2+4r+29=0, r=-2\pm5i$, 通解 $y=e^{-2x}(C_1\cos5x+C_2\sin5x)$,

$y'=-2e^{-2x}(C_1\cos5x+C_2\sin5x)+e^{-2x}(-5C_1\sin5x+5C_2\cos5x)$, 由 $y(0)=0, y'(0)$

$=15$, 得到 $0=C_1+C_2\cdot0, 15=-2C_1+5C_2$, 解得 $C_1=0, C_2=3$, 特解 $y=3e^{-2x}\sin5x$;

③特征方程 $4r^2+4r+1=0, r=-1/2$, 通解 $y=(C_1+C_2x)e^{-x/2}$,

$y'=C_2e^{-x/2}-\dfrac{1}{2}(C_1+C_2x)e^{-x/2}$, 由 $y(0)=2, y'(0)=0$, 得到 $2=C_1+0, 0=C_2-$

$\dfrac{1}{2}C_1$,

解得 $C_1=2, C_2=1$, 特解 $y=(2+x)e^{-x/2}$;

④特征方程 $r^2+2r+5=0, r=-1\pm2i$, 通解 $y=e^{-x}(C_1\cos2x+C_2\sin2x)$,

$y'=-e^{-x}(C_1\cos2x+C_2\sin2x)+e^{-x}(-2C_1\sin2x+2C_2\cos2x)$, 由 $y(0)=5$,

$y'(0)=-5$, 得到 $5=C_1+0, -5=-C_1+2C_2$, 解得 $C_1=5, C_2=0$,

特解 $y=5e^{-x}\cos2x$;

⑤特征方程 $r^2-6r+13=0, r=3\pm2i$, 猜 $y_0=A$, 方程化为 $13A=39, A=3$,

通解 $y=e^{3x}(C_1\cos2x+C_2\sin2x)+3$,

$y'=3e^{3x}(C_1\cos2x+C_2\sin2x)+e^{3x}(-2C_1\sin2x+2C_2\cos2x)$, 由 $y(0)=4, y'(0)=3$,

得到 $4=C_1+3, 3=3C_1+2C_2$, 解得 $C_1=1, C_2=0$, 特解 $y=e^{3x}\cos2x+3$;

⑥特征方程 $r^2+1=0, r=\pm i$, 猜 $y_0=x(A\cos x+B\sin x)$, 可得 $A=0, B=1$.

通解 $y=C_1\cos x+C_2\sin x+\sin x$, 由 $y(0)=2, y'(0)=0$,

解得 $C_1=2, C_2=0$, 特解 $y=2\cos x+x\sin x$

22.

平衡位置为原点, $-f=mx'', -\pi0.25^2x\cdot\gamma g=mx''$,

$x''+\dfrac{\pi\gamma g}{16m}x=0, r^2+\dfrac{\pi\gamma g}{16m}=0, r=\pm i\sqrt{\dfrac{\pi\gamma g}{16m}}, x=C_1\cos\sqrt{\dfrac{\pi\gamma g}{16m}}t+C_2\sin\sqrt{\dfrac{\pi\gamma g}{16m}}t$,

$\dfrac{2\pi}{\sqrt{\dfrac{\pi\gamma g}{16m}}}=2, \pi^2=\dfrac{\pi\gamma g}{16m}, m=\dfrac{\gamma g}{16\pi V}=\dfrac{1000\times9.8}{16\times3.1416}=194.9643\approx195kg$.

23.

水面为原点, $mg-kx'=mx'', x''+\dfrac{k}{m}x'=g$, 特解 $x_0=\dfrac{mg}{k}t$,

对应齐次方程 $x''+\dfrac{k}{m}x'=0, r^2+\dfrac{k}{m}r=0, r=0, -\dfrac{k}{m}$,

原方程通解 $x=\dfrac{mg}{k}t+C_1+C_2e^{-\frac{k}{m}t}, x'=\dfrac{mg}{k}-\dfrac{k}{m}C_2e^{-\frac{k}{m}t}$,

由 $0=0+C_1+C_2\mathrm{e}^{-\frac{k}{m}\times 0}$ 与 $0=\dfrac{mg}{k}-\dfrac{k}{m}C_2\mathrm{e}^{-\frac{k}{m}\times 0}$，解得 $-C_1=C_2=\dfrac{m^2g}{k^2}$，

初始问题的解为 $x=\dfrac{mg}{k}t-\dfrac{m^2g}{k^2}(1-\mathrm{e}^{-\frac{k}{m}t})$.

24.

①$F(s)=L\{f(t)\}=L\{\mathrm{e}^{6t}-4+4\mathrm{e}^{-6t}\}=\dfrac{1}{s-6}-\dfrac{4}{s}+\dfrac{1}{s+6}$；

②$F(s)=L\{f(t)\}=L\{\sin t\cos t\}=\dfrac{2}{(s^2+4)s}$.

25.

①$f(t)=L^{-1}\{F(s)\}=L^{-1}\left\{\dfrac{s+1}{s(s+2)}\right\}=L^{-1}\left\{\dfrac{1}{2}\cdot\dfrac{1}{s}+\dfrac{1}{2}\cdot\dfrac{1}{s+2}\right\}=\dfrac{1}{2}+\dfrac{1}{2}\mathrm{e}^{-2t}$；

②$L^{-1}\left\{\dfrac{1}{(s+1)(s-2)(s+3)}\right\}=L^{-1}\left\{\dfrac{1}{15}\cdot\dfrac{1}{s-2}-\dfrac{1}{6}\cdot\dfrac{1}{s+1}+\dfrac{1}{10}\cdot\dfrac{1}{s+3}\right\}$

$$=\dfrac{1}{15}\mathrm{e}^{2t}-\dfrac{1}{6}\mathrm{e}^{-t}+\dfrac{1}{10}\mathrm{e}^{-3t}.$$

26.

①$[s^2F-s\cdot y(0)-y'(0)]-2[sF-y(0)]+F=30L\{t\mathrm{e}^t\}$，$s^2F-2sF+F$

$=30\cdot\dfrac{1}{(s-1)^2}$，

$F=\dfrac{30}{(s-1)^4}$，$y=L^{-1}\left\{\dfrac{30}{(s-1)^4}\right\}=5t^3\mathrm{e}^t$；

②$[s^2F-s(-1)-(-2)]+F=4L\{\sin t\}+5L\{\cos t\}$，

$F=\dfrac{4}{(s^2+1)^2}+\dfrac{5s}{(s^2+1)^2}-\dfrac{s}{s^2+1}-\dfrac{2}{s^2+1}$，

$y=L^{-1}\left\{-\dfrac{2(s^2-1)}{(s^2+1)^2}+\dfrac{2(s^2+1)}{(s^2+1)^2}+\dfrac{5s}{(s^2+1)^2}-\dfrac{s}{s^2+1}-\dfrac{2}{s^2+1}\right\}$

$$=-2t\cos t+\dfrac{5}{2}t\sin t-\cos t；$$

③$\begin{cases}(sF-1)+(sG-0)=0\\(sF-1)-(sG-0)=1/s\end{cases}$，$F=\dfrac{1}{2s^2}+\dfrac{1}{s}$，$G=-\dfrac{1}{2s^2}$，

$x=L^{-1}\left\{\dfrac{1}{2s^2}+\dfrac{1}{s}\right\}=\dfrac{t}{2}+1$，$y=L^{-1}\left\{-\dfrac{1}{2s^2}\right\}=-\dfrac{t}{2}$；

④$\begin{cases}sF-2=F+G\\sG-3=4F+G\end{cases}$，$F=\dfrac{2s+1}{(s-3)(s+1)}$，$G=\dfrac{3s+5}{(s-3)(s+1)}$，

$x=L^{-1}\left\{\dfrac{1}{4}\cdot\dfrac{1}{s+1}+\dfrac{7}{4}\cdot\dfrac{1}{s-3}\right\}=\dfrac{1}{4}\mathrm{e}^{-t}+\dfrac{7}{4}\mathrm{e}^{3t}$，$y=L^{-1}\left\{-\dfrac{1}{2}\cdot\dfrac{1}{s+1}+\dfrac{7}{2}\cdot\dfrac{1}{s-3}\right\}$

$$=-\dfrac{1}{2}\mathrm{e}^{-t}+\dfrac{7}{2}\mathrm{e}^{3t}.$$

27.

$$\begin{cases} \dfrac{\mathrm{d}x}{\mathrm{d}t}=\lambda x-\alpha xy \\ \dfrac{\mathrm{d}y}{\mathrm{d}t}=\beta xy-\mu y \end{cases}, \dfrac{\mathrm{d}x}{\mathrm{d}y}=\dfrac{x(\lambda-\alpha y)}{y(\beta x-\mu)}, \quad \dfrac{(\beta x-\mu)\mathrm{d}x}{x}=\dfrac{(\lambda-\alpha y)\mathrm{d}y}{y},$$

$$\int\dfrac{(\beta x-\mu)}{x}\mathrm{d}x=\int\dfrac{(\lambda-\alpha y)}{y}\mathrm{d}y, \beta x-\mu\ln x=\lambda\ln y-\alpha y+C,$$

$$x(0)=x_0, y(0)=y_0, \beta x_0-\mu\ln x_0=\lambda\ln y_0-\alpha y_0+C,$$

$$\beta(x-x_0)-\mu\ln\dfrac{x}{x_0}=\lambda\ln\dfrac{y}{y_0}-\alpha(y-y_0), \left(\dfrac{y}{y_0}\right)^{\lambda}\left(\dfrac{x}{x_0}\right)^{\mu}=\mathrm{e}^{\alpha(y-y_0)}\mathrm{e}^{\beta(x-x_0)}.$$

**(B)**

28.

①特征方程 $r^2-4r+13=0$ 的根为 $r_1=2+3i, r_2=2-3i$. 所以微分方程的通解是

$y=\mathrm{e}^{2x}(C_1\cos3x+C_2\sin3x)$;

②分离变量积分得, $\displaystyle\int\dfrac{1}{y}\mathrm{d}y=-\int\dfrac{x}{x+1}\mathrm{d}x, \ln y=-x+2\ln(x+1)+\ln C,$

通解 $y=C(x+1)\mathrm{e}^{-x}$;

③此微分方程是一个不显含 $x$ 的二阶微分方程. 令 $y'=p$, 则 $y''=p\dfrac{\mathrm{d}p}{\mathrm{d}y}$. 微分方程变

为 $p\dfrac{\mathrm{d}p}{\mathrm{d}y}+\dfrac{2}{1-y}p^2=0$, 分离变量并积分, 有 $p=C_1(y-1)^2$, 于是

$$\dfrac{\mathrm{d}y}{\mathrm{d}x}=C_1(y-1)^2, -\dfrac{1}{y-1}=C_1x+C_2, \text{即原微分方程的通解为 } y=1-\dfrac{1}{C_1x+C_2};$$

④原方程化为 $\dfrac{\mathrm{d}y}{\mathrm{d}x}=\dfrac{y}{x}\left(1+\ln\dfrac{y}{x}\right)$, 令 $u=\dfrac{y}{x}$, 则 $\dfrac{\mathrm{d}y}{\mathrm{d}x}=u+x\dfrac{\mathrm{d}u}{\mathrm{d}x}$, 原方程变为 $x\dfrac{\mathrm{d}u}{\mathrm{d}x}=$

$u\ln u$, 分离变量积分得 $\ln\ln u=\ln x+\ln C$, 通解 $y=x\mathrm{e}^{Cx}$;

⑤分离变量积分得, $\displaystyle\int\dfrac{y}{1+y^2}\mathrm{d}y=-\int\dfrac{1}{x}\mathrm{d}x, \ln(1+y^2)+2\ln x=2\ln C_1,$

通解 $x^2(1+y^2)=C \quad (C=(C_1)^2)$;

⑥这是一个 $n=2$ 的贝努利方程, 用 $y^2$ 除方程, 有 $y^{-2}\dfrac{\mathrm{d}y}{\mathrm{d}x}+\dfrac{1}{x}y^{-1}=a\ln x$, 令 $z=y^{-1}=$

$\dfrac{1}{y}$, 原方程变为 $\dfrac{\mathrm{d}z}{\mathrm{d}x}-\dfrac{1}{x}z=-a\ln x$, 其通解为 $z=Cx-\dfrac{1}{2}ax\ln^2 x$, 于是所给的微分方程的

通解为 $\dfrac{1}{y}=Cx-\dfrac{1}{2}ax\ln^2 x$;

⑦此微分方程是不显含 $y$ 的二阶微分方程, 令 $y'=p$, 则 $y''=p'$, 微分方程变为 $p'+$

$\dfrac{1}{x}p=x+\dfrac{1}{x}$, 其通解为 $p=\mathrm{e}^{-\int\frac{1}{x}\mathrm{d}x}\left[\displaystyle\int\left(x+\dfrac{1}{x}\right)\mathrm{e}^{\int\frac{1}{x}\mathrm{d}x}\mathrm{d}x+C_1\right]=\dfrac{1}{x}\left(\dfrac{1}{3}x^3+x+C_1\right)$

于是原微分方程的通解为 $y=\displaystyle\int\dfrac{1}{x}\left(\dfrac{1}{3}x^3+x+C_1\right)\mathrm{d}x=\dfrac{1}{9}x^3+x+C_1\ln|x|+C_2$;

⑧令 $u=\dfrac{y}{x}$,则 $\dfrac{\mathrm{d}y}{\mathrm{d}x}=u+x\dfrac{\mathrm{d}u}{\mathrm{d}x}$,原方程变为 $x\dfrac{\mathrm{d}u}{\mathrm{d}x}=-\dfrac{1}{u}$,分离变量积分得,

$\dfrac{1}{2}u^2=-\ln|x|+C$,即,通解 $y^2=2x^2(C-\ln|x|)$;

⑨特征方程为 $4r^2-20r+25=0$,其特征根为 $r_{1,2}=\dfrac{5}{2}$. 于是所求的微分方程的通解为

$$y=e^{\frac{5}{2}x}(C_1+C_2x);$$

⑩对应齐次方程的通解 $y=Ce^{\ln x}=Cx$,常数变易,设 $y=C(x)x$,原方程化为 $C'(x)=x,C(x)=\dfrac{1}{2}x^2+C$,通解 $y=\left(\dfrac{1}{2}x^2+C\right)x$.

# 7 多元函数微分学 ▷▷▷

## 习 题

### 一、单项选择题

**（A）**

1. 点 $M(2,-3,1)$ 关于原点的对称点是（　　）.

    A. $(-2,3,-1)$                B. $(-2,-3,-1)$

    C. $(2,-3,-1)$                 D. $(-2,3,1)$

2. 球面方程 $x^2+y^2+z^2-2x-2z=0$ 的球心 $M_0$ 及半径 $R$ 分别为（　　）.

    A. $M_0(1,0,1),R=\sqrt{2}$         B. $M_0(-1,0,-1),R=\sqrt{2}$

    C. $M_0(-1,0,-1),R=2$        D. $M_0(1,0,1),R=2$

3. 在空间直角坐标系中，$2x^2+2y^2=z$ 的图形是（　　）.

    A. 球面         B. 圆柱面         C. 圆周         D. 旋转抛物面

4. 在空间直角坐标系中，点 $M_1(1,0,2)$ 和点 $M_2(0,3,-2)$ 之间的距离 $d=$（　　）.

    A. $\sqrt{10}$         B. $\sqrt{24}$         C. $\sqrt{26}$         D. $\sqrt{8}$

5. 平面方程 $Ax+By+Cz+D=0$ 中，若 $A=0$，则此平面（　　）.

    A. 平行于 $yOz$ 平面     B. 过原点     C. 平行于 $x$ 轴     D. 过 $x$ 轴

6. 函数 $z=f(x,y)$ 在点 $P_0(x_0,y_0)$ 处间断，则（　　）.

    A. 函数在点 $P_0$ 处一定无定义

    B. 函数在点 $P_0$ 处一定极限不存在

    C. 函数在点 $P_0$ 处可能有定义，也可能有极限

    D. 函数在点 $P_0$ 处一定有定义，且有极限，但二者不等

7. 设 $z=f(x,y)$，则 $\left.\dfrac{\partial z}{\partial x}\right|_{(x_0,y_0)}=$（　　）.

    A. $\lim\limits_{\Delta x\to 0}\dfrac{f(x_0+\Delta x,y_0+\Delta y)-f(x_0,y_0)}{\Delta x}$     B. $\lim\limits_{\Delta x\to 0}\dfrac{f(x_0+\Delta x,y)-f(x_0,y_0)}{\Delta x}$

    C. $\lim\limits_{\Delta x\to 0}\dfrac{f(x_0+\Delta x,y_0)-f(x_0,y_0)}{\Delta x}$     D. $\lim\limits_{\Delta x\to 0}\dfrac{f(x_0+\Delta x,y_0)}{\Delta x}$

8. 二元函数 $z=f(x,y)$ 在点 $(x_0,y_0)$ 得满足关系( ).

    A. 可微⇔可导⇒连续                B. 可微⇒可导⇒连续

    C. 可微⇒可导,可微⇒连续        D. 可导⇒连续,反之不行

9. 若 $f'_x(x_0,y_0)=f'_y(x_0,y_0)=0$ 是 $f(x,y)$ 在点 $(x_0,y_0)$ 处有极值的( ).

    A. 充要条件                      B. 必要条件

    C. 充分条件                      D. 既不是充分条件,也不是必要条件

10. 设函数 $f(x,y)$ 的驻点为 $(x_0,y_0)$,$A=f''_{xx}(x_0,y_0)$,$B=f''_{xy}(x_0,y_0)$,$C=f''_{yy}(x_0,y_0)$,$\Delta=B^2-AC$,则 $(x_0,y_0)$ 为极大值点的充分条件是( ).

    A. $\Delta>0,A>0$     B. $\Delta>0,A<0$     C. $\Delta<0,A>0$     D. $\Delta<0,A<0$

11. 设 $\vec{a}=\{1,1,-4\}$,$\vec{b}=\{-1,2,-2\}$,则向量 $\vec{a}$ 与 $\vec{b}$ 的夹角为( ).

    A. $0$           B. $\dfrac{\pi}{6}$           C. $\dfrac{\pi}{4}$           D. $\dfrac{\pi}{2}$

12. 平面 $3x-2y=0$ 的位置特征为( ).

    A. 平行于 $z$ 轴     B. 通过 $z$ 轴     C. 平行于 $xOy$ 面     D. 与 $xOy$ 面重合

13. 二元函数 $f(x,y)=\begin{cases}(x^2+y^2)\sin\dfrac{1}{x^2+y^2} & (x,y)\neq(0,0)\\ 0 & (x,y)=(0,0)\end{cases}$,在点 $(0,0)$ 处( ).

    A. 连续,偏导数存在            B. 不连续,偏导数存在

    C. 连续,偏导数不存在          D. 不连续,偏导数不存在

14. 函数 $z=\ln\sqrt{x^2+y^2}$ 的定义域为( ).

    A. $x^2+y^2\geqslant1$               B. $x^2+y^2\geqslant0$

    C. $x^2+y^2>1$                 D. $x^2+y^2>0$

15. 如果函数 $z=f(x,y)$ 在点 $(x_0,y_0)$ 处偏导数存在,则在点 $(x_0,y_0)$ 处( ).

    A. 极限存在         B. 连续          C. 全微分存在        D. 以上都不对

16. 设 $z=x^{xy}$,则 $\dfrac{\partial z}{\partial x}=$( ).

    A. $xyx^{xy-1}$                         B. $x^{xy}\ln x$

    C. $yx^{xy}+yx^{xy}\ln x$            D. $xyx^{xy}+x^{xy}\ln x$

17. 如果 $f(x,y)$ 在点 $(x_0,y_0)$ 处有极大值,且两个一阶偏导数都存在,则必有( ).

    A. $f'_x(x_0,y_0)>0,f'_y(x_0,y_0)>0$     B. $f'_x(x_0,y_0)=0,f'_y(x_0,y_0)=0$

    C. $f'_x(x_0,y_0)>0,f'_y(x_0,y_0)=0$     D. $f'_x(x_0,y_0)=0,f'_y(x_0,y_0)>0$

18. 设 $z=\dfrac{1}{2}\ln(1+x^2+y^2)$,则 $\mathrm{d}z\big|_{(1,1)}=$( ).

    A. $\dfrac{1}{3}(\mathrm{d}x+\mathrm{d}y)$     B. $\mathrm{d}x+\mathrm{d}y$     C. $\sqrt{3}(\mathrm{d}x+\mathrm{d}y)$     D. $\dfrac{1}{2}(\mathrm{d}x+\mathrm{d}y)$

19. 设 $u=\dfrac{y}{x}$，而 $x=e^t,y=1-e^t$，则 $\dfrac{\mathrm{d}u}{\mathrm{d}t}=$（　　）.

　　A. $e^t+e^{-t}$ 　　　　B. $-e^{-t}$ 　　　　C. $-e^t-e^{-t}$ 　　　　D. $-e^t+e^{-t}$

20. 函数 $z=xy$ 在点 $(0,0)$ 处（　　）.

　　A. 无极值 　　　　B. 有极小值 　　　　C. 不是驻点 　　　　D. 有极大值

**（B）**

21. 设有单位向量 $\vec{a^0}$，它同时与 $\vec{b}=3\boldsymbol{i}+\boldsymbol{j}+4\boldsymbol{k}$ 及 $\vec{c}=\boldsymbol{i}+\boldsymbol{k}$ 垂直，则 $\vec{a^0}$ 可能为（　　）.

　　A. $\dfrac{\sqrt{3}}{3}\boldsymbol{i}+\dfrac{\sqrt{3}}{3}\boldsymbol{j}+\dfrac{\sqrt{3}}{3}\boldsymbol{k}$ 　　　　　　　　B. $\boldsymbol{i}+\boldsymbol{j}-\boldsymbol{k}$

　　C. $\dfrac{\sqrt{3}}{3}\boldsymbol{i}+\dfrac{\sqrt{3}}{3}\boldsymbol{j}-\dfrac{\sqrt{3}}{3}\boldsymbol{k}$ 　　　　　　　　D. $\boldsymbol{i}-\boldsymbol{j}+\boldsymbol{k}$

22. 函数 $z=\dfrac{1}{\sqrt{\ln(x+y)}}$ 的定义域为（　　）.

　　A. $\{(x,y)\,|\,x+y>0\}$ 　　　　　　　　B. $\{(x,y)\,|\,x+y>1\}$

　　C. $\{(x,y)\,|\,x+y\neq1\}$ 　　　　　　　　D. $\{(x,y)\,|\,x+y>0\text{ 且 }x+y\neq1\}$

23. 若 $f(x,y)$ 在点 $(x_0,y_0)$ 处偏导数存在，则 $\lim\limits_{\Delta x\to0}\dfrac{f(x_0+\Delta x,y_0)-f(x_0-\Delta x,y_0)}{\Delta x}=$（　　）.

　　A. $f'_x(x_0,y_0)$ 　　　　B. $f'_x(2x_0,y_0)$ 　　　　C. $2f'_x(x_0,y_0)$ 　　　　D. $\dfrac{1}{2}f'_x(x_0,y_0)$

24. 二元函数 $f(x,y)=\begin{cases}\dfrac{xy}{x^2+y^2}&(x,y)\neq(0,0)\\[2mm]0&(x,y)=(0,0)\end{cases}$，在点 $(0,0)$ 处（　　）.

　　A. 连续，偏导数存在 　　　　　　　　B. 不连续，偏导数存在

　　C. 连续，偏导数不存在 　　　　　　　　D. 不连续，偏导数不存在

25. 设 $z=f(x,y)$ 是由方程 $z^3-3xyz=0$ 确定的函数，则 $\dfrac{\partial z}{\partial x}=$（　　）.

　　A. $\dfrac{yz}{z^2-xy}$ 　　　　B. $\dfrac{xz}{z^2-xy}$ 　　　　C. $\dfrac{3y}{z^2-xy}$ 　　　　D. $\dfrac{3x}{z^2-xy}$

26. 设 $u(x,y)=\arctan\dfrac{x}{y}$，$v(x,y)=\ln\sqrt{x^2+y^2}$，则下列等式成立的是（　　）.

　　A. $\dfrac{\partial u}{\partial x}=\dfrac{\partial v}{\partial y}$ 　　B. $\dfrac{\partial u}{\partial x}=\dfrac{\partial v}{\partial x}$ 　　C. $\dfrac{\partial u}{\partial y}=\dfrac{\partial v}{\partial x}$ 　　D. $\dfrac{\partial u}{\partial y}=\dfrac{\partial v}{\partial y}$

27. 设函数 $z=f(x,y)$ 在点 $(x_0,y_0)$ 处可微，且 $f'_x(x_0,y_0)=0$，$f'_y(x_0,y_0)=0$，则函数 $f(x,y)$ 在 $(x_0,y_0)$ 处（　　）.

　　A. 必有极值，可能是极大值，也可能是极小值

　　B. 可能有极值，也可能无极值

　　C. 必有极大值 　　　　　　　　D. 必有极小值

28. 函数 $z=x^3-12xy+8y^3$ 在点 $(2,1)$ 处（　　）.

    A. 取得极大值　                     B. 取得极小值

    C. 不取得极值　                     D. 无法判断是否有极值

29. 设 $u=\left(\dfrac{x}{y}\right)^z$，则 $\mathrm{d}u\big|_{(1,1,1)}=$（　　）.

    A. $\mathrm{d}x+\mathrm{d}y+\mathrm{d}z$　    B. $\mathrm{d}x+\mathrm{d}y$　    C. $\mathrm{d}x-\mathrm{d}y$　    D. $\mathrm{d}x-\mathrm{d}y+\mathrm{d}z$

30. 设 $F(x,y)$ 具有连续的偏导数，且 $xF(x,y)\mathrm{d}x+yF(x,y)\mathrm{d}y$ 是某函数 $u(x,y)$ 的全微分，则（　　）.

    A. $x\dfrac{\partial F}{\partial y}=y\dfrac{\partial F}{\partial x}$　    B. $y\dfrac{\partial F}{\partial y}=x\dfrac{\partial F}{\partial x}$　    C. $\dfrac{\partial F}{\partial x}=\dfrac{\partial F}{\partial y}$　    D. $y\dfrac{\partial F}{\partial y}=-x\dfrac{\partial F}{\partial x}$

## 二、填空题

1. 设有曲面方程 $\dfrac{x^2}{p}+\dfrac{y^2}{q}=2z$，当 $pq>0$ 时，则方程表示的曲面为（　　）；当 $pq<0$ 时，方程表示的曲面为（　　）.

2. 曲面 $x^2+y^2+z^2=a^2$ 与 $x^2+y^2=2az(a>0)$ 的交线是（　　）.

3. 函数 $z=\dfrac{\sqrt{4x-y^2}}{\ln(1-x^2-y^2)}$ 的定义域是（　　）.

4. 设 $f(x,y)=\dfrac{2xy}{x^2+y^2}$，则 $f\left(1,\dfrac{y}{x}\right)=$（　　）.

5. 设 $z=x^2y-xy^2$，而 $x=u\cos v,y=u\sin v$，则 $\dfrac{\partial z}{\partial u}=$（　　），$\dfrac{\partial z}{\partial v}=$（　　）.

6. 设 $z=(2x+y)^{x+2y}$，则 $\mathrm{d}z=$（　　）.

7. 设 $z=\arctan(xy)$，则 $\mathrm{d}z=$（　　）.

8. 利用全微分计算近似值，可得 $\sqrt{(1.02)^3+(1.97)^3}\approx$（　　）.

9. 设 $z=z(x,y)$ 由方程 $\mathrm{e}^{-xy}-2z+\mathrm{e}^z=0$ 确定，则 $z$ 关于 $x$ 的二阶偏导数为（　　）.

10. 若函数 $z=xy$，当 $x=10,y=8,\Delta x=0.2,\Delta y=-0.1$ 时，函数的全增量 $\Delta z=$（　　）；全微分 $\mathrm{d}z=$（　　）.

## 三、判断题

1. $a=\left\{\dfrac{1}{3},\dfrac{1}{3},\dfrac{1}{3}\right\}$ 是单位向量.（　　）

2. $|\vec{a}\times\vec{b}|$ 是以 $\vec{a},\vec{b}$ 为一对相邻边的平行四边形面积.（　　）

3. 函数 $z=\arccos(x^2+y^2)$ 的定义域为 $x^2+y^2\leqslant 1$ 的那些点.（　　）

4. 设 $u=\mathrm{e}^{x^2+y^2+z^2}$，而 $z=x^2\sin y$，则 $\dfrac{\partial u}{\partial x}=2z\mathrm{e}^{x^2+y^2+z^2}+2x$.（　　）

5. 若点 $(x_0,y_0)$ 是 $z=f(x,y)$ 的极值点，则一定有 $f'_x(x,y)=0$，$f'_y(x,y)=0$.（　　）

6. 函数 $f(x,y)=\dfrac{1}{2x^2+2y^2}$ 的定义域是整个平面. （    ）

7. 函数 $z=f(x,y)$ 在 $P(x,y)$ 点偏导存在,则在该点一定连续. （    ）

8. 对 $z=f(x,y)$,若 $z''_{xy}$ 与 $z''_{yx}$ 都存在,则它们一定相等. （    ）

9. 设 $f(x,y)=x^2+xy+y^2-3x+2$,则 $f(x,y)$ 在 $(2,-1)$ 处取得极小值. （    ）

10. 函数 $z=f(x,y)$ 的偏导数 $z'_x,z'_y$ 在点 $P(x,y)$ 连续,则函数在该点的全微分存在. （    ）

## 四、计算及证明题

### （A）

1. 求平行于向量 $\boldsymbol{a}=(6,7,-6)$ 的单位向量.

2. 求证以 $A(0,0,0)$、$B(6,8,0)$、$C(3,4,5\sqrt{3})$ 为顶点的三角形为正三角形.

3. 设向量 $\boldsymbol{a}=3\boldsymbol{i}-\boldsymbol{j}-2\boldsymbol{k},\boldsymbol{b}=\boldsymbol{i}+2\boldsymbol{j}-\boldsymbol{k}$,计算：

①向量 $\boldsymbol{a},\boldsymbol{b}$ 的夹角的余弦；      ②$(-2\boldsymbol{a})\cdot 3\boldsymbol{b}$；

③$\boldsymbol{a}\times(2\boldsymbol{b})$.

4. 求过 $A(3,0,-5)$ 且与平面 $2x-8y+z-2=0$ 平行的平面.

5. 说明下列方程各表示什么曲面.

①$z^2=xy$；      ②$x^2-4y^2=4$；

③$x^2-y^2-z^2=0$；      ④$x^2-y^2-z^2=1$；

⑤$z=x^2+y^2$；      ⑥$2x-5y-4z=9$.

6. 已知函数 $f(x,y)=(x+1)^2y$,求 $f(1,2)$.

7. 已知函数 $f(x,y)=x^2+y^2$,求 $f(tx,ty)$.

8. 求下列各函数的定义域,并画出定义域的图形.

①$f(x,y)=ln\left[(16-x^2-y^2)(x^2+y^2-4)\right]$；    ②$f(x,y)=\sqrt{1-x^2}+\sqrt{y^2-1}$；

③$z=\sqrt{xy}$；      ④$z=\dfrac{x}{\sqrt{y-1}}$；

⑤$z=\sqrt{x-\sqrt{y}}$；      ⑥$u=\dfrac{1}{\sqrt{x}}+\dfrac{1}{\sqrt{y}}+\dfrac{1}{\sqrt{z}}$；

⑦$u=\sqrt{R^2-x^2-y^2-z^2}+\dfrac{1}{\sqrt{x^2+y^2+z^2-r^2}}$.

9. 求下列各极限.

①$\lim\limits_{(x,y)\to(0,1)}\dfrac{1-xy}{x^2+y^2}$；      ②$\lim\limits_{(x,y)\to(0,1)}\dfrac{y+e^x}{x^2+y^2}$；

③$\lim\limits_{(x,y)\to(1,2)}\dfrac{3xy+x^2y^2}{x+y}$；      ④$\lim\limits_{\substack{x\to\infty\\y\to\infty}}\dfrac{1}{x^2+y^2}$；

⑤$\lim\limits_{(x,y)\to(0,0)}(x^2+y^2)\cos\dfrac{1}{x^2+y^2}$；      ⑥$\lim\limits_{(x,y)\to(0,3)}\dfrac{\sin x}{xy}$；

⑦ $\lim\limits_{(x,y)\to(0,0)} \dfrac{xy}{\sqrt{xy+4}-2}$.

10. 求下列函数的间断点.

① $z=\dfrac{1}{\sqrt{x^2+y^2}}$;　　　　　　　　② $z=\dfrac{1}{x-y}$;

③ $z=\dfrac{y+2x}{y^2-2x}$.

11. 求下列函数的偏导数.

① $z=e^x(\cos y+\sin y)$;　　　　　　② $z=\ln(e^x+a^y)$;

③ $z=x^3y-y^3x$;　　　　　　　　　④ $z=\dfrac{u^2+v^2}{uv}$;

⑤ $z=\sqrt{\ln xy}$;　　　　　　　　　⑥ $z=e^{xy}$;

⑦ $z=\sin(xy)+\cos^2(xy)$;　　　　　⑧ $z=y\ln(x^2+y^2)$;

⑨ $z=e^{\varphi-\theta}$;　　　　　　　　　　⑩ $z=\tan\dfrac{x^2}{y}$.

12. 设 $f(x,y)=x^2\cos(1-y)+(y-1)\sin\sqrt{\dfrac{x-1}{y}}$,求 $\dfrac{\partial f}{\partial x}\big|_{(x,1)}$,$\dfrac{\partial f}{\partial y}\big|_{(1,y)}$.

13. 求 $z=xy^2+x^2y$ 在点 $(1,1)$ 当 $\Delta x=0.01$、$\Delta y=-0.01$ 时的全增量和全微分.

14. 求 $z=\ln(xy)$ 在点 $(2,1)$ 的全微分.

15. 求下列函数的全微分.

① $u=\ln\sqrt{1+x^2+y^2}$;　　　　　② $u=e^{x+y}\cos x\cos y$;

③ $u=\sqrt{a^2-x^2-y^2-z^2}$.

16. 近似计算.

① $\sqrt{25.01}\cdot\sqrt[3]{1000.03}$;　　　　② $\sqrt{1.01^2+1.99^2}$;

③ $\sin29°\cdot\tan46°$;　　　　　　　④ $10.1^{2.03}$.

17. 测得圆柱体半径为 $20\text{cm}$、误差为 $0.1\text{cm}$,高为 $100\text{cm}$、误差为 $0.1\text{cm}$,估计体积计算的绝对误差和相对误差.

18. 求下列函数的二阶偏导数.

① $z=4x^3+3x^2y-3xy^2-x+y$;　　② $z=x\ln(xy)$;

③ $z=y^x$.

19. $f(x,y)=e^x\sin y$,求 $f''_{xx}(0,\pi)$,$f''_{xy}(0,\pi)$,$f''_{yy}(0,\pi)$.

20. 证明 $z=\ln\sqrt{x^2+y^2}$ 满足平面拉普拉斯方程 $\dfrac{\partial^2 z}{\partial x^2}+\dfrac{\partial^2 z}{\partial y^2}=0$.

21. 求下列函数的全导数.

① $z=e^{x-2y}$,$x=\sin t$,$y=t^3$,求 $\dfrac{\mathrm{d}z}{\mathrm{d}t}$;

② $z=\ln(x^2+y)$、$y=\ln x$,求 $\dfrac{\mathrm{d}z}{\mathrm{d}x}$;

③ $u=(y-z)e^{xx}$，$y=\pi\sin x$，$z=\cos x$，求 $\dfrac{du}{dx}$.

22. 求一阶偏导数.

① $z=\dfrac{1}{x+y}$，$x=3t+s$，$y=4t^2+\sin s$；　　　② $u=\ln(x+y+z)$，$z=e^{xy}$；

③ $z=xe^u\sin v+e^u\cos v$，$u=xy$，$v=x+y$；　　　④ $z=ue^{\frac{v}{u}}$，$u=x^2+y^2$，$v=xy$.

23. 求函数 $f(x,y)=x^3+y^3-3(x^2+y^2)$ 的极值.

24. 容积为 $V$ 的开顶长方水池,求表面积的最小值.

25. 做一个三角形,使其三内角的正弦之积为最大.

26. 求半径为 $R$ 的圆内接最大面积的三角形.

（B）

27. 二元函数 $z_1=\ln[x(x-y)]$ 与 $z_2=\ln x+\ln(x-y)$ 是否表示同一函数,为什么?

28. 求下列各函数的定义域,并画出定义域的图形.

① $z=\dfrac{\sqrt{y^2-2x}}{\ln(1-x^2-y^2)}$；　　　② $z=\ln(y-x)+\dfrac{\sqrt{x}}{\ln(1-x^2-y^2)}$；

③ $z=\arccos(2x)+\dfrac{\sqrt{4x-y^2}}{\ln(1-x^2-y^2)}$；　　　④ $z=\dfrac{\arcsin(3-x^2-y^2)}{\sqrt{x-y^2}}$.

29. 判断下列极限是否存在,若存在,求此极限.

① $\displaystyle\lim_{(x,y)\to(0,0)}(\sqrt[3]{x}+y)\sin\dfrac{1}{x}\sin\dfrac{1}{y}$；　　　② $\displaystyle\lim_{(x,y)\to(0,0)}\dfrac{x+y}{x-y}$；

③ $\displaystyle\lim_{(x,y)\to(0,0)}\dfrac{xy^2}{x^3+y^3}$；　　　④ $\displaystyle\lim_{(x,y)\to(0,0)}\dfrac{x^4+y^4}{(x^2+y^4)^3}$.

30. 求函数 $z=\begin{cases}\dfrac{2y^2}{x^2+y^2} & x^2+y^2\neq0\\ 0 & x^2+y^2=0\end{cases}$ 的间断点.

31. 求下列函数的偏导数.

① $u=x^{y/z}$；　　　② $z=y^{\ln x}$；

③ $z=\arctan\dfrac{x+y}{1-xy}$；　　　④ $z=\dfrac{1}{x^2-y^2}\cos\dfrac{y}{x}$；

⑤ $z=\ln\tan\dfrac{x}{y}$；　　　⑥ $z=x^yy^x$.

32. 已知 $f(x,y)=x+(y-1)\arcsin\sqrt{\dfrac{x}{y}}$，求 $f_x'(2,1)$，$f_y'(2,1)$.

33. 求下列函数的全微分.

① $u=xy\sin(1/\sqrt{x^2+y^2})$；　　　② $u=x^yy^zz^x$；

③ $u=2^{xyz}$.

34. 把 $x$ 斤盐溶于 $y$ 斤水中,若称盐时绝对误差为 $\delta_x$ 斤,称水时绝对误差为 $\delta_y$ 斤,求盐水浓度的绝对误差.

35. 若 $u = z\arctan\dfrac{x}{y}$,证明 $\dfrac{\partial^2 u}{\partial x^2} + \dfrac{\partial^2 u}{\partial y^2} + \dfrac{\partial^2 u}{\partial z^2} = 0$.

36. 求下列函数的全导数.

① $u = \arctan\dfrac{xy}{z}$、$y = e^{ax}$、$z = (ax+1)^2$,求 $\dfrac{du}{dx}$;

② $z = f(x, y)$,$x = t + \sin t$,$y = \varphi(t)$,求 $\dfrac{dz}{dt}$.

37. $f$、$g$ 有一阶连续偏导数,求下列函数的一阶偏导数.

① $z = e^{xy} f\left(x^2 - y^2, \dfrac{y}{x}\right)$; ② $z = \dfrac{y}{x}f(xy) + \dfrac{x}{y}g(x-y)$;

③ $u = f(x, xy, xyz)$.

38. 设 $w = F(xy, yz)$,$F$ 有连续偏导数,证明 $x\dfrac{\partial w}{\partial x} + z\dfrac{\partial w}{\partial z} = y\dfrac{\partial w}{\partial y}$.

39. 函数 $z = 2x^2 + xy^2 + ax + by + 2$ 在点 $P(1, -1)$ 处取得极值.

(1)确定常数 $a, b$ 的值;(2)函数值 $z(1, -1)$ 是极大值还是极小值?

# 参　考　答　案

## 一、单项选择题

**(A)**

1. A　2. A　3. D　4. C　5. C　6. C　7. C　8. C　9. D　10. D　11. C　12. A
13. A　14. D　15. D　16. C　17. B　18. A　19. B　20. A

**(B)**

21. 正确答案 C

设 $\vec{a}^0 = x\boldsymbol{i} + y\boldsymbol{j} + z\boldsymbol{k}$,

由 $\begin{cases} 3x + y + 4z = 0 \\ x + z = 0 \\ x^2 + y^2 + z^2 = 1 \end{cases}$ 解得 $\begin{cases} x = \dfrac{\sqrt{3}}{3} \\ y = \dfrac{\sqrt{3}}{3} \\ z = -\dfrac{\sqrt{3}}{3} \end{cases}$ 或 $\begin{cases} x = -\dfrac{\sqrt{3}}{3} \\ y = -\dfrac{\sqrt{3}}{3} \\ z = \dfrac{\sqrt{3}}{3} \end{cases}$.

22. 正确答案 B

23. 正确答案 C

$\lim\limits_{\Delta x \to 0} \dfrac{f(x_0 + \Delta x, y_0) - f(x_0 - \Delta x, y_0)}{\Delta x} =$

$\lim\limits_{\Delta x \to 0} \dfrac{f(x_0 + \Delta x, y_0) - f(x_0, y_0)}{\Delta x} + \lim\limits_{\Delta x \to 0} \dfrac{f(x_0, y_0) - f(x_0 - \Delta x, y_0)}{\Delta x} = 2f'_x(x_0, y_0)$.

**24.** 正确答案 B

当 $(x,y)$ 沿 $x=0$ 趋于点 $(0,0)$ 时，$\lim\limits_{\substack{x\to 0\\y\to 0}}\dfrac{xy}{x^2+y^2}=0$，

当 $(x,y)$ 沿 $x=y$ 趋于点 $(0,0)$ 时，$\lim\limits_{\substack{x\to 0\\y\to 0}}\dfrac{xy}{x^2+y^2}=\dfrac{1}{2}$，

所以 $\lim\limits_{\substack{x\to 0\\y\to 0}}\dfrac{xy}{x^2+y^2}$ 的极限不存在．故 $f(x,y)$ 在点 $(0,0)$ 处不连续．

$f_x'(0,0)=\lim\limits_{\Delta x\to 0}\dfrac{f(0+\Delta x,0)-f(0,0)}{\Delta x}=0,\ f_y'(0,0)=\lim\limits_{\Delta y\to 0}\dfrac{f(0,0+\Delta y)-f(0,0)}{\Delta y}=0$

故 $f(x,y)$ 在点 $(0,0)$ 处两个偏导数都存在．

**25.** 正确答案 A

方程两边对 $x$ 求偏导数得

$3z^2\dfrac{\partial z}{\partial x}-3yz-3xy\dfrac{\partial z}{\partial x}=0,\ \dfrac{\partial z}{\partial x}=\dfrac{yz}{z^2-xy}.$

**26.** 正确答案 A

$\dfrac{\partial u}{\partial x}=\dfrac{1}{1+\left(\dfrac{x}{y}\right)^2}\cdot\dfrac{1}{y}=\dfrac{y}{x^2+y^2},\ \dfrac{\partial u}{\partial y}=\dfrac{1}{1+\left(\dfrac{x}{y}\right)^2}\cdot\left(-\dfrac{x}{y^2}\right)=-\dfrac{x}{x^2+y^2}$

$\dfrac{\partial v}{\partial x}=\dfrac{1}{2}\cdot\dfrac{2x}{x^2+y^2}=\dfrac{x}{x^2+y^2},\ \dfrac{\partial v}{\partial y}=\dfrac{1}{2}\cdot\dfrac{2y}{x^2+y^2}=\dfrac{y}{x^2+y^2},$ 故 $\dfrac{\partial u}{\partial x}=\dfrac{\partial v}{\partial y}.$

**27.** 正确答案 B

可偏导函数的驻点不一定是极值点．

**28.** 正确答案 B

$\dfrac{\partial z}{\partial x}=3x^2-12y,\ \dfrac{\partial z}{\partial y}=-12x+24y^2,\ \dfrac{\partial^2 z}{\partial x^2}=6x,\ \dfrac{\partial^2 z}{\partial y\partial x}=-12,\ \dfrac{\partial^2 z}{\partial y^2}=48y,$ 在点 $(2,1)$ 处

$B^2-AC=(-12)^2-12\times 48<0,\ A=12>0,$ 故函数在点 $(2,1)$ 处取得极小值．

**29.** 正确答案 C

$\dfrac{\partial u}{\partial x}=z\left(\dfrac{x}{y}\right)^{z-1}\cdot\dfrac{1}{y},\ \dfrac{\partial u}{\partial y}=z\left(\dfrac{x}{y}\right)^{z-1}\cdot\left(-\dfrac{x}{y^2}\right),\ \dfrac{\partial u}{\partial z}=\left(\dfrac{x}{y}\right)^z\cdot\ln\dfrac{x}{y},$

$\mathrm{d}u=\dfrac{\partial u}{\partial x}\mathrm{d}x+\dfrac{\partial u}{\partial y}\mathrm{d}y+\dfrac{\partial u}{\partial z}\mathrm{d}z,\ \mathrm{d}u|_{(1,1,1)}=\mathrm{d}x-\mathrm{d}y.$

**30.** 正确答案 A

$\mathrm{d}u=\dfrac{\partial u}{\partial x}\mathrm{d}x+\dfrac{\partial u}{\partial y}\mathrm{d}y=xF(x,y)\mathrm{d}x+yF(x,y)\mathrm{d}y,\ \dfrac{\partial u}{\partial x}=xF(x,y),\ \dfrac{\partial u}{\partial y}=yF(x,y)$

$\dfrac{\partial^2 u}{\partial x\partial y}=x\dfrac{\partial F}{\partial y},\ \dfrac{\partial^2 u}{\partial y\partial x}=y\dfrac{\partial F}{\partial x},\ u(x,y)$ 的二阶偏导数连续，

故 $\dfrac{\partial^2 u}{\partial x\partial y}=\dfrac{\partial^2 u}{\partial y\partial x}$，即 $x\dfrac{\partial F}{\partial y}=y\dfrac{\partial F}{\partial x}.$

## 二、填空题

1. 椭圆抛物面；双曲抛物面　　2. 圆周

3. $\{(x,y) \mid 4x-y^2 \geqslant 0, 1-x^2-y^2 > 0, x^2+y^2 \neq 0\}$　　4. $\dfrac{2xy}{x^2+y^2}$

5. $3u^2 \sin v \cos v(\cos v - \sin v), -2u^3 \sin v \cos v(\sin v + \cos v) + u^3(\sin^3 v + \cos^3 v)$

6. $[2x+4y+(2x+y)\ln(2x+y)](2x+y)^{x+2y-1}\mathrm{d}x+[x+2y+(4x+2y)\ln(2x+y)]$
$(2x+y)^{x+2y-1}\mathrm{d}y$

7. $\dfrac{y\mathrm{d}x+x\mathrm{d}y}{1+(xy)^2}$　　8. 2.95　　9. $\dfrac{-y^2 \mathrm{e}^{-xy}(\mathrm{e}^z-2)^2 - y^2 \mathrm{e}^{-2xy+z}}{(\mathrm{e}^z-2)^3}$　　10. 0.58, 0.60

## 三、判断题

1. 错　2. 是　3. 是　4. 错　5. 错　6. 错　7. 错　8. 错　9. 是　10. 是

## 四、计算及证明题

（A）

1. $|\vec{a}| = \sqrt{6^2+7^2+(-6)^2} = 11$

$\vec{a}^0 = \dfrac{\vec{a}}{|\vec{a}|} = \left(\dfrac{6}{11}, \dfrac{7}{11}, \dfrac{-6}{11}\right), -\vec{a}^0 = -\dfrac{\vec{a}}{|\vec{a}|} = \left(-\dfrac{6}{11}, -\dfrac{7}{11}, \dfrac{6}{11}\right).$

2. $|AB| = \sqrt{(6-0)^2+(8-0)^2+0^2} = 10$,

$|BC| = \sqrt{(3-6)^2+(4-8)^2+(5\sqrt{3}-0)^2} = 10$

$|AC| = \sqrt{(3-0)^2+(4-0)^2+(5\sqrt{3}-0)^2} = 10. \quad \because |AB| = |BC| = |AC|$

$\therefore$ 以 $A(0,0,0)$、$B(6,8,0)$、$C(3,4,5\sqrt{3})$ 为顶点的三角形为正三角形.

3. ① $\vec{a} \cdot \vec{b} = 3-2+2 = 3, |\vec{a}| = \sqrt{3^2+(-1)^2+(-2)^2} = \sqrt{14}$

$\qquad |\vec{b}| = \sqrt{1^2+2^2+(-1)^2} = \sqrt{6}, \cos(\vec{a}, \vec{b}) = \dfrac{\vec{a} \cdot \vec{b}}{|\vec{a}||\vec{b}|} = \dfrac{\sqrt{21}}{14};$

② 解法一：$(-2\vec{a}) \cdot 3\vec{b} = -2(3\vec{i}-\vec{j}-2\vec{k}) \cdot 3(\vec{i}+2\vec{j}-\vec{k})$

$\qquad = (-6\vec{i}+2\vec{j}+4\vec{k}) \cdot (3\vec{i}+6\vec{j}-3\vec{k}) = -18+12-12 = -18;$

解法二：$(-2\vec{a}) \cdot 3\vec{b} = -6(\vec{a} \cdot \vec{b}) = -6(3\vec{i}-\vec{j}-2\vec{k}) \cdot (\vec{i}+2\vec{j}-\vec{k})$

$\qquad = -6 \times 3 = -18;$

③ $\vec{a} \times (2\vec{b}) = \begin{vmatrix} \vec{i} & \vec{j} & \vec{k} \\ 3 & -1 & -2 \\ 2 & 4 & -2 \end{vmatrix} = 10\vec{i}+2\vec{j}+14\vec{k}.$

4. $\vec{n}=(2,-8,1)$，则所求平面方程为：$2(x-3)-8(y-0)+(z+5)=0$
即 $2x-8y+z-1=0$．

5. ①二次曲面；②双曲柱面；③锥面；④双叶双曲面；⑤椭圆抛物面；⑥平面．

6. $f(1,2)=(1+1)^2\cdot2=8$．

7. $f(tx,ty)=(tx)^2+(ty)^2=t^2(x^2+y^2)=t^2f(x,y)$．

8.

① 由 $(16-x^2-y^2)(x^2+y^2-4)>0$，

$\begin{cases}16-x^2-y^2>0\\x^2+y^2-4>0\end{cases}$ 或 $\begin{cases}16-x^2-y^2<0\\x^2+y^2-4<0\end{cases}$

则 $4<x^2+y^2<16$；

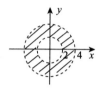

② 由 $\begin{cases}1-x^2\geqslant0\\y^2-1\geqslant0\end{cases}$ 得 $\begin{cases}-1\leqslant x\leqslant1\\y\geqslant1\end{cases}$ 或 $\begin{cases}-1\leqslant x\leqslant1\\y\leqslant-1\end{cases}$；

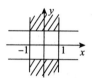

③ 由 $xy\geqslant0$，得 $\begin{cases}x\geqslant0\\y\geqslant0\end{cases}$ 或 $\begin{cases}x\leqslant0\\y\leqslant0\end{cases}$；

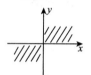

④ 由 $\begin{cases}y-1>0\\-\infty<x<+\infty\end{cases}$，得 $\begin{cases}y>1\\-\infty<x<+\infty\end{cases}$；

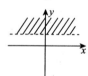

⑤ 由 $\begin{cases}x-\sqrt{y}\geqslant0\\y\geqslant0\end{cases}$，得 $\begin{cases}x\geqslant0\\y\geqslant0\\x^2\geqslant y\end{cases}$；

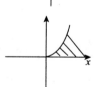

⑥ 定义域为：$\begin{cases}x>0\\y>0\\z>0\end{cases}$；

⑦ 由 $\begin{cases}R^2-x^2-y^2-z^2\geqslant0\\x^2+y^2+z^2-r^2>0\end{cases}$，得
$r^2<x^2+y^2+z^2\leqslant R^2$．

9. ① $\lim\limits_{\substack{x\to0\\y\to1}}\dfrac{1-xy}{x^2+y^2}=1$；

② $\lim\limits_{(x,y)\to(0,1)}\dfrac{y+e^x}{x^2+y^2}=2$；

③ $\lim\limits_{(x,y)\to(1,2)}\dfrac{3xy+x^2y^2}{x+y}=\dfrac{10}{3}$；

④ $\lim\limits_{\substack{x\to\infty\\y\to\infty}}\dfrac{1}{x^2+y^2}=0$；

⑤ $\lim\limits_{(x,y)\to(0,0)}(x^2+y^2)\cos\dfrac{1}{x^2+y^2}=0$；

⑥ $\lim\limits_{\substack{x\to0\\y\to3}}\dfrac{\sin x}{xy}=\dfrac{1}{3}$；

⑦ $\lim\limits_{(x,y)\to(0,0)}\dfrac{xy}{\sqrt{xy+4}-2}=\lim\limits_{(x,y)\to(0,0)}\dfrac{xy}{\sqrt{xy+4}-2}\cdot\dfrac{\sqrt{xy+4}+2}{\sqrt{xy+4}+2}$

$\qquad\qquad=\lim\limits_{(x,y)\to(0,0)}(\sqrt{xy+4}+2)=4.$

**10.**

①间断点为：$(0,0)$；

②间断点是直线 $y=x$；

③间断点是 $y^2=2x$.

**11.**

① $\dfrac{\partial z}{\partial x}=\mathrm{e}^x(\cos y+\sin y),\dfrac{\partial z}{\partial y}=\mathrm{e}^x(\cos y-\sin y)$；

② $\dfrac{\partial z}{\partial x}=\dfrac{\mathrm{e}^x}{\mathrm{e}^x+a^y},\dfrac{\partial z}{\partial y}=\dfrac{a^y\ln a}{\mathrm{e}^x+a^y}$；

③ $\dfrac{\partial z}{\partial x}=3x^2y-y^3,\dfrac{\partial z}{\partial y}=x^3-3y^2x$；

④ $\dfrac{\partial z}{\partial u}=\dfrac{1}{v}-\dfrac{v}{u^2},\dfrac{\partial z}{\partial v}=-\dfrac{u}{v^2}+\dfrac{1}{u}$；

⑤ $\dfrac{\partial z}{\partial x}=\dfrac{1}{2\sqrt{\ln xy}}\cdot\dfrac{1}{x}=\dfrac{1}{2x\sqrt{\ln xy}},\dfrac{\partial z}{\partial y}=\dfrac{1}{2\sqrt{\ln xy}}\cdot\dfrac{1}{y}=\dfrac{1}{2y\sqrt{\ln xy}}$；

⑥ $\dfrac{\partial z}{\partial x}=y\mathrm{e}^{xy},\dfrac{\partial z}{\partial y}=x\mathrm{e}^{xy}$；

⑦ $\dfrac{\partial z}{\partial x}=y\cos(xy)+2\cos(xy)\cdot[-\sin(xy)]\cdot y=y[\cos(xy)-\sin(2xy)]$；

$\qquad\dfrac{\partial z}{\partial y}=x\cos(xy)+2\cos(xy)\cdot[-\sin(xy)]\cdot x=x[\cos(xy)-\sin(2xy)]$；

⑧ $\dfrac{\partial z}{\partial x}=y\cdot\dfrac{1}{x^2+y^2}\cdot2x=\dfrac{2xy}{x^2+y^2}$

$\qquad\dfrac{\partial z}{\partial y}=\ln(x^2+y^2)+y\cdot\dfrac{1}{x^2+y^2}\cdot2y=\ln(x^2+y^2)+\dfrac{2y^2}{x^2+y^2}$；

⑨ $\dfrac{\partial z}{\partial\varphi}=\mathrm{e}^{\varphi-\theta},\dfrac{\partial z}{\partial\theta}=-\mathrm{e}^{\varphi-\theta}$；

⑩ $\dfrac{\partial z}{\partial x}=\dfrac{2x}{y}\sec^2\left(\dfrac{x^2}{y}\right),\dfrac{\partial z}{\partial y}=-\dfrac{x^2}{y^2}\sec^2\left(\dfrac{x^2}{y}\right)$.

**12.** $f(x,1)=x^2,f(1,y)=\cos(1-y)$

$\dfrac{\partial f}{\partial x}\Big|_{(x,1)}=\dfrac{\mathrm{d}}{\mathrm{d}x}f(x,1)=2x,\dfrac{\partial f}{\partial y}\Big|_{(1,y)}=\dfrac{\mathrm{d}}{\mathrm{d}y}f(1,y)=\sin(1-y)$.

**13.** 先计算全增量：

$\Delta z=(1+0.01)\cdot[1+(-0.01)]^2+(1+0.01)^2\cdot[1+(-0.01)]-(1\times1^2+1^2\times1)$

$\quad=-0.0002$

**再计算全微分：**

$\because \dfrac{\partial z}{\partial x}=y^2+2xy,\dfrac{\partial z}{\partial y}=2xy+x^2,\qquad \therefore \dfrac{\partial z}{\partial x}\Big|_{\substack{x=1\\y=1}}=3,\dfrac{\partial z}{\partial y}\Big|_{\substack{x=1\\y=1}}=3$

$\therefore \mathrm{d}z=\dfrac{\partial z}{\partial x}\mathrm{d}x+\dfrac{\partial z}{\partial y}\mathrm{d}y=3\times0.01+3\times(-0.01)=0.$

14. $\because \dfrac{\partial z}{\partial x}=\dfrac{1}{x},\dfrac{\partial z}{\partial y}=\dfrac{1}{y}\qquad \therefore \dfrac{\partial z}{\partial x}\Big|_{\substack{x=2\\y=1}}=\dfrac{1}{2},\dfrac{\partial z}{\partial y}\Big|_{\substack{x=2\\y=1}}=1$

$\therefore \mathrm{d}z=\dfrac{\partial z}{\partial x}\mathrm{d}x+\dfrac{\partial z}{\partial y}\mathrm{d}y=\dfrac{1}{2}\mathrm{d}x+\mathrm{d}y.$

15. ① $\because \dfrac{\partial u}{\partial x}=\dfrac{x}{1+x^2+y^2},\dfrac{\partial u}{\partial y}=\dfrac{y}{1+x^2+y^2}$

$\therefore \mathrm{d}u=\dfrac{\partial u}{\partial x}\mathrm{d}x+\dfrac{\partial u}{\partial y}\mathrm{d}y=\dfrac{1}{1+x^2+y^2}(x\mathrm{d}x+y\mathrm{d}y);$

② $\because \dfrac{\partial u}{\partial x}=\mathrm{e}^{x+y}\cos x\cos y-\mathrm{e}^{x+y}\sin x\cos y$

$\dfrac{\partial u}{\partial y}=\mathrm{e}^{x+y}\cos x\cos y-\mathrm{e}^{x+y}\cos x\sin y$

$\therefore \mathrm{d}u=\dfrac{\partial u}{\partial x}\mathrm{d}x+\dfrac{\partial u}{\partial y}\mathrm{d}y$

$=(\mathrm{e}^{x+y}\cos x\cos y-\mathrm{e}^{x+y}\sin x\cos y)\mathrm{d}x+(\mathrm{e}^{x+y}\cos x\cos y-\mathrm{e}^{x+y}\cos x\sin y)\mathrm{d}y$

$=\mathrm{e}^{x+y}[\cos y(\cos x-\sin x)\mathrm{d}x+\cos x(\cos y-\sin y)\mathrm{d}y];$

③ $\because \dfrac{\partial u}{\partial x}=\dfrac{-x}{\sqrt{a^2-x^2-y^2-z^2}},\dfrac{\partial u}{\partial y}=\dfrac{-y}{\sqrt{a^2-x^2-y^2-z^2}},$

$\dfrac{\partial u}{\partial z}=\dfrac{-z}{\sqrt{a^2-x^2-y^2-z^2}}$

$\therefore \mathrm{d}u=\dfrac{\partial u}{\partial x}\mathrm{d}x+\dfrac{\partial u}{\partial y}\mathrm{d}y+\dfrac{\partial u}{\partial z}\mathrm{d}z=\dfrac{-1}{\sqrt{a^2-x^2-y^2-z^2}}(x\mathrm{d}x+y\mathrm{d}y+z\mathrm{d}z).$

16. ①设 $f(x,y)=\sqrt{x}\cdot\sqrt[3]{y}$，则 $f'_x(x,y)=\dfrac{\sqrt[3]{y}}{2\sqrt{x}},f'_y(x,y)=\dfrac{\sqrt{x}}{3\sqrt[3]{x^2}}$

由近似公式 $f(x+\Delta x,y+\Delta y)\approx f(x,y)+f'_x(x,y)\Delta x+f'_y(x,y)\Delta y$，得

$\sqrt{x+\Delta x}\cdot\sqrt[3]{y+\Delta y}\approx\sqrt{x}\cdot\sqrt[3]{y}+\dfrac{\sqrt[3]{y}}{2\sqrt{x}}\Delta x+\dfrac{\sqrt{x}}{3\sqrt[3]{x^2}}\Delta y$

令 $x=25,\Delta x=0.01,y=1000,\Delta y=0.03$，代入上式得

$\sqrt{25.01}\cdot\sqrt[3]{1000.03}\approx\sqrt{25}\cdot\sqrt[3]{1000}+\dfrac{\sqrt[3]{1000}}{2\sqrt{25}}\cdot0.01+\dfrac{\sqrt{25}}{3\cdot\sqrt[3]{1000^2}}\cdot0.03$

$=50.0105;$

②设 $f(x,y)=\sqrt{x^2+y^2}$，则 $f'_x(x,y)=\dfrac{x}{\sqrt{x^2+y^2}},f'_y(x,y)=\dfrac{y}{\sqrt{x^2+y^2}}$

由近似公式 $f(x+\Delta x,y+\Delta y)\approx f(x,y)+f'_x(x,y)\Delta x+f'_y(x,y)\Delta y$，得

$\sqrt{(x+\Delta x)^2+(y+\Delta y)^2}\approx\sqrt{x^2+y^2}+\dfrac{x}{\sqrt{x^2+y^2}}\Delta x+\dfrac{y}{\sqrt{x^2+y^2}}\Delta y$

令 $x=1,\Delta x=0.01,y=2,\Delta y=-0.01$,代入上式得

$$\sqrt{1.01^2+1.97^2}\approx\sqrt{1^2+2^2}+\frac{1}{\sqrt{1^2+2^2}}\cdot 0.01+\frac{2}{\sqrt{1^2+2^2}}\cdot(-0.01)\approx 2.23;$$

③设 $f(x,y)=\sin x\tan y$,则 $f_x'(x,y)=\cos x\tan y,f_y'(x,y)=\sin x\sec^2 y$

由近似公式 $f(x+\Delta x,y+\Delta y)\approx f(x,y)+f_x'(x,y)\Delta x+f_y'(x,y)\Delta y$,得

$$\sin(x+\Delta x)\tan(y+\Delta y)\approx\sin x\tan y+\cos x\tan y\cdot\Delta x+\sin x\sec^2 y\cdot\Delta y$$

令 $x=30°,\Delta x=-1°=-\dfrac{\pi}{180},y=45°,\Delta y=1°=\dfrac{\pi}{180}$,代入上式得

$$\sin 29°\tan 46°\approx\sin 30°\tan 45°+\cos 30°\tan 45°\cdot\left(-\frac{\pi}{180}\right)+\sin 30°\sec^2 45°\cdot\frac{\pi}{180}\approx 0.502;$$

④设 $f(x,y)=x^y$,则 $f_x'(x,y)=yx^{y-1},f_y'(x,y)=x^y\ln x$

由近似公式 $f(x+\Delta x,y+\Delta y)\approx f(x,y)+f_x'(x,y)\Delta x+f_y'(x,y)\Delta y$,得

$$(x+\Delta x)^{y+\Delta y}\approx x^y+yx^{y-1}\Delta x+x^y\ln x\cdot\Delta y$$

令 $x=10,\Delta x=0.1,y=2,\Delta y=0.03$,代入上式得

$$10.1^{2.03}\approx 10^2+2\times 10^{2-1}\times 0.1+10^2\times\ln 10\times 0.03\approx 108.91.$$

17. 设圆柱体半径为 $r$,高为 $h$,体积为 $V$,则 $V=\pi r^2 h,V_r'=2\pi rh,V_h'=\pi r^2$

$$\therefore\Delta V\approx\mathrm{d}V=V_r'\Delta r+V_h'\Delta h=2\pi rh\Delta r+\pi r^2\Delta h$$

$$=2\pi\times 20\times 100\times 0.1+\pi\times 20^2\times 0.1=440\pi(\mathrm{cm}^3)$$

$$\because V=\pi r^2 h=\pi\times 20^2\times 100=40000\pi(\mathrm{cm}^3)$$

$$\therefore\left|\frac{\Delta V}{V}\right|=\frac{440\pi}{40000\pi}=11‰.$$

18. ①$\dfrac{\partial z}{\partial x}=12x^2+6xy-3y^2-1,\dfrac{\partial z}{\partial y}=3x^2-6xy+1,$

$$\frac{\partial^2 z}{\partial x^2}=24x+6y,\frac{\partial^2 z}{\partial x\partial y}=6x-6y,\frac{\partial^2 z}{\partial y^2}=-6x;$$

②$\dfrac{\partial z}{\partial x}=\ln(xy)+x\cdot\dfrac{1}{x}=\ln(xy)+1,\dfrac{\partial z}{\partial y}=\dfrac{x}{y}$

$$\frac{\partial^2 z}{\partial x^2}=\frac{1}{x},\frac{\partial^2 z}{\partial x\partial y}=\frac{1}{y},\frac{\partial^2 z}{\partial y^2}=-\frac{x}{y^2};$$

③$\dfrac{\partial z}{\partial x}=y^x\ln y,\dfrac{\partial z}{\partial y}=xy^{x-1}$

$$\frac{\partial^2 z}{\partial x^2}=y^x\ln^2 y,\frac{\partial^2 z}{\partial x\partial y}=xy^{x-1}\ln y+y^x\cdot\frac{1}{y}=y^{x-1}(x\ln y+1),\frac{\partial^2 z}{\partial y^2}=x(x-1)y^{x-2}.$$

19. $\because f_x'(x,y)=\mathrm{e}^x\sin y,f_y'(x,y)=\mathrm{e}^x\cos y$

$\therefore f_{xx}''(x,y)=\mathrm{e}^x\sin y,f_{xy}''(x,y)=f_{yx}''(x,y)=\mathrm{e}^x\cos y,f_{yy}''(x,y)=-\mathrm{e}^x\sin y$

$\therefore f_{xx}''(0,\pi)=0,f_{xy}''(0,\pi)=f_{yx}''(0,\pi)=-1,f_{yy}''(0,\pi)=0.$

20. 证 利用对数的性质化简函数 $z=\ln\sqrt{x^2+y^2}=\dfrac{1}{2}\ln(x^2+y^2)$

$$\frac{\partial z}{\partial x}=\frac{1}{2}\cdot\frac{1}{x^2+y^2}\cdot 2x=\frac{x}{x^2+y^2},$$

$$\frac{\partial^2 z}{\partial x^2}=\frac{(x^2+y^2)-x\cdot 2x}{(x^2+y^2)^2}=\frac{y^2-x^2}{(x^2+y^2)^2},$$

由自变量对称性,得到$\dfrac{\partial^2 z}{\partial y^2}=\dfrac{x^2-y^2}{(x^2+y^2)^2}$

故得$\dfrac{\partial^2 z}{\partial x^2}+\dfrac{\partial^2 z}{\partial y^2}=0.$

21. ①$\dfrac{\mathrm{d}z}{\mathrm{d}t}=\dfrac{\partial f}{\partial x}\dfrac{\mathrm{d}x}{\mathrm{d}t}+\dfrac{\partial f}{\partial y}\dfrac{\mathrm{d}y}{\mathrm{d}t}=\mathrm{e}^{x-2y}\cdot\cos t-2\mathrm{e}^{x-2y}\cdot 3t^2=\mathrm{e}^{x-2y}(\cos t-6t^2);$

②$\dfrac{\mathrm{d}z}{\mathrm{d}x}=\dfrac{\partial f}{\partial x}+\dfrac{\partial f}{\partial y}\dfrac{\mathrm{d}y}{\mathrm{d}x}=\dfrac{2x}{x^2+y}+\dfrac{1}{x^2+y}\cdot\dfrac{1}{x}=\dfrac{2x^2+1}{x(x^2+y)};$

③$\dfrac{\mathrm{d}u}{\mathrm{d}x}=\dfrac{\partial f}{\partial x}+\dfrac{\partial f}{\partial y}\dfrac{\mathrm{d}y}{\mathrm{d}x}+\dfrac{\partial f}{\partial z}\dfrac{\mathrm{d}z}{\mathrm{d}x}$

$$=\pi(y-z)\mathrm{e}^{\pi x}+\mathrm{e}^{\pi x}\cdot\pi\cos x+(-\mathrm{e}^{\pi x})\cdot(-\sin x)$$

$$=(1+\pi^2)\mathrm{e}^{\pi x}\sin x.$$

22. ①$\dfrac{\partial z}{\partial t}=\dfrac{\partial f}{\partial x}\dfrac{\partial x}{\partial t}+\dfrac{\partial f}{\partial y}\dfrac{\partial y}{\partial t}=-\dfrac{1}{(x+y)^2}\cdot 3-\dfrac{1}{(x+y)^2}\cdot 8t=-\dfrac{8t+3}{(x+y)^2}\cdot$

$\dfrac{\partial z}{\partial s}=\dfrac{\partial f}{\partial x}\dfrac{\partial x}{\partial s}+\dfrac{\partial f}{\partial y}\dfrac{\partial y}{\partial s}=-\dfrac{1}{(x+y)^2}\cdot 1-\dfrac{1}{(x+y)^2}\cdot\cos s=-\dfrac{\cos s+1}{(x+y)^2};$

②$\because u=f(x,y,z)=\ln(x+y+z),z=\mathrm{e}^{xy}$

$\therefore\dfrac{\partial u}{\partial x}=\dfrac{\partial f}{\partial x}+\dfrac{\partial f}{\partial z}\dfrac{\partial z}{\partial x}=\dfrac{1}{x+y+z}+\dfrac{1}{x+y+z}\cdot y\mathrm{e}^{xy}=\dfrac{1+y\mathrm{e}^{xy}}{x+y+z}$

$\dfrac{\partial u}{\partial y}=\dfrac{\partial f}{\partial y}+\dfrac{\partial f}{\partial z}\dfrac{\partial z}{\partial y}=\dfrac{1}{x+y+z}+\dfrac{1}{x+y+z}\cdot x\mathrm{e}^{xy}=\dfrac{1+x\mathrm{e}^{xy}}{x+y+z};$

③$\dfrac{\partial z}{\partial x}=\dfrac{\partial f}{\partial x}+\dfrac{\partial f}{\partial u}\dfrac{\partial u}{\partial x}+\dfrac{\partial f}{\partial v}\dfrac{\partial v}{\partial x}$

$$=\mathrm{e}^u\sin v+(x\mathrm{e}^u\sin v+\mathrm{e}^u\cos v)\cdot y+(x\mathrm{e}^u\cos v-\mathrm{e}^u\sin v)\cdot 1$$

$$=\mathrm{e}^{xy}[xy\sin(x+y)+(x+y)\cos(x+y)]$$

$\dfrac{\partial z}{\partial y}=\dfrac{\partial f}{\partial u}\dfrac{\partial u}{\partial y}+\dfrac{\partial f}{\partial v}\dfrac{\partial v}{\partial y}$

$$=(x\mathrm{e}^u\sin v+\mathrm{e}^u\cos v)\cdot x+(x\mathrm{e}^u\cos v-\mathrm{e}^u\sin v)$$

$$=\mathrm{e}^{xy}[(x^2-1)\sin(x+y)+2x\cos(x+y)];$$

④$\dfrac{\partial z}{\partial x}=\dfrac{\partial f}{\partial u}\dfrac{\partial u}{\partial x}+\dfrac{\partial f}{\partial v}\dfrac{\partial v}{\partial x}$

$$=\left(\mathrm{e}^{\frac{v}{u}}-u\cdot\dfrac{v}{u^2}\cdot\mathrm{e}^{\frac{v}{u}}\right)\cdot 2x+u\cdot\dfrac{1}{u}\cdot\mathrm{e}^{\frac{v}{u}}\cdot y$$

$$=\mathrm{e}^{\frac{xy}{x^2+y^2}}\left(2x+y-\dfrac{2x^2 y}{x^2+y^2}\right)$$

$\dfrac{\partial z}{\partial y}=\dfrac{\partial f}{\partial u}\dfrac{\partial u}{\partial y}+\dfrac{\partial f}{\partial v}\dfrac{\partial v}{\partial y}$

$$=\left(\mathrm{e}^{\frac{v}{u}}-u\cdot\dfrac{v}{u^2}\cdot\mathrm{e}^{\frac{v}{u}}\right)\cdot 2y+u\cdot\dfrac{1}{u}\cdot\mathrm{e}^{\frac{v}{u}}\cdot x$$

$$=e^{\frac{xy}{x^2+y^2}}\left(2y+x-\frac{2xy^2}{x^2+y^2}\right).$$

23. 先求一阶偏导函数,计算得到

$$f_x'=3x^2-6x,\quad f_y'=3y^2-6y$$

一阶偏导数连续,没有不可导点,令偏导数为零组成方程组,即

$$\begin{cases}3x^2-6x=0\\3y^2-6y=0\end{cases}$$

解得驻点为 $(0,0)$、$(0,2)$、$(2,0)$、$(2,2)$,

再求二阶偏导函数,计算得到

$$f_{xx}''=6x-6,\quad f_{xy}''=0,\quad f_{yy}''=6y-6$$

驻点 $(0,0)$ 处,$A=-6$,$B=0$,$C=-6$,$B^2-AC<0$ 且 $A<0$,故 $z(0,0)=0$ 是极大值;

驻点 $(0,2)$ 处,$A=-6$,$B=0$,$C=6$,$B^2-AC>0$,故 $(0,2)$ 不是极值点;

驻点 $(2,0)$ 处,$A=6$,$B=0$,$C=-6$,$B^2-AC>0$,故 $(2,0)$ 不是极值点;

驻点 $(2,2)$ 处,$A=6$,$B=0$,$C=6$,$B^2-AC<0$ 且 $A>0$,故 $z(2,2)=-8$ 是极小值.

24. 设长方形水池的长为 $x$,宽为 $y$,则高为 $h=\dfrac{V}{xy}$,其表面积为:

$$z=xy+2(xh+yh)=xy+2\left(\frac{V}{x}+\frac{V}{y}\right)$$

由
$$\begin{cases}z_x'=y-\dfrac{2V}{x^2}=0\\[2mm]z_y'=x-\dfrac{2V}{y^2}=0\end{cases},\text{解得 } x=y=\sqrt[3]{2V}$$

所以,当 $x=y=\sqrt[3]{2V}$,$h=\dfrac{V}{\sqrt[3]{4V^2}}=\dfrac{\sqrt[3]{2V}}{2}$ 时,表面积最小.

25. 设三角形三内角分别为 $x,y,z$,则 $x+y+z=\pi$,$z=\pi-x-y$,
它们的正弦之积为 $u=\sin x\sin y\sin[\pi-(x+y)]=\sin x\sin y\sin(x+y)$

由
$$\begin{cases}u_x'=\cos x\sin y\sin(x+y)+\sin x\sin y\cos(x+y)=0\\z_y'=\sin x\cos y\sin(x+y)+\sin x\sin y\cos(x+y)=0\end{cases},$$

解得:$x=y=\dfrac{\pi}{3}$ 时,它们的正弦之积为最大.

26. 设圆心角分别为 $x,y,z$,则 $x+y+z=2\pi$,$z=2\pi-x-y$,

$$s=\frac{1}{2}R^2(\sin x+\sin y+\sin z)=\frac{R^2}{2}\left[\sin x+\sin y+\sin(2\pi-x-y)\right]$$

$$=\frac{R^2}{2}\left[\sin x+\sin y-\sin(x+y)\right]$$

$$s_x'=\frac{R^2}{2}\left[\cos x-\cos(x+y)\right],\quad s_y'=\frac{R^2}{2}\left[\cos y-\cos(x+y)\right]$$

$s_x'=s_y'=0$,得 $\cos x=\cos(x+y)=\cos y$

所以当 $x=y=z=\dfrac{2}{3}\pi$ 时,面积最大,此时 $s=\dfrac{R^2}{2}\cdot 3\sin\dfrac{2}{3}\pi=\dfrac{3\sqrt{3}}{4}R^2$.

(B)

27. 函数 $z_1$ 的定义域为 $D_{z_1}=\{(x,y)\,|\,x>0,x-y>0$ 或 $x<0,x-y<0\}$;

而函数 $z_2$ 的定义域为 $D_{z_2}=\{(x,y)\,|\,x>0,x-y>0\}$,易知 $D_{z_2}\subset D_{z_1}$.

所以这两个二元函数的定义域不同,于是 $z_1$ 与 $z_2$ 不为同一函数.

28.

① 由 $\begin{cases} y^2-2x\geqslant 0 \\ 1-x^2-y^2>0 \\ 1-x^2-y^2\neq 1 \end{cases}$,得 $\begin{cases} 2x\leqslant y^2 \\ 0<x^2+y^2<1 \end{cases}$;

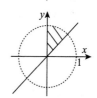

② 由 $\begin{cases} y-x>0 \\ x\geqslant 0 \\ 1-x^2-y^2>0 \\ 1-x^2-y^2\neq 1 \end{cases}$,得 $\begin{cases} x<y \\ x\geqslant 0 \\ 0<x^2+y^2<1 \end{cases}$;

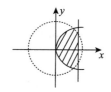

③ 由 $\begin{cases} |2x|\leqslant 1 \\ 4x-y^2\geqslant 0 \\ 1-x^2-y^2>0 \\ 1-x^2-y^2\neq 1 \end{cases}$,得 $\begin{cases} -\dfrac{1}{2}\leqslant x\leqslant\dfrac{1}{2} \\ y^2\leqslant 4x \\ 0<x^2+y^2<1 \end{cases}$;

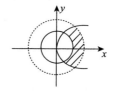

④ 由 $\begin{cases} x-y^2>0 \\ |3-x^2-y^2|\leqslant 1 \end{cases}$,得 $\begin{cases} x>y^2 \\ 2\leqslant x^2+y^2\leqslant 4 \end{cases}$.

29.

① $\lim\limits_{(x,y)\to(0,0)}(\sqrt[3]{x}+y)\sin\dfrac{1}{x}\sin\dfrac{1}{y}=0$;

② 当 $(x,y)$ 沿 $y=0$ 趋于点 $(0,0)$ 时,$\lim\limits_{\substack{x\to 0 \\ y\to 0}}\dfrac{x+y}{x-y}=\lim\limits_{x\to 0}\dfrac{x}{x}=1$

当 $(x,y)$ 沿 $x=0$ 趋于点 $(0,0)$ 时,$\lim\limits_{\substack{x\to 0 \\ y\to 0}}\dfrac{x+y}{x-y}=\lim\limits_{y\to 0}\dfrac{y}{-y}=-1$

所以 $\lim\limits_{\substack{x\to 0 \\ y\to 0}}\dfrac{x+y}{x-y}$ 的极限不存在;

③ 当 $(x,y)$ 沿 $y=kx(k\neq -1)$ 趋于点 $(0,0)$ 时,

$$\lim\limits_{(x,y)\to(0,0)}\dfrac{xy^2}{x^3+y^3}=\lim\limits_{(x,y)\to(0,0)}\dfrac{x(kx)^2}{x^3+(kx)^3}=\dfrac{k^2}{1+k^3}$$

这表示沿着不同的直线 $y=kx$,当点 $(x,y)$ 趋于点 $(0,0)$ 时,极限值不相同,

即极限值与 $k$ 有关，故 $\lim\limits_{(x,y)\to(0,0)}\dfrac{xy^2}{x^3+y^3}$ 的极限不存在；

④当 $(x,y)$ 沿 $y=0$ 趋于点 $(0,0)$ 时，极限

$$\lim\limits_{\substack{x\to 0\\ y\to 0}}\frac{x^4+y^4}{(x^2+y^4)^3}=\lim\limits_{x\to 0}\frac{x^4}{x^6}=\lim\limits_{x\to 0}\frac{1}{x^2}\text{不存在,}$$

所以 $\lim\limits_{\substack{x\to 0\\ y\to 0}}\dfrac{x^4+y^4}{(x^2+y^4)^3}$ 的极限不存在.

30. 间断点为：$(0,0)$.

31.

①$\dfrac{\partial u}{\partial x}=\dfrac{x^{\frac{y}{z}-1}}{z}y,\dfrac{\partial u}{\partial y}=\dfrac{x^{\frac{y}{z}}\ln x}{z},\dfrac{\partial u}{\partial z}=-\dfrac{x^{\frac{y}{z}}y\ln x}{z^2}$ ;

②$\dfrac{\partial z}{\partial x}=\dfrac{y^{\ln x}\ln y}{x},\dfrac{\partial z}{\partial y}=y^{(\ln x-1)}\ln x$;

③$\dfrac{\partial z}{\partial x}=\dfrac{1}{1+\left(\dfrac{x+y}{1-xy}\right)^2}\cdot\dfrac{1-xy+y(x+y)}{(1-xy)^2}=\dfrac{1+y^2}{(1-xy)^2+(x+y)^2}=\dfrac{1}{1+x^2}$

由对称性，得 $\dfrac{\partial z}{\partial y}=\dfrac{1}{1+y^2}$ ;

④$\dfrac{\partial z}{\partial x}=\dfrac{-2x}{(x^2-y^2)^2}\cos\dfrac{y}{x}+\dfrac{1}{x^2-y^2}\left(-\sin\dfrac{y}{x}\right)\cdot\left(-\dfrac{y}{x^2}\right)$

$\qquad=\dfrac{-2x}{(x^2-y^2)^2}\cos\dfrac{y}{x}+\dfrac{y}{(x^2-y^2)x^2}\sin\dfrac{y}{x}$

$\dfrac{\partial z}{\partial y}=\dfrac{2y}{(x^2-y^2)^2}\cos\dfrac{y}{x}+\dfrac{1}{x^2-y^2}\left(-\sin\dfrac{y}{x}\right)\cdot\dfrac{1}{x}$

$\qquad=\dfrac{2y}{(x^2-y^2)^2}\cos\dfrac{y}{x}-\dfrac{1}{(x^2-y^2)x}\sin\dfrac{y}{x}$ ;

⑤$\dfrac{\partial z}{\partial x}=\dfrac{1}{\tan\dfrac{x}{y}}\cdot\sec^2\dfrac{x}{y}\cdot\dfrac{1}{y}=\dfrac{2}{y}\csc\dfrac{2x}{y},\dfrac{\partial z}{\partial y}=\dfrac{1}{\tan\dfrac{x}{y}}\cdot\sec^2\dfrac{x}{y}\cdot\left(-\dfrac{x}{y^2}\right)=-\dfrac{2x}{y^2}\csc\dfrac{2x}{y}.$

⑥$\dfrac{\partial z}{\partial x}=(yx^{y-1})\cdot y^x+(y^x\ln y)\cdot x^y;\dfrac{\partial z}{\partial y}=(x^y\ln x)\cdot y^x+(xy^{x-1})\cdot x^y$

32. $f(x,1)=x,\dfrac{\partial f}{\partial x}\big|_{(2,1)}=\dfrac{\mathrm{d}}{\mathrm{d}x}f(x,1)\big|_{x=2}=1$

$f(2,y)=2+(y-1)\arcsin\sqrt{\dfrac{2}{y}}$

$\dfrac{\partial f}{\partial y}\big|_{(2,1)}=\dfrac{\mathrm{d}}{\mathrm{d}y}f(2,y)\big|_{y=1}$

$\qquad=\left[\arcsin\sqrt{\dfrac{2}{y}}+(y-1)\cdot\dfrac{1}{\sqrt{1-\dfrac{2}{y}}}\cdot\dfrac{1}{2\sqrt{\dfrac{2}{y}}}\cdot\left(-\dfrac{2}{y^2}\right)\right]\Bigg|_{y=1}=\arcsin\sqrt{2}.$

**33.**

① $\because \dfrac{\partial u}{\partial x}=y\sin\dfrac{1}{\sqrt{x^2+y^2}}+xy\cos\dfrac{1}{\sqrt{x^2+y^2}}\cdot\left(-\dfrac{x}{\sqrt{(x^2+y^2)^3}}\right),$

$\dfrac{\partial u}{\partial y}=x\sin\dfrac{1}{\sqrt{x^2+y^2}}+xy\cos\dfrac{1}{\sqrt{x^2+y^2}}\cdot\left(-\dfrac{y}{\sqrt{(x^2+y^2)^3}}\right)$

$\therefore \mathrm{d}u=\dfrac{\partial u}{\partial x}\mathrm{d}x+\dfrac{\partial u}{\partial y}\mathrm{d}y=\left(y\sin\dfrac{1}{\sqrt{x^2+y^2}}-\dfrac{x^2y}{\sqrt{(x^2+y^2)^3}}\cos\dfrac{1}{\sqrt{x^2+y^2}}\right)\mathrm{d}x$

$+\left(x\sin\dfrac{1}{\sqrt{x^2+y^2}}-\dfrac{xy^2}{\sqrt{(x^2+y^2)^3}}\cos\dfrac{1}{\sqrt{x^2+y^2}}\right)\mathrm{d}y;$

② $\because \dfrac{\partial u}{\partial x}=yx^{y-1}y^zz^x+x^yy^zz^x\ln z=x^yy^zz^x\left(\dfrac{y}{x}+\ln z\right)$

$\dfrac{\partial u}{\partial y}=x^y\ln x\cdot y^zz^x+x^yzy^{z-1}z^x=x^yy^zz^x\left(\dfrac{z}{y}+\ln x\right)$

$\dfrac{\partial u}{\partial z}=x^yy^z\ln y\cdot z^x+xz^{x-1}y^z=x^yy^zz^x\left(\dfrac{x}{z}+\ln y\right)$

$\therefore \mathrm{d}u=\dfrac{\partial u}{\partial x}\mathrm{d}x+\dfrac{\partial u}{\partial y}\mathrm{d}y+\dfrac{\partial u}{\partial z}\mathrm{d}z=x^yy^zz^x\left[\left(\dfrac{y}{x}+\ln z\right)\mathrm{d}x+\left(\dfrac{z}{y}+\ln x\right)\mathrm{d}y+\left(\dfrac{x}{z}+\ln y\right)\mathrm{d}z\right];$

③ $\because \dfrac{\partial u}{\partial x}=2^{xyz}\ln2\cdot yz,\dfrac{\partial u}{\partial y}=2^{xyz}\ln2\cdot xz,\dfrac{\partial u}{\partial y}=2^{xyz}\ln2\cdot xy$

$\therefore \mathrm{d}u=\dfrac{\partial u}{\partial x}\mathrm{d}x+\dfrac{\partial u}{\partial y}\mathrm{d}y+\dfrac{\partial u}{\partial z}\mathrm{d}z=2^{xyz}\ln2(yz\mathrm{d}x+xz\mathrm{d}y+xy\mathrm{d}z).$

**34.** 设盐水浓度为 $P$, 则 $P=\dfrac{x}{x+y}=1-\dfrac{y}{x+y}$

$P'_x=\dfrac{y}{(x+y)^2},P'_y=\dfrac{-x}{(x+y)^2}$

$\therefore \Delta P\approx\mathrm{d}P=P'_x\Delta x+P'_y\Delta y=\dfrac{y}{(x+y)^2}\delta_x-\dfrac{x}{(x+y)^2}\delta_y=\dfrac{y\delta_x-x\delta_y}{(x+y)^2}.$

**35.** $\because \dfrac{\partial u}{\partial x}=z\cdot\dfrac{1}{1+\dfrac{x^2}{y^2}}\cdot\dfrac{1}{y}=\dfrac{yz}{x^2+y^2},\dfrac{\partial^2 u}{\partial x^2}=-\dfrac{2xyz}{(x^2+y^2)^2}$

$\dfrac{\partial u}{\partial y}=z\cdot\dfrac{1}{1+\dfrac{x^2}{y^2}}\cdot\left(-\dfrac{x}{y^2}\right)=-\dfrac{xz}{x^2+y^2},\dfrac{\partial^2 u}{\partial y^2}=\dfrac{2xyz}{(x^2+y^2)^2}$

$\dfrac{\partial u}{\partial z}=\arctan\dfrac{x}{y},\dfrac{\partial^2 u}{\partial z^2}=0$

$\therefore \dfrac{\partial^2 u}{\partial x^2}+\dfrac{\partial^2 u}{\partial y^2}+\dfrac{\partial^2 u}{\partial z^2}=-\dfrac{2xyz}{(x^2+y^2)^2}+\dfrac{2xyz}{(x^2+y^2)^2}+0=0.$

**36.** ① $\dfrac{\mathrm{d}u}{\mathrm{d}x}=\dfrac{\partial f}{\partial x}+\dfrac{\partial f}{\partial y}\dfrac{\mathrm{d}y}{\mathrm{d}x}+\dfrac{\partial f}{\partial z}\dfrac{\mathrm{d}z}{\mathrm{d}x}$

$=\dfrac{1}{1+\left(\dfrac{xy}{z}\right)^2}\cdot\dfrac{y}{z}+\dfrac{1}{1+\left(\dfrac{xy}{z}\right)^2}\cdot\dfrac{x}{z}\cdot a\mathrm{e}^{ax}+\dfrac{1}{1+\left(\dfrac{xy}{z}\right)^2}\cdot\left(-\dfrac{xy}{z^2}\right)\cdot2a(ax+1)$

$$=\frac{1}{x^2y^2+z^2}\cdot[zy+axze^{ax}-2axy(ax+1)];$$

②$\dfrac{\mathrm{d}z}{\mathrm{d}t}=\dfrac{\partial f}{\partial x}\dfrac{\mathrm{d}x}{\mathrm{d}t}+\dfrac{\partial f}{\partial y}\dfrac{\mathrm{d}y}{\mathrm{d}t}=(1+\cos t)\dfrac{\partial f}{\partial x}+\varphi'(t)\dfrac{\partial f}{\partial y}.$

37.

① 令 $u=x^2-y^2,v=\dfrac{y}{x}$,则 $z=e^{xy}f(u,v)$

$\therefore\dfrac{\partial z}{\partial x}=ye^{xy}f(u,v)+e^{xy}\dfrac{\partial f}{\partial x}=ye^{xy}f(u,v)+e^{xy}\left(\dfrac{\partial f}{\partial u}\dfrac{\partial u}{\partial x}+\dfrac{\partial f}{\partial v}\dfrac{\partial v}{\partial x}\right)$

$$=e^{xy}\left[yf(u,v)+2xf'_u(u,v)-\dfrac{y}{x^2}f'_v(u,v)\right]$$

$\dfrac{\partial z}{\partial y}=xe^{xy}f(u,v)+e^{xy}\dfrac{\partial f}{\partial y}=xe^{xy}f(u,v)+e^{xy}\left(\dfrac{\partial f}{\partial u}\dfrac{\partial u}{\partial y}+\dfrac{\partial f}{\partial v}\dfrac{\partial v}{\partial y}\right)$

$$=e^{xy}\left[xf(u,v)-2yf'_u(u,v)+\dfrac{1}{x}f'_v(u,v)\right];$$

②$\dfrac{\partial z}{\partial x}=-\dfrac{y}{x^2}f(xy)+\dfrac{y^2}{x}f'(xy)+\dfrac{1}{y}g(x-y)+\dfrac{x}{y}g'(x-y)$

$\dfrac{\partial z}{\partial y}=\dfrac{1}{x}f(xy)+yf'(xy)-\dfrac{x}{y^2}g(x-y)-\dfrac{x}{y}g'(x-y);$

③$\dfrac{\partial u}{\partial x}=f'_1+yf'_2+yzf'_3,\dfrac{\partial u}{\partial y}=xf'_2+xzf'_3,\dfrac{\partial u}{\partial z}=xyf'_3.$

38. 设 $u=xy,v=yz$,则 $w=F(u,v)$ $\qquad\therefore\dfrac{\partial w}{\partial x}=\dfrac{\partial w}{\partial u}\dfrac{\partial u}{\partial x}=yF'_u(u,v)$

$\dfrac{\partial w}{\partial y}=\dfrac{\partial w}{\partial u}\dfrac{\partial u}{\partial y}+\dfrac{\partial w}{\partial v}\dfrac{\partial v}{\partial y}=xF'_u(u,v)+zF'_v(u,v);\dfrac{\partial w}{\partial z}=\dfrac{\partial w}{\partial v}\dfrac{\partial v}{\partial z}=yF'_v(u,v)$

$\therefore x\dfrac{\partial w}{\partial x}+z\dfrac{\partial w}{\partial z}=xyF'_u(u,v)+yzF'_v(u,v)=y(xF'_u(u,v)+zF'_v(u,v))=y\dfrac{\partial w}{\partial y}.$

39.(1)由极值存在的必要条件有

$\dfrac{\partial z}{\partial x}\Big|_{(1,-1)}=(4x+y^2+a)\Big|_{(1,-1)}=5+a=0,$

$\dfrac{\partial z}{\partial y}\Big|_{(1,-1)}=(2xy+b)\Big|_{(1,-1)}=b-2=0$

所以 $a=-5,b=2.$

(2)将 $a=-5,b=2$ 代入函数,得 $z=2x^2+xy^2-5x+2y+2$,则

$\dfrac{\partial z}{\partial x}=(4x+y^2-5)$

$\dfrac{\partial z}{\partial y}=(2xy+2)$

$A=\dfrac{\partial^2z}{\partial x^2}\Big|_{(1,-1)}=4,\qquad B=\dfrac{\partial^2z}{\partial x\partial y}\Big|_{(1,-1)}=2y\Big|_{(1,-1)}=-2,$

$C=\dfrac{\partial^2z}{\partial y^2}\Big|_{(1,-1)}=2x\Big|_{(1,-1)}=2$

于是 $B^2-AC=-4<0$ 且 $A=4>0$,故 $z(1,-1)=-2$ 是极小值.

# 8 多元函数积分学 ▷▷▷▷

## 习 题

### 一、单项选择题

#### (A)

1. $\iint\limits_{D} f(x,y)\mathrm{d}x\mathrm{d}y = ($ ),其中 $D$：$1 \leqslant x^2 + y^2 \leqslant 4, y \geqslant 0$.

A. $\int_{-2}^{2}\mathrm{d}x\int_{\sqrt{1-x^2}}^{\sqrt{4-x^2}}f(x,y)\mathrm{d}y$

B. $\int_{-2}^{-1}\mathrm{d}x\int_{\sqrt{1-x^2}}^{\sqrt{4-x^2}}f(x,y)\mathrm{d}y + \int_{1}^{2}\mathrm{d}x\int_{\sqrt{1-x^2}}^{\sqrt{4-x^2}}f(x,y)\mathrm{d}y$

C. $\int_{0}^{\pi}\mathrm{d}\theta\int_{1}^{2}f(r\cos\theta, r\sin\theta)r\mathrm{d}r$ 　　　　 D. $\int_{0}^{2}\mathrm{d}y\int_{-\sqrt{1-y^2}}^{\sqrt{4-y^2}}f(x,y)\mathrm{d}x$

2. $\iint\limits_{D}\sqrt{4-x^2-y^2}\mathrm{d}x\mathrm{d}y = ($ ). 其中 $D$：$x^2+y^2 \leqslant 4, x \geqslant 0$. ( )

A. $\dfrac{16}{3}\pi$ 　　　　 B. $\dfrac{8}{3}\pi$ 　　　　 C. $4\pi$ 　　　　 D. $\dfrac{10}{3}\pi$

3. 用格林公式计算 $\oint_{L}(-x^2y)\mathrm{d}x + xy^2\mathrm{d}y$，其中 $L$ 沿 $x^2+y^2=R^2$ 逆时针一周，则积分为( ).

A. $-\dfrac{\pi R^4}{2}$ 　　　　 B. $0$ 　　　　 C. $\dfrac{\pi R^4}{2}$ 　　　　 D. $\dfrac{2\pi R^3}{3}$

4. $\iint\limits_{D}(1-x-y)\mathrm{d}x\mathrm{d}y = ($ ),其中 $D$ 由 $x=0, y=0, x+y=1$ 围成.

A. $1/2$ 　　　　 B. $1/4$ 　　　　 C. $1/3$ 　　　　 D. $1/6$

5. $\iint\limits_{D}f(x,y)\mathrm{d}x\mathrm{d}y = ($ ),其中 $D$ 由 $y=x, y=\dfrac{1}{x}, x=2$ 围成.

A. $\int_{1}^{2}\mathrm{d}x\int_{\frac{1}{x}}^{x}f(x,y)\mathrm{d}y$ 　　　　　　　　 B. $\int_{1}^{2}\mathrm{d}x\int_{y}^{2}f(x,y)\mathrm{d}x$

C. $\int_{1}^{2}\mathrm{d}x\int_{\frac{1}{y}}^{2}f(x,y)\mathrm{d}x$ 　　　　　　　　 D. $\int_{1}^{2}\mathrm{d}x\int_{1}^{x}f(x,y)\mathrm{d}y$

6. 交换积分次序：$\int_0^1 dx \int_0^x f(x,y)dy + \int_1^2 dx \int_0^{2-x} f(x,y)dy = ($ ).

   A. $\int_0^1 dy \int_0^y f(x,y)dx + \int_1^2 dy \int_0^{2-y} f(x,y)dx$    B. $\int_0^2 dy \int_0^{2-y} f(x,y)dx$

   C. $\int_0^1 dy \int_0^{2-y} f(x,y)dx + \int_1^2 dy \int_0^y f(x,y)dx$    D. $\int_0^1 dy \int_y^{2-y} f(x,y)dx$

7. 积分 $\int_0^{2R} dy \int_0^{\sqrt{2Ry-y^2}} f(x,y)dx$ 化为极坐标形式为（ ）.

   A. $\int_0^\pi d\theta \int_0^{\sqrt{2R\sin\theta-\sin^2\theta}} f(r\cos\theta,r\sin\theta)rdr$

   B. $\int_0^{\frac{\pi}{2}} d\theta \int_0^{2R\sin\theta} f(r\cos\theta,r\sin\theta)rdr$

   C. $\int_0^{\frac{\pi}{2}} d\theta \int_0^{R\sin\theta} f(r\cos\theta,r\sin\theta)rdr$

   D. $\int_0^{\frac{\pi}{2}} d\theta \int_0^{R\sin\theta} f(r\cos\theta,r\sin\theta)rdr + \int_{\frac{\pi}{2}}^\pi d\theta \int_0^{R\sin\theta} f(r\cos\theta,r\sin\theta)rdr$

8. $L$ 为 $x=\sqrt{\cos t}; y=\sqrt{\sin t}; 0 \leqslant t \leqslant \frac{\pi}{2}$，则 $\int_L x^2 ydy - y^2 xdx = ($ ).

   A. $\int_0^{\pi/2} (\cos t \sqrt{\sin t})dt$    B. $\int_0^{\pi/2} (\cos t - \sin t)dt$

   C. $\frac{1}{2}\int_0^{\pi/2} dt$    D. $\int_0^{\pi/2} (\cos^2 t - \sin^2 t)dt$

9. $L$ 为沿 $x^2+y^2=R^2$ 逆时针方向一周，则 $\oint_L xy^2 dx + x^2 ydy$ 用格林公式计算得
( ).

   A. $\int_0^{2\pi} d\theta \int_0^R r^4 dr$    B. $2\pi$    C. $-2\pi$    D. $0$

10. 设区域 $D$ 是 $x^2+y^2 \leqslant 1$ 在第一,四象限的部分,$f(x,y)$ 在 $D$ 上连续,则二重积分
$\iint\limits_D f(x,y)dxdy = ($ ).

    A. $\int_0^1 dx \int_{-1}^1 f(x,y)dy$    B. $\int_{-1}^1 dy \int_0^{\sqrt{1-y^2}} f(x,y)dx$

    C. $2\int_0^1 dx \int_0^{\sqrt{1-x^2}} f(x,y)dy$    D. $\int_{-\pi/2}^{\pi/2} d\theta \int_0^1 f(\theta,r)rdr$

11. 设 $I = \iint\limits_D \sqrt{8-x^2-y^2}d\sigma$,其中 $D: x^2+y^2 \leqslant 8, x \geqslant 0, y \geqslant 0$。则必有（ ）.

    A. $I>0$    B. $I<0$

    C. $I=0$    D. $I \neq 0$,但符号无法判断

12. $\iint\limits_D f(x,y)d\sigma = \lim\limits_{\lambda\to 0}\sum\limits_{i=1}^n f(x_i,y_i)\Delta\sigma_i$ 中 $\lambda$ 是（ ）.

    A. 最大小区间长    B. 小区间长

C. 小区域直径          D. 小区域最大直径

13. 设 $f(x,y)$ 是连续函数,则 $\int_0^4 dx \int_x^{2\sqrt{x}} f(x,y)dy =$ ( ).

     A. $\int_0^4 dy \int_{\frac{y^2}{4}}^y f(x,y)dx$          B. $\int_0^4 dy \int_{-y}^{\frac{x^2}{4}} f(x,y)dx$

     C. $\int_0^4 dy \int_{\frac{1}{4}}^1 f(x,y)dx$          D. $\int_4^0 dy \int_{\frac{y^2}{4}}^y f(x,y)dx$

14. $I = \int_0^1 dx \int_{x^2}^x f(x,y)dy$ 变换积分次序后得到( ).

     A. $I = \int_{x^2}^x dy \int_0^1 f(x,y)dx$          B. $I = \int_0^1 dy \int_y^{\sqrt{y}} f(x,y)dx$

     C. $I = \int_0^1 dy \int_{y^2}^y f(x,y)dx$          D. $I = \int_y^{\sqrt{y}} dy \int_0^1 f(x,y)dx$

15. 设 $D$ 是由曲线 $xy=1$ 与直线 $x=1, x=2, y=2$ 所围成的区域,则 $\iint\limits_D y e^{xy} dx dy =$

( ).

     A. $\frac{1}{2}e^4 - e^2 - \frac{1}{2}e$          B. $\frac{1}{2}e^4 - e^2 + e - \frac{1}{2}e^{\frac{1}{2}}$

     C. $\frac{1}{2}e^4 + \frac{1}{2}e$          D. $\frac{1}{2}e^4 - e^2$

16. $L$ 为曲线 $y = |\sin x|$ 从点 $(2\pi, 0)$ 到点 $(0,0)$ 一段弧,则曲线积分 $\int_L x dy - y dx =$

( ).

     A. $-4$        B. $0$        C. $4$          D. $8$

17. 用格林公式求曲线 $L$ 所围区域 $D$ 的面积( ).

     A. $\oint_L x dy - y dx$          B. $\frac{1}{2}\oint_L y dx - x dy$

     C. $\oint_L y dx - x dy$          D. $\frac{1}{2}\oint_L x dy - y dx$

18. 下列积分中,与路径无关的是( ),其中 $C$ 是单位圆 $x^2 + y^2 = 1$ 的正向一周.

     A. $\oint_C \frac{y}{x}dx + \frac{x}{y}dy$          B. $\oint_C e^{-y}dx + x e^{-y}dy$

     C. $\oint_C y dx + x dy$          D. $\oint_C y dx - x dy$

19. $\int_0^1 dx \int_0^{1-x} f(x,y)dy =$ ( ).

     A. $\int_0^{1-x} dy \int_0^2 f(x,y)dx$          B. $\int_0^1 dy \int_0^{1-y} f(x,y)dx$

     C. $\int_0^1 dy \int_0^1 f(x,y)dx$          D. $\int_0^1 dy \int_0^{1-x} f(x,y)dx$

20. 单连通区域 $D$ 内 $P(x,y), Q(x,y)$ 具有一阶连续偏导数,则 $\int_L P dx + Q dy$ 在 $D$ 内

与路径无关的充要条件是在 $D$ 内恒有（    ）.

A. $\dfrac{\partial Q}{\partial x}+\dfrac{\partial P}{\partial y}=0$  B. $\dfrac{\partial Q}{\partial x}-\dfrac{\partial P}{\partial y}=0$

C. $\dfrac{\partial P}{\partial x}-\dfrac{\partial Q}{\partial y}=0$  D. $\dfrac{\partial P}{\partial x}+\dfrac{\partial Q}{\partial y}=0$

（**B**）

21. $I=\iint\limits_{D}xy\mathrm{d}\sigma, D: y^2=x$ 及 $y=x-2$ 所围，则（    ）.

A. $I=\displaystyle\int_0^4\mathrm{d}x\int_{y+2}^{y^2}xy\mathrm{d}y$  B. $I=\displaystyle\int_0^1\mathrm{d}x\int_{-\sqrt{x}}^{\sqrt{x}}xy\mathrm{d}y+\int_1^4\mathrm{d}x\int_{x-2}^{x}xy\mathrm{d}y$

C. $I=\displaystyle\int_{-1}^2\mathrm{d}y\int_{y^2}^{y+2}xy\mathrm{d}x$  D. $I=\displaystyle\int_{-1}^2\mathrm{d}x\int_{y^2}^{y+2}xy\mathrm{d}y$

22. $I=\displaystyle\int_0^1\mathrm{d}y\int_0^{\sqrt{1-y}}3x^2y^2\mathrm{d}x$，则交换积分次序后，得（    ）.

A. $I=\displaystyle\int_0^1\mathrm{d}x\int_0^{\sqrt{1-x}}3x^2y^2\mathrm{d}y$  B. $I=\displaystyle\int_0^{\sqrt{1-y}}\mathrm{d}x\int_0^1 3x^2y^2\mathrm{d}y$

C. $I=\displaystyle\int_0^1\mathrm{d}x\int_0^{1-x^2}3x^2y^2\mathrm{d}y$  D. $I=\displaystyle\int_{-1}^1\mathrm{d}x\int_0^{1+x^2}3x^2y^2\mathrm{d}y$

23. $I=\iint\limits_{D}xy^2\mathrm{d}\sigma, D: x^2+y^2\leqslant 1$ 的第一象限部分，则（    ）.

A. $I=\displaystyle\int_0^1\mathrm{d}x\int_0^{\sqrt{1-y^2}}xy^2\mathrm{d}y$  B. $\dfrac{1}{2}\mathrm{e}^4-\mathrm{e}^2+\mathrm{e}-\dfrac{1}{2}\mathrm{e}^{\frac{1}{2}}$

C. $I=\displaystyle\int_0^1\mathrm{d}x\int_0^{\sqrt{1-x^2}}xy^2\mathrm{d}y$  D. $I=\displaystyle\int_0^{\frac{\pi}{2}}\cos\theta\sin^2\theta\mathrm{d}\theta\int_0^1 r^3\mathrm{d}r$

24. 改变 $\displaystyle\int_1^2\mathrm{d}x\int_{2-x}^{x^2}f(x,y)\mathrm{d}y$ 的积分次序后得到（    ）.

A. $\displaystyle\int_0^1\mathrm{d}y\int_{\sqrt{y}}^{2-y}f(x,y)\mathrm{d}x$  B. $\displaystyle\int_0^1\mathrm{d}y\int_{2-x}^2 f(x,y)\mathrm{d}x+\int_1^4\mathrm{d}y\int_{\sqrt{y}}^2 f(x,y)\mathrm{d}x$

C. $\displaystyle\int_0^4\mathrm{d}y\int_{2-y}^{5y}f(x,y)\mathrm{d}x$  D. $\displaystyle\int_0^1\mathrm{d}y\int_2^{2-y}f(x,y)\mathrm{d}x+\int_1^4\mathrm{d}y\int_2^{5y}f(x,y)\mathrm{d}x$

25. 二重积分 $\displaystyle\int_0^1\mathrm{d}y\int_y^1\mathrm{e}^{x^2}\mathrm{d}x=$（    ）.

A. $\displaystyle\int_0^1\mathrm{d}y\int_x^0\mathrm{e}^{x^2}\mathrm{d}x$  B. $\dfrac{1}{2}(\mathrm{e}-1)$

C. $\displaystyle\int_0^1\mathrm{d}x\int_x^0\mathrm{e}^{x^2}\mathrm{d}y$  D. $\displaystyle\int_y^1\mathrm{e}^{x^2}\mathrm{d}x$ 在初等函数范围内不可积，因此无法计算

26. 设 $D$ 是由 $y=x^2, y=x$ 围成，则 $I=\iint\limits_{D}\mathrm{d}x\mathrm{d}y$ 等于（    ）.

A. $\dfrac{1}{2}$  B. $\dfrac{1}{6}$  C. $\dfrac{1}{3}$  D. $-\dfrac{1}{6}$

27. 下列各式成立的是(　　　).

A. $\displaystyle\iint\limits_{\substack{|x|\leqslant 1\\|y|\leqslant 1}} (x-1)\mathrm{d}\sigma > 0$

B. $\displaystyle\iint\limits_{\substack{0\leqslant x\leqslant 1\\|y|\leqslant 1}} x\,|\,y\,|\,\mathrm{d}\sigma = 0$

C. $\displaystyle\iint\limits_{\substack{|x|\leqslant 1\\|y|\leqslant 1}} (y-1)\mathrm{d}\sigma > 0$

D. $\displaystyle\iint\limits_{\substack{|x|\leqslant 1\\|y|\leqslant 1}} (x+1)\mathrm{d}\sigma > 0$

28. 设 $D$ 是圆域: $x^2+y^2\leqslant 4$, 则 $D$ 的面积为(　　　).

A. $\displaystyle\int_0^2 \mathrm{d}x \int_0^{\sqrt{4-x^2}} \mathrm{d}y$

B. $\displaystyle\int_{-2}^2 \mathrm{d}x \int_0^{\sqrt{4-x^2}} \mathrm{d}y$

C. $\displaystyle\int_0^{2\pi} \mathrm{d}\theta \int_0^2 r\mathrm{d}r$

D. $\displaystyle\int_0^{2\pi} \mathrm{d}\theta \int_0^2 \mathrm{d}r$

29. 当 $D$ 是(　　　)围成的区域时, 二重积分 $\displaystyle\iint\limits_{D}\mathrm{d}x\mathrm{d}y = 1$.

A. $x$ 轴、$y$ 轴及 $2x+y-2=0$

B. $x$ 轴、$y$ 轴及 $x=4, y=3$

C. $x=\dfrac{1}{2}, y=2$

D. $|\,x+y\,|=1, |\,x-y\,|=1$

30. $I=\displaystyle\iint\limits_{D} y\mathrm{d}x\mathrm{d}y$, $D$ 关于 $x$ 轴对称, 则 $I=$(　　　).

A. $-1$　　　　　　B. $0$　　　　　　C. $1$　　　　　　D. 无法计算

## 二、填空题

1. $f(x,y)\geqslant 0$ 时, 二重积分 $\displaystyle\iint\limits_{D} f(x,y)\mathrm{d}\sigma$ 的几何意义是(　　　　　　　).

2. 以 $z=x^2 y$ 为曲顶, 区域 $D$: $0\leqslant x\leqslant 1$; $0\leqslant y\leqslant 1$ 为底的曲顶柱体体积是(　　　　　　　).

3. 积分 $I_x=\displaystyle\iint\limits_{D} y^2\rho(x,y)\mathrm{d}\sigma$, $I_y=\displaystyle\iint\limits_{D} x^2\rho(x,y)\mathrm{d}\sigma$, $I_o=\displaystyle\iint\limits_{D} (x^2+y^2)\rho(x,y)\mathrm{d}\sigma$ 的物理意义是(　　　　　　　).

4. 若平面薄片的面密度函数 $\rho(x,y)$, 并占有 $xoy$ 平面上区域 $D$, 则其重心坐标 $\bar{x}=$(　　　　　), $\bar{y}=$(　　　　　).

5. $\displaystyle\oint_L \frac{-y\mathrm{d}x+x\mathrm{d}y}{x^2+y^2}$, 因为 $\dfrac{\partial P}{\partial y}=\dfrac{\partial Q}{\partial x}$, 所以当(　　　　　)时积分为 0.

6. 若 $\displaystyle\iint\limits_{D} \mathrm{e}^{-x^2-y^2}\mathrm{d}x\mathrm{d}y = \int_0^{\pi}\mathrm{d}\theta \int_0^1 \mathrm{e}^{-r^2} r\mathrm{d}r$, 则 $D=$(　　　　　　　).

7. 若 $\displaystyle\iint\limits_{D} f(x,y)\mathrm{d}x\mathrm{d}y = \int_{-1}^0 \mathrm{d}x \int_{-x}^{2-x^2} f(x,y)\mathrm{d}y + \int_0^1 \mathrm{d}x \int_x^{2-x^2} f(x,y)\mathrm{d}y$, 则 $D$ 是由(　　　　　)所围成的区域.

8. 设 $D$: $1\leqslant x^2+y^2\leqslant 4$, 则 $\displaystyle\iint\limits_{D}\mathrm{d}x\mathrm{d}y =$(　　　　　　　).

9. $\iint\limits_{D} f(x,y)\mathrm{d}x\mathrm{d}y = \int_0^1 \mathrm{d}x \int_{-\sqrt{x}}^{\sqrt{x}} f(x,y)\mathrm{d}y + \int_1^4 \mathrm{d}x \int_{x-2}^{\sqrt{x}} f(x,y)\mathrm{d}y$, 则其中 $D$ 是由 (　　　　) 围成的区域.

10. 二次积分 $\int_{-a}^{a} \mathrm{d}x \int_{a-\sqrt{a^2-x^2}}^{a+\sqrt{a^2-x^2}} f(x,y)\mathrm{d}y$ 化为极坐标下的二次积分, 应为 (　　　　).

## 三、判断题

1. $\iint\limits_{D}(1-x-y)\mathrm{d}x\mathrm{d}y = \dfrac{1}{6}$, 其中 $D: 0 \leqslant x \leqslant 1; 0 \leqslant y \leqslant 1$. (　　　)

2. $\iint\limits_{D}\sqrt{1-\sin^2(x+y)}\mathrm{d}x\mathrm{d}y = \iint\limits_{D}\cos(x+y)\mathrm{d}x\mathrm{d}y, D: 0 \leqslant x \leqslant \pi; 0 \leqslant y \leqslant \pi$. (　　　)

3. $\iint\limits_{|x|+|y| \leqslant 1}\mathrm{d}x\mathrm{d}y = 2$. (　　　)

4. 由于 $\dfrac{\sin y}{y}$ 的原函数不是初等函数, 所以 $I = \int_0^1 \mathrm{d}x \int_x^{\sqrt{x}} \dfrac{\sin y}{y}\mathrm{d}y$ 求不出来. (　　　)

5. 设 $D$ 是由 $x=0, y=0, y=1-x$ 所围成的区域, 则 $\iint\limits_{D} c\mathrm{d}x\mathrm{d}y = \dfrac{c}{2}, c > 0$. (　　　)

6. 设 $D$ 为矩形区域: $0 \leqslant x \leqslant \dfrac{\pi}{4}; 0 \leqslant y \leqslant \dfrac{\pi}{4}$, 则 $\iint\limits_{D}\sqrt{1-\sin^2(x+y)}\mathrm{d}x\mathrm{d}y = \iint\limits_{D}\cos(x+y)\mathrm{d}x\mathrm{d}y$. (　　　)

7. $L$ 为一条不通过且不包含原点的正向光滑闭曲线, 则 $\oint_L \dfrac{x\mathrm{d}y - y\mathrm{d}x}{x^2 + y^2} = 0$. (　　　)

8. $\iint\limits_{D}\mathrm{d}x\mathrm{d}y = \dfrac{3}{2}\pi$, 其中 $D: 1 \leqslant x^2 + y^2 \leqslant 4, y \geqslant 0$. (　　　)

9. 交换积分次序:

$\int_0^1 \mathrm{d}y \int_0^{2y} f(x,y)\mathrm{d}x + \int_1^3 \mathrm{d}y \int_0^{3-y} f(x,y)\mathrm{d}x = \int_0^1 \mathrm{d}x \int_x^{2x} f(x,y)\mathrm{d}y + \int_1^3 \mathrm{d}x \int_0^{3-x} f(x,y)\mathrm{d}y$.

(　　　)

10. 用格林公式求曲线 $L$ 所围区域 $D$ 的面积 $S = \dfrac{1}{2}\oint_L y\mathrm{d}x - x\mathrm{d}y$. (　　　)

## 四、计算及证明题

### (A)

1. 化下列二重积分 $\iint\limits_{D} f(x,y)\mathrm{d}x\mathrm{d}y$ 为累次积分.

①$D$ 为 $x=a, x=2a, y=-b, y=b/2 (a,b>0)$ 围成的区域;

②$D$ 为 $y=2x, y=x^2$ 围成的区域;

③$D$ 为 $y=x, y=2x, x=1, x=2$ 围成的区域;

④$D$ 为正方形域 $|x|+|y| \leqslant 1$.

2. 计算下列二重积分.

① $\iint\limits_{D} x^2 \sin y \, dx \, dy$，$D$ 是矩形区域：$1 \leqslant x \leqslant 2, 0 \leqslant y \leqslant \dfrac{\pi}{2}$；

② $\iint\limits_{D}(x^2 + 2y)\,dx\,dy$，$D$ 是 $y = x^2$ 与 $y = x^3$ 围成的区域；

③ $\iint\limits_{D}(x^2 + y^2)\,dx\,dy$，$D$ 是 $y = x, y = x + a, y = a$ 与 $y = 3a(a > 0)$ 围成的区域；

④ $\iint\limits_{D}\dfrac{x^2}{y^2}\,dx\,dy$，$D$ 是 $y = x, x = 2$ 与 $xy = 1$ 围成的区域；

⑤ $\iint\limits_{D}(x^2 - y^2)\,dx\,dy$，$D$ 是 $x = 0, y = 0, x = \pi$ 与 $y = \sin x$ 围成的区域；

⑥ $\iint\limits_{D}\cos(x + y)\,dx\,dy$，$D$ 是 $x = 0, y = \pi$ 与 $y = x$ 围成的区域.

3. 改变下列累次积分的顺序.

① $\displaystyle\int_0^1 dx \int_{x^2}^{\sqrt{x}} f(x, y)\,dy$；

② $\displaystyle\int_0^1 dy \int_{-\sqrt{1-y^2}}^{\sqrt{1-y^2}} f(x, y)\,dx$；

③ $\displaystyle\int_{-1}^1 dx \int_{-\sqrt{1-x^2}}^{1-x^2} f(x, y)\,dy$；

④ $\displaystyle\int_0^4 dy \int_{-\sqrt{4-y}}^{(y-4)/2} f(x, y)\,dx$；

⑤ $\displaystyle\int_0^{\pi} dx \int_{-\sin(x/2)}^{\sin x} f(x, y)\,dy$；

⑥ $\displaystyle\int_0^1 dx \int_0^x f(x, y)\,dy + \int_1^2 dx \int_0^{2-x} f(x, y)\,dy$.

4. 利用极坐标计算下列二重积分.

① $\iint\limits_{D}\sqrt{x^2 + y^2}\,dx\,dy$，$D: x^2 + y^2 \leqslant 9$；

② $\iint\limits_{D}\ln(1 + x^2 + y^2)\,dx\,dy$，$D: x^2 + y^2 \leqslant 1, y \geqslant 0, x \geqslant 0$；

③ $\iint\limits_{D}|xy|\,dx\,dy$，$D: x^2 + y^2 \leqslant a^2$；

④ $\iint\limits_{D}e^{x^2 + y^2}\,dx\,dy$，$D: x^2 + y^2 \leqslant 1$；

⑤ $\iint\limits_{D}\sqrt{1 - x^2 - y^2}\,dx\,dy$，$D: x^2 + y^2 \leqslant x$；

⑥ $\iint\limits_{D}\sin\sqrt{x^2 + y^2}\,dx\,dy$，$D: \pi^2 \leqslant x^2 + y^2 \leqslant 4\pi^2$.

5. 利用二重积分计算下列曲线围成的平面图形的面积.

① $y^2 = x, y^2 = 4x, x = 4$；

② $xy = a^2, xy = 2a^2, y = x, y = 2x, x > 0, y > 0$；

③ $y = \sin x, y = \cos x, -3\pi/4 \leqslant x \leqslant \pi/4$；

④ $r \leqslant 3\cos\theta, r \geqslant 3/2$.

6. 利用二重积分计算下列曲面围成的立体的体积.

①平面 $z=5$ 与抛物面 $z=1+x^2+y^2$；

②圆柱面 $x^2+y^2=R^2$ 与圆柱面 $x^2+z^2=R^2$；

③锥面 $z=\sqrt{x^2+y^2}$ 与上半球面 $z=\sqrt{2a^2-x^2-y^2}$；

④柱面 $az=y^2$，$x^2+y^2=r^2$ 与平面 $z=0$.

7. 求位于两圆 $x^2+(y-2)^2\leqslant4$ 与 $x^2+(y-1)^2\leqslant1$ 之间的均匀薄片的重心.

8. 计算下列对坐标的曲线积分.

① $\int_L (x^2-y^2)\mathrm{d}x$，$L$ 为抛物线 $y=x^2$ 从 $(0,0)$ 到 $(2,4)$ 的一段；

② $\int_L (2a-y)\mathrm{d}x-(a-y)\mathrm{d}y$，

其中，$L$ 为摆线 $x=a(t-\sin t)$，$y=a(1-\cos t)$ 从 $t=0$ 到 $t=2\pi$ 的一段；

③ $\int_L \dfrac{\mathrm{d}x+\mathrm{d}y}{|x|+|y|}$，$L$ 为从 $A(1,0)$ 顺次到 $B(0,1)$、$C(-1,0)$、$D(0,-1)$，再到 $A$ 的折线；

④ $\int_L \dfrac{(x+y)\mathrm{d}x-(x-y)\mathrm{d}y}{x^2+y^2}$，$L$ 为圆周 $x^2+y^2=a^2$ 从 $(a,0)$ 开始反钟表向一周；

⑤ $\int_\Gamma (y^2-z^2)\mathrm{d}x+2yx\mathrm{d}y-x^2\mathrm{d}z$，$\Gamma$ 为曲线 $x=t$，$y=t^2$，$z=t^3$ 从 $t=0$ 到 $t=1$ 的一段.

9. 计算 $\int_L (x^2+y^2)\mathrm{d}x-2xy^2\mathrm{d}y$，其中，$L$ 为

①从点 $(0,0)$ 到 $(1,2)$ 的直线段；

②抛物线 $y=2x^2$ 从 $(0,0)$ 到 $(1,2)$ 的一段；

③从点 $(0,0)$ 沿 $x$ 轴到 $(1,0)$、再沿 $y$ 轴平行线到 $(1,2)$ 的折线段.

10. 一力场的力，大小与作用点到 $z$ 轴的距离成反比，方向垂直且指向 $z$ 轴. 一质点沿圆周 $x=\cos t$，$y=1$，$z=\sin t$ 从点 $M(1,1,0)$ 移动到 $N(0,1,1)$，求场力做的功.

11. 利用格林公式计算下列对坐标的曲线积分.

① $\oint_L (x+y)\mathrm{d}x-(x-y)\mathrm{d}y$，$L$ 为椭圆 $\dfrac{x^2}{a^2}+\dfrac{y^2}{b^2}=1$ 的正向边界曲线；

② $\oint_L (2xy-x^2)\mathrm{d}x+(x+y^2)\mathrm{d}y$，$L$ 为 $y=x^2$ 与 $y^2=x$ 围成区域的 边界正向；

③ $\oint_L (x+y)^2\mathrm{d}x+(x^2-y^2)\mathrm{d}y$，$L$ 是顶点为 $A(1,1)$、$B(3,2)$、$C(3,5)$ 的三角形正向边界.

12. 利用曲线积分计算下列曲线围成的图形的面积.

①椭圆 $9x^2+16y^2=144$；　　②星形线 $x=a\cos^3 t$，$y=a\sin^3 t$.

13. 证明下列曲线积分与路径无关,并求曲线积分值.

① $\int_{(2,1)}^{(1,2)} \dfrac{y\mathrm{d}x - x\mathrm{d}y}{x^2}$;    ② $\int_{(1,2)}^{(3,4)} (6xy^2 - y^3)\mathrm{d}x + (6x^2y - 3xy^2)\mathrm{d}y$.

14. 半平面 $x>0$ 有力 $F = -kr^{-3}(x\boldsymbol{i} + y\boldsymbol{j})$ 构成力场,$k$ 为常量,$r = \sqrt{x^2 + y^2}$,证明:在此力场中,场力做功与所取路径无关.

15. 求函数 $u(x,y)$,使 $\mathrm{d}u = (x^2 + 2xy - y^2)\mathrm{d}x + (x^2 - 2xy - y^2)\mathrm{d}y$.

**(B)**

16. 计算 $\iint\limits_{D} \mathrm{e}^{x+y}\mathrm{d}\sigma$,其中 $D$ 是 $|x| + |y| \leqslant 1$ 所围成的区域.

17. 计算 $\iint\limits_{D} (x-1)y\mathrm{d}x\mathrm{d}y$,其中 $D$ 是 $y = (x-1)^2$,$y = 1-x$,$y = 1$ 所围成的区域.

18. 计算 $\iint\limits_{D} (x^2 + y^2)\mathrm{d}x\mathrm{d}y$,$D: \sqrt{2x - x^2} \leqslant y \leqslant \sqrt{4 - x^2}$.

19. 计算 $\iint\limits_{D} \dfrac{x+y}{x^2+y^2}\mathrm{d}x\mathrm{d}y$,$D: x^2 + y^2 \leqslant 1, x + y > 1$.

# 参 考 答 案

## 一、单项选择题

**(A)**

1. C   2. B   3. C   4. D   5. A   6. D   7. B   8. C   9. D   10. B   11. A   12. D   13. A   14. B   15. D   16. D   17. D   18. C   19. B   20. B

**(B)**

21. 正确答案选 C

$-1 \leqslant y \leqslant 2, y^2 \leqslant x \leqslant y+2$

D 错,原因是积分次序错.

22. 正确答案选 C

$-1 \leqslant y \leqslant 2, y^2 \leqslant x \leqslant y+2$.

D 错,原因是积分区域错。误将 $0 \leqslant x \leqslant 1$ 认为 $-1 \leqslant x \leqslant 1$.

23. 正确答案选 C

$0 \leqslant x \leqslant 1, 0 \leqslant y \leqslant \sqrt{1 - x^2}$.

D 错,原因是用公式 $\iint\limits_{D} f(x,y)\mathrm{d}\sigma = \int_{\alpha}^{\beta}\mathrm{d}\theta \int_{r_1(\theta)}^{r_2(\theta)} f(r\cos\theta, r\sin\theta)r\mathrm{d}r$,应为 $r^4$.

24. 正确答案选 B

$0 \leqslant y \leqslant 1, 2 - y \leqslant x \leqslant 2$ 与 $1 \leqslant y \leqslant 4, \sqrt{y} \leqslant x \leqslant 2$.

A 错,原因是积分区域错.

25. 正确答案选 B

$$\int_0^1 dy \int_y^1 e^{x^2} dx = \int_0^1 dx \int_0^x e^{x^2} dy = \frac{1}{2}(e-1).$$

D 错,原因是虽然 $\int_y^1 e^{x^2} dx$ 在初等函数范围内不可积,但可交换积分次序,

$\int_0^1 dx \int_0^x e^{x^2} dy$ 可积.

26. 正确答案选 B

$$\iint\limits_D dx dy = \int_0^1 dx \int_{x^2}^x dy = \frac{1}{6}.$$

D 错,原因是错误认为 $\iint\limits_D dx dy = \int_0^1 dx \int_x^{x^2} dy = -\frac{1}{6}$.

27. 正确答案选 D

由于 $x+1 \geqslant 0$,$\iint\limits_{\substack{|x|\leqslant 1 \\ |y|\leqslant 1}} (x+1) d\sigma > 0.$

B 错,原因是错误认为奇函数,对称积分区域,则积分为 0.

28. 正确答案选 C

$0 \leqslant \theta \leqslant 2\pi, 0 \leqslant r \leqslant 2.$

D 错,原因是用公式 $\iint\limits_D f(x,y) d\sigma = \int_\alpha^\beta d\theta \int_{r_1(\theta)}^{r_2(\theta)} f(r\cos\theta, r\sin\theta) r dr$,

应为 $\int_0^{2\pi} d\theta \int_0^2 r dr$.

29. 正确答案选 A

$\iint\limits_D dx dy = 1$,即区域 $D$ 的面积为 1.

C 错,原因是看错图形,$x=\frac{1}{2}, y=2$ 不能围成闭区域.

30. 正确答案选 B

D 关于 $x$ 轴对称,被积函数关于 $y$ 为奇函数,所以 $\iint\limits_D y dx dy = 0$.

D 错,原因是认为没有明确的区域 D,则无法计算.

## 二、填空题

1. 以 $f(x,y)$ 为顶,以区域 $D$ 为底的柱体体积   2. $\frac{1}{6}$   3. 平面薄片对 $x$ 轴, $y$ 轴和

原点的转动惯量   4. $\bar{x} = \dfrac{\iint\limits_D x\rho(x,y)d\sigma}{\iint\limits_D \rho(x,y)d\sigma}, \bar{y} = \dfrac{\iint\limits_D y\rho(x,y)d\sigma}{\iint\limits_D \rho(x,y)d\sigma}$   5. $L$ 不包含原点时

6. $x^2+y^2\leqslant 1, y\geqslant 0$   7. $y=x, y=-x$ 及 $y=2-x^2$   8. $3\pi$

9. $y^2=x$ 及 $y=x-2$   10. $\int_0^{\pi}\mathrm{d}\theta\int_0^{2a\sin\theta}f(r\cos\theta,r\sin\theta)r\mathrm{d}r$

## 三、判断题

1. 错   2. 错   3. 是   4. 错   5. 是   6. 是   7. 是   8. 是   9. 错   10. 错

## 四、计算及证明题

(A)

1.

① $\iint\limits_{D}f(x,y)\mathrm{d}x\mathrm{d}y=\int_a^{2a}\mathrm{d}x\int_{-b}^{b/2}f(x,y)\mathrm{d}y$ ;

② $\iint\limits_{D}f(x,y)\mathrm{d}x\mathrm{d}y=\int_0^2\mathrm{d}x\int_{x^2}^{2x}f(x,y)\mathrm{d}y$ ;

③ $\iint\limits_{D}f(x,y)\mathrm{d}x\mathrm{d}y=\int_1^2\mathrm{d}x\int_x^{2x}f(x,y)\mathrm{d}y$ ;

④ $D$ 为正方形域 $|x|+|y|\leqslant 1$。$|x|+|y|\leqslant 1$ 分区域讨论：

$x>0, y>0, x+y=1; x<0, y>0, -x+y=1; x<0, y<0, -x-y=1; x>0, y>0,$

$x-y=1.$ $\iint\limits_{D}f(x,y)\mathrm{d}x\mathrm{d}y=\int_{-1}^0\mathrm{d}x\int_{-x-1}^{x+1}f(x,y)\mathrm{d}y+\int_0^1\mathrm{d}x\int_{x-1}^{-x+1}f(x,y)\mathrm{d}y.$

2.

① $D: 1\leqslant x\leqslant 2, 0\leqslant y\leqslant\dfrac{\pi}{2}$

$\iint\limits_{D}x^2\sin y\mathrm{d}x\mathrm{d}y=\int_1^2 x^2\mathrm{d}x\int_0^{\pi/2}\sin y\mathrm{d}y=\dfrac{7}{3}$ ;

② $D: 0\leqslant x\leqslant 1, x^3\leqslant y\leqslant x^2$

$\iint\limits_{D}(x^2+2y)\mathrm{d}x\mathrm{d}y=\int_0^1\mathrm{d}x\int_{x^3}^{x^2}(x^2+2y)\mathrm{d}y=\int_0^1\left[x^2y+y^2\right]_{x^3}^{x^2}\mathrm{d}x$

$=\int_0^1(2x^4-x^5-x^6)\mathrm{d}x=\dfrac{19}{210}$ ;

③ $D: a\leqslant y\leqslant 3a, y-a\leqslant x\leqslant y$

$\iint\limits_{D}(x^2+y^2)\mathrm{d}x\mathrm{d}y=\int_a^{3a}\mathrm{d}y\int_{y-a}^y(x^2+y^2)\mathrm{d}x=\int_a^{3a}\left[\dfrac{1}{3}x^3+y^2x\right]_{y-a}^y\mathrm{d}y$

$=\int_a^{3a}\left[\dfrac{1}{3}y^3-\dfrac{1}{3}(y-a)^3+y^2y-y^2(y-a)\right]\mathrm{d}y$

$=\int_a^{3a}\left[\dfrac{1}{3}y^3-\dfrac{1}{3}(y-a)^3+ay^2\right]\mathrm{d}y$

$=\dfrac{1}{12}80a^4-\dfrac{1}{12}16a^4+\dfrac{1}{3}a26a^3=14a^4$ ;

④ $\iint\limits_{D} \dfrac{x^2}{y^2}\mathrm{d}x\mathrm{d}y = \int_1^2 x^2\mathrm{d}x\int_{\frac{1}{x}}^{x}\dfrac{1}{y^2}\mathrm{d}y = \int_1^2 x^2\left[-\dfrac{1}{y}\right]_{\frac{1}{x}}^{x}\mathrm{d}x = \int_1^2(x^3-x)\mathrm{d}x = \dfrac{9}{4}$ ;

⑤ $\iint\limits_{D}(x^2-y^2)\mathrm{d}x\mathrm{d}y = \int_0^\pi \mathrm{d}x\int_0^{\sin x}(x^2-y^2)\mathrm{d}y = \int_0^\pi\left[x^2 y - \dfrac{1}{3}y^3\right]_0^{\sin x}\mathrm{d}x$

$$= \int_0^\pi\left[x^2\sin x - \dfrac{1}{3}\sin^3 x\right]\mathrm{d}x = -\int_0^\pi x^2\mathrm{d}\cos x + \dfrac{1}{3}\int_0^\pi\sin^2 x\mathrm{d}\cos x$$

$$= -\left[x^2\cos x\right]_0^\pi + \int_0^\pi 2x\cos x\mathrm{d}x + \dfrac{1}{3}\int_0^\pi(1-\cos^2 x)\mathrm{d}\cos x$$

$$= \pi^2 + 2\int_0^\pi x\mathrm{d}\sin x + \dfrac{1}{3}\left[\cos x - \dfrac{1}{3}\cos^3 x\right]_0^\pi$$

$$= \pi^2 + 2\left[x\sin x + \cos x\right]_0^\pi + \dfrac{1}{3}\left[-1 + \dfrac{1}{3} - 1 + \dfrac{1}{3}\right]$$

$$= \pi^2 - \dfrac{40}{9} ;$$

⑥ $\iint\limits_{D}\cos(x+y)\mathrm{d}x\mathrm{d}y = \int_0^\pi\mathrm{d}x\int_x^\pi\cos(x+y)\mathrm{d}y = \int_0^\pi\left[\sin(x+y)\right]_x^\pi\mathrm{d}x$

$$= \int_0^\pi\left[\sin(x+\pi) - \sin(x+x)\right]\mathrm{d}x = \left[-\cos(x+\pi) + \dfrac{1}{2}\cos 2x\right]_0^\pi$$

$$= -1 - \dfrac{1}{2} - \dfrac{1}{2} = -2 .$$

3.

① $\int_0^1\mathrm{d}y\int_{y^2}^{\sqrt{y}}f(x,y)\mathrm{d}x$ ;

② $\int_{-1}^1\mathrm{d}x\int_0^{\sqrt{1-x^2}}f(x,y)\mathrm{d}y$ ;

③ $\int_{-1}^0\mathrm{d}y\int_{-\sqrt{1-y^2}}^{\sqrt{1-y^2}}f(x,y)\mathrm{d}x + \int_0^1\mathrm{d}y\int_{-\sqrt{1-y}}^{\sqrt{1-y}}f(x,y)\mathrm{d}x$ ;

④ $\int_{-2}^0\mathrm{d}x\int_{2x+4}^{4-x^2}f(x,y)\mathrm{d}y$ ;

⑤ $\int_{-1}^0\mathrm{d}y\int_{-2\arcsin y}^\pi f(x,y)\mathrm{d}x + \int_0^1\mathrm{d}y\int_{\arcsin y}^{\pi-\arcsin y}f(x,y)\mathrm{d}x$ ;

⑥ $D_1: 0\leqslant x\leqslant 1, 0\leqslant y\leqslant x; D_2: 1\leqslant x\leqslant 2, 0\leqslant y\leqslant 2-x; D: 0\leqslant y\leqslant 1, y\leqslant x\leqslant 2-y;$

$\int_0^1\mathrm{d}x\int_0^x f(x,y)\mathrm{d}y + \int_1^2\mathrm{d}x\int_0^{2-x}f(x,y)\mathrm{d}y = \int_0^1\mathrm{d}y\int_y^{2-y}f(x,y)\mathrm{d}x .$

4.

① $\iint\limits_{D}\sqrt{x^2+y^2}\,\mathrm{d}x\mathrm{d}y = \int_0^{2\pi}\mathrm{d}\theta\int_0^3 r^2\mathrm{d}r = \left[\dfrac{r^3}{3}\right]_0^3 \cdot \left[\theta\right]_0^{2\pi} = 18\pi$ ;

② $\iint\limits_{D}\ln(1+x^2+y^2)\mathrm{d}x\mathrm{d}y = \int_0^{\frac{\pi}{2}}\mathrm{d}\theta\int_0^1\ln(1+r^2)r\mathrm{d}r = \dfrac{1}{2}\int_0^{\frac{\pi}{2}}\mathrm{d}\theta\int_0^1\ln(1+r^2)\mathrm{d}(1+r^2)$

$$= \dfrac{\pi}{2}\cdot\dfrac{1}{2}\left[(1+r^2)\ln(1+r^2) - (1+r^2)\right]_0^1 = \dfrac{\pi}{4}(2\ln 2 - 1) ;$$

③ $\iint\limits_{D} | xy | \mathrm{d}x\mathrm{d}y = 4 \int_0^{\frac{\pi}{2}} \mathrm{d}\theta \int_0^a |r\cos\theta\, r\sin\theta| r \mathrm{d}r$

$$= 2 \int_0^{\frac{\pi}{2}} \sin2\theta \mathrm{d}\theta \cdot \int_0^a r^3 \mathrm{d}r = \left[-\cos2\theta\right]_0^{\frac{\pi}{2}} \cdot \left[\frac{r^4}{4}\right]_0^a = \frac{1}{2}a^4 ;$$

④ $\iint\limits_{D} \mathrm{e}^{x^2+y^2} \mathrm{d}x\mathrm{d}y = \int_0^{2\pi} \mathrm{d}\theta \int_0^1 \mathrm{e}^{r^2} r \mathrm{d}r = 2\pi \cdot \frac{1}{2} \int_0^1 \mathrm{e}^{r^2} \mathrm{d}r^2 = \pi(\mathrm{e}-1) ;$

⑤把 $x^2+y^2 \leqslant x$ 化成 $r=\cos\theta$，当 $r=0$ 时，$\theta = \pm\frac{\pi}{2}$，于是

$$\iint\limits_{D} \sqrt{1-x^2-y^2}\, \mathrm{d}x\mathrm{d}y = \int_{-\frac{\pi}{2}}^{\frac{\pi}{2}} \mathrm{d}\theta \cdot \int_0^{\cos\theta} \sqrt{1-r^2}\, r\mathrm{d}r = -\frac{1}{3} \int_{-\frac{\pi}{2}}^{\frac{\pi}{2}} \left[(1-r^2)^{\frac{3}{2}}\right]_0^{\cos\theta} \mathrm{d}\theta$$

$$= \frac{1}{3} \int_{-\frac{\pi}{2}}^{\frac{\pi}{2}} 1 - |\sin\theta|^3 \mathrm{d}\theta = \frac{2}{3} \int_0^{\frac{\pi}{2}} 1 - \sin^3\theta \mathrm{d}\theta = \frac{2}{3}\, (\theta)\, \Big|_0^{\frac{\pi}{2}} + \frac{2}{3} \int_0^{\frac{\pi}{2}} (1-\cos^2\theta) \mathrm{d}\cos\theta$$

$$= \frac{\pi}{3} + \frac{2}{3} \left[\cos\theta - \frac{\cos^3\theta}{3}\right]_0^{\frac{\pi}{2}} = \frac{1}{3}\left(\pi - \frac{4}{3}\right);$$

⑥ $\iint\limits_{D} \sin\sqrt{x^2+y^2}\, \mathrm{d}x\mathrm{d}y = \int_0^{2\pi} \mathrm{d}\theta \int_{\pi}^{2\pi} r\sin r \mathrm{d}r = 2\pi \left[ (-r\cos r)\, \Big|_{\pi}^{2\pi} - \int_{\pi}^{2\pi} \cos r \mathrm{d}r \right]$

$$= 2\pi \left[ (-2\pi\cos2\pi + \pi\cos\pi) + \sin2\pi - \sin\pi \right] = -6\pi^2 .$$

5.

① $S = 2\iint\limits_{D} \mathrm{d}\sigma = 2 \int_0^4 \mathrm{d}x \int_{\sqrt{x}}^{2\sqrt{x}} \mathrm{d}y = 2 \int_0^4 (2\sqrt{x} - \sqrt{x}) \mathrm{d}x = \frac{32}{3}$ ;

② $S = \iint\limits_{D} \mathrm{d}\sigma = \int_{\frac{\sqrt{2}}{2}a}^{a} \mathrm{d}x \int_{\frac{a^2}{x}}^{2x} \mathrm{d}y + \int_a^{\sqrt{2}a} \mathrm{d}x \int_x^{\frac{2a^2}{x}} \mathrm{d}y = \frac{1}{2}a^2\ln2$ ;

③ $S = \iint\limits_{D} \mathrm{d}\sigma = \int_{-\frac{3\pi}{4}}^{\frac{\pi}{4}} \mathrm{d}x \int_{\sin x}^{\cos x} \mathrm{d}y = 2\sqrt{2}$ ;

④ $S = \iint\limits_{D} \mathrm{d}\sigma = \int_{-\frac{\pi}{3}}^{\frac{\pi}{3}} \mathrm{d}\theta \int_{\frac{3}{2}}^{3\cos\theta} r\mathrm{d}r = \int_{-\frac{\pi}{3}}^{\frac{\pi}{3}} \left(\frac{9}{2}\cos^2\theta - \frac{9}{8}\right) \mathrm{d}\theta = \frac{3\pi}{4} + \frac{9\sqrt{3}}{8}.$

6.

① $V = \iint\limits_{D} 5\mathrm{d}\sigma - \iint\limits_{D} (1+x^2+y^2) \mathrm{d}\sigma = \int_0^{2\pi} 5\mathrm{d}\theta \int_0^2 r\mathrm{d}r - \int_0^{2\pi} \mathrm{d}\theta \int_0^2 (1+r^2) r\mathrm{d}r$

$$= 20\pi - 12\pi = 8\pi ;$$

②由对称性，所求立体体积是第一象限体积的 8 倍，其积分区域 $D$ 为：

$0 \leqslant y \leqslant \sqrt{R^2-x^2}$，$0 \leqslant x \leqslant R$

$$V = 8\iint\limits_{D} \sqrt{R^2-x^2}\, \mathrm{d}\sigma = 8 \int_0^R \mathrm{d}x \int_0^{\sqrt{R^2-x^2}} \sqrt{R^2-x^2}\, \mathrm{d}y = 8 \int_0^R (R^2-x^2) \mathrm{d}x = \frac{16}{3}R^3 ;$$

③ $V = \iint\limits_{D} \sqrt{2a^2-x^2-y^2}\, \mathrm{d}\sigma - \iint\limits_{D} \sqrt{x^2+y^2}\, \mathrm{d}\sigma = \int_0^{2\pi} \mathrm{d}\theta \int_0^a \sqrt{2a^2-r^2}\, r\mathrm{d}r - \int_0^{2\pi} \mathrm{d}\theta \int_0^a r^2 \mathrm{d}r$

$$= \frac{2}{3}\pi a^3 (\sqrt[3]{2^2}-1) - \frac{2}{3}\pi a^3 = \frac{4}{3}\pi a^3 (\sqrt{2}-1) ;$$

④$V = \iint\limits_{D} \frac{y^2}{a} \mathrm{d}\sigma = \frac{1}{a} \int_0^{2\pi} \mathrm{d}\theta \int_0^r \sin^2\theta r^3 \mathrm{d}r = \frac{1}{a} 2\pi \cdot \frac{1}{8} r^4 = \frac{\pi r^4}{4a}$.

7. 设所求重心：$C(\overline{x}, \overline{y})$，

由于区域 $D$ 对称于 $y$ 轴，所以重心必在 $y$ 轴上，即 $\overline{x} = 0$，再用公式：

$$\overline{y} = \frac{\iint\limits_{D} \rho(x,y) y \mathrm{d}x \mathrm{d}y}{\iint\limits_{D} \rho(x,y) \mathrm{d}x \mathrm{d}y} = \frac{\iint\limits_{D} y \mathrm{d}x \mathrm{d}y}{\iint\limits_{D} \mathrm{d}x \mathrm{d}y} \qquad \rho(x,y) \text{ 为常数}$$

$$\iint\limits_{D} \mathrm{d}x \mathrm{d}y = 4\pi - \pi = 3\pi$$

$$\iint\limits_{D} y \mathrm{d}x \mathrm{d}y = \int_0^{\pi} \sin\theta \mathrm{d}\theta \int_{2\sin\theta}^{4\sin\theta} r^2 \mathrm{d}r = \frac{56}{3} \int_0^{\pi} \sin^4\theta \mathrm{d}\theta = \frac{56}{3} \int_0^{\pi} \left(\frac{1-\cos 2\theta}{2}\right)^2 \mathrm{d}\theta = 7\pi$$

$$\overline{y} = \frac{7}{3}.$$

8.

①$\displaystyle\int_L (x^2 - y^2) \mathrm{d}x = \int_0^2 (x^2 - x^4) \mathrm{d}x = -\frac{56}{15}$ ；

②$\displaystyle\int_L (2a - y) \mathrm{d}x - (a - y) \mathrm{d}y$

$\quad = \displaystyle\int_0^{2\pi} [2a - a(1 - \cos t)] a(1 - \cos t) \mathrm{d}t - \int_0^{2\pi} [a - a(1 - \cos t)] a\sin t \mathrm{d}t$

$\quad = a^2 \displaystyle\int_0^{2\pi} \left(\sin^2 t - \frac{1}{2} \sin 2t\right) \mathrm{d}t = \pi a^2$ ；

③$\displaystyle\int_L \frac{\mathrm{d}x + \mathrm{d}y}{|x| + |y|} = \int_1^0 \frac{\mathrm{d}x}{x + (1-x)} + \int_1^0 \frac{-\mathrm{d}x}{x + (1-x)} + \int_0^{-1} \frac{\mathrm{d}x}{(1+x) - x}$

$\quad + \displaystyle\int_0^{-1} \frac{\mathrm{d}x}{(1+x) - x} + \int_{-1}^0 \frac{\mathrm{d}x}{-x - (-1-x)} + \int_{-1}^0 \frac{-\mathrm{d}x}{-x - (-1-x)} + \int_0^1 \frac{\mathrm{d}x}{x - (x-1)}$

$\quad + \displaystyle\int_0^1 \frac{\mathrm{d}x}{x - (x-1)} = 0$ ；

④$\displaystyle\int_L \frac{(x+y)\mathrm{d}x - (x-y)\mathrm{d}y}{x^2 + y^2}$

$\quad = \displaystyle\int_0^{2\pi} \left[\frac{a(\sin t + \cos t)}{a^2} \cdot (-a\sin t) - \frac{a(\cos t - \sin t)}{a^2} \cdot (a\cos t)\right] \mathrm{d}t = -2\pi$ ；

⑤$\displaystyle\int_{\Gamma} (y^2 - z^2) \mathrm{d}x + 2yz \mathrm{d}y - x^2 \mathrm{d}z = \int_0^1 (t^4 - t^6) \mathrm{d}t + \int_0^1 4t^4 \mathrm{d}t - 3 \int_0^1 t^4 \mathrm{d}t = \frac{9}{35}$.

9.

①$\displaystyle\int_L (x^2 + y^2) \mathrm{d}x - 2xy^2 \mathrm{d}y = \int_0^1 (x^2 + 4x^2) \mathrm{d}x - \int_0^2 y^3 \mathrm{d}y = -\frac{7}{3}$ ；

②$\displaystyle\int_L (x^2 + y^2) \mathrm{d}x - 2xy^2 \mathrm{d}y = \int_0^1 (x^2 + 4x^4) \mathrm{d}x - 2 \int_0^2 \frac{1}{\sqrt{2}} y^{\frac{5}{2}} \mathrm{d}y = -\frac{361}{105}$ ；

③$\displaystyle\int_L (x^2 + y^2) \mathrm{d}x - 2xy^2 \mathrm{d}y = \int_0^1 x^2 \mathrm{d}x - 2 \int_0^2 y^2 \mathrm{d}y = -5$.

10. 解　按题意,力的大小 $|\vec{F}|=\dfrac{k}{\sqrt{x^2+y^2}}$,方向与 $(-x,-y,0)$ 一致,

故 $\vec{F}=\left(\dfrac{-kx}{\sqrt{x^2+y^2}},\dfrac{-ky}{\sqrt{x^2+y^2}},0\right)$ 记 $\mathrm{d}r=(\mathrm{d}x,\mathrm{d}y,\mathrm{d}z)$,当点从 $(1,1,0)$ 移动到 $(0,1,1)$

时,$t$ 从 $0$ 变到 $\dfrac{\pi}{2}$,于是做功:

$$W=\int_L \vec{F}\cdot\mathrm{d}r=\int_L \dfrac{-kx}{\sqrt{x^2+y^2}}\mathrm{d}x+\dfrac{-ky}{\sqrt{x^2+y^2}}\mathrm{d}y=-\dfrac{k}{2}\int_L \dfrac{\mathrm{d}(x^2+y^2)}{\sqrt{x^2+y^2}}$$

$$=-\dfrac{k}{2}\int_0^{\frac{\pi}{2}}\dfrac{\mathrm{d}(\cos^2 t+1)}{\sqrt{\cos^2 t+1}}=-k\sqrt{\cos^2 t+1}\Big|_0^{\frac{\pi}{2}}=k(\sqrt{2}-1).$$

11.

① $\dfrac{\partial Q}{\partial x}=-1,\dfrac{\partial P}{\partial y}=1$

$$\oint_L (x+y)\mathrm{d}x-(x-y)\mathrm{d}y=\iint_D(-1-1)\mathrm{d}x\mathrm{d}y=-2\pi ab;$$

② $\dfrac{\partial Q}{\partial x}=1,\dfrac{\partial P}{\partial y}=2x$

$$\oint_L (2xy-x^2)\mathrm{d}x+(x+y^2)\mathrm{d}y=\iint_D(1-2x)\mathrm{d}x\mathrm{d}y=\int_0^1\mathrm{d}x\int_{x^2}^{\sqrt{x}}(1-2x)\mathrm{d}y=\dfrac{1}{30};$$

③ $\dfrac{\partial Q}{\partial x}=2x,\dfrac{\partial P}{\partial y}=2(x+y)$

$$\oint_L (x+y)^2\mathrm{d}x+(x^2-y^2)\mathrm{d}y=\iint_D(-2y)\mathrm{d}x\mathrm{d}y=-2\int_1^3\mathrm{d}x\int_{\frac{x+1}{2}}^{2x-1}y\mathrm{d}y=-16.$$

12.

①设椭圆的参数方程为 $x=a\cos t,y=b\sin t$,则

$$S=\dfrac{1}{2}\oint_L x\mathrm{d}y-y\mathrm{d}x=\dfrac{1}{2}\left[\int_0^{2\pi}a\cos t\mathrm{d}(b\sin t)-\int_0^{2\pi}b\sin t\mathrm{d}(a\cos t)\right]=\dfrac{ab}{2}\int_0^{2\pi}\mathrm{d}t=\pi ab,$$

$a=4,b=3,S=12\pi;$

② $S=\dfrac{1}{2}\int_0^{2\pi}[a\cos^3 t\cdot 3a\sin^2 t\cos t-a\sin^3 t\cdot(-3a\cos^2 t\sin t)]\mathrm{d}t$

$$=\dfrac{3}{2}a^2\int_0^{2\pi}\sin^2 t\cos^2 t\mathrm{d}t=\dfrac{3}{8}a^2\int_0^{2\pi}\sin^2 2t\mathrm{d}t=\dfrac{3}{8}a^2\int_0^{2\pi}\dfrac{1-\cos 4t}{2}\mathrm{d}t=\dfrac{3}{8}\pi a^2.$$

13.

① $\dfrac{\partial Q}{\partial x}=\dfrac{1}{x^2}=\dfrac{\partial P}{\partial y}$,积分与路径无关,取平行于坐标轴的折线路径,

$$\int_{(2,1)}^{(1,2)}\dfrac{y\mathrm{d}x-x\mathrm{d}y}{x^2}=\int_2^1\dfrac{1}{x^2}\mathrm{d}x-\int_1^2\dfrac{1}{y}\mathrm{d}y=-\dfrac{3}{2};$$

② $\dfrac{\partial Q}{\partial x}=12xy-3y^2=\dfrac{\partial P}{\partial y}$,积分与路径无关取平行于坐标轴的折线路径,

$$\int_{(1,2)}^{(1,4)}(6xy^2-y^3)\mathrm{d}x+(6x^2y-3xy^2)\mathrm{d}y=\int_{(1,2)}^{(3,2)}(6xy^2-y^3)\mathrm{d}x+\int_{(3,2)}^{(3,4)}(6x^2y-3xy^2)\mathrm{d}y$$

$$=\int_1^3(24x-8)\mathrm{d}x+\int_2^4(54y-9y^2)\mathrm{d}y=236.$$

14. 证明:设 $\vec{F}=\left(\dfrac{-kx}{r^3},\dfrac{-ky}{r^3}\right)$, $r=\sqrt{x^2+y^2}$, $P=-\dfrac{kx}{r^3}$, $Q=-\dfrac{ky}{r^3}$

因为 $\dfrac{\partial Q}{\partial x}=-\dfrac{3kxy}{r^5}=\dfrac{\partial P}{\partial y}$, 故场力做功与路无关.

15. 解　设 $P=x^2+2xy-y^2$, $Q=x^2-2xy-y^2$

因为 $\dfrac{\partial Q}{\partial x}=2x-2y=\dfrac{\partial P}{\partial y}$, 取 $(x_0,y_0)$ 为 $(0,0)$, 则

$$u(x,y)=\int_0^x P(x,0)\mathrm{d}x+\int_0^y Q(x,y)\mathrm{d}y=\int_0^x(x^2+2xy-y^2)\mathrm{d}x+\int_0^y(x^2-2xy-y^2)\mathrm{d}y$$

$$=\frac{1}{3}x^3+\left[x^2y-2x\frac{1}{2}y^2-\frac{1}{3}y^3\right]_0^y=\frac{1}{3}x^3+x^2y-xy^2-\frac{1}{3}y^3.$$

**(B)**

16. 解 $\displaystyle\iint_D \mathrm{e}^{x+y}\mathrm{d}\sigma=\int_{-1}^0 \mathrm{e}^x\mathrm{d}x\int_{-x-1}^{x+1}\mathrm{e}^y\mathrm{d}y+\int_0^1 \mathrm{e}^x\mathrm{d}x\int_{x-1}^{-x+1}\mathrm{e}^y\mathrm{d}y$

$$=\int_{-1}^0 \mathrm{e}^x\,(\mathrm{e}^y)\,|_{-x-1}^{x+1}\mathrm{d}x+\int_0^1 \mathrm{e}^x\,(\mathrm{e}^y)\,|_{x-1}^{-x+1}\mathrm{d}x$$

$$=\left(\frac{1}{2}\mathrm{e}^{2x+1}-\mathrm{e}^{-1}x\right)\Big|_{-1}^0+\left(\mathrm{e}x-\frac{1}{2}\mathrm{e}^{2x-1}\right)\Big|_0^1=\mathrm{e}-\mathrm{e}^{-1}.$$

17. 解 $\displaystyle\iint_D(x-1)y\mathrm{d}x\mathrm{d}y=\int_0^1 \mathrm{d}y\int_{1-y}^{1+\sqrt{y}}(x-1)y\mathrm{d}x=\frac{1}{2}\int_0^1(y^2-y^3)\mathrm{d}y=\frac{1}{24}.$

18. 解 $\displaystyle\iint_D(x^2+y^2)\mathrm{d}x\mathrm{d}y=\int_0^{\frac{\pi}{2}}\mathrm{d}\theta\int_{2\cos\theta}^2 r^3\mathrm{d}r=4\int_0^{\frac{\pi}{2}}(1-\cos^4\theta)\mathrm{d}\theta=\frac{5}{4}\pi.$

19. 解 $\displaystyle\iint_D\frac{x+y}{x^2+y^2}\mathrm{d}x\mathrm{d}y=\int_0^{\frac{\pi}{2}}\mathrm{d}\theta\int_{\frac{1}{\cos\theta+\sin\theta}}^1\frac{r(\cos\theta+\sin\theta)}{r^2}\cdot r\mathrm{d}r=2-\frac{\pi}{2}.$

# 9 线性代数初步 ▷▷▷▷

........................................................

## 习　　题

### 一、单项选择题

**（A）**

1. 行列式 $D = \begin{vmatrix} a & 0 & 0 & g \\ 0 & c & e & 0 \\ 0 & d & f & 0 \\ b & 0 & 0 & h \end{vmatrix}$ 的展开式中不显为零的项数有（　　）个.

A. 2　　　　　　　　B. 4　　　　　　　　C. 6　　　　　　　　D. 8

2. 设 $A$ 是 $3 \times 4$ 型矩阵，$B$ 是 $4 \times 3$ 型矩阵，则下列结论中（　　）是不正确的.

A. $|BA| \neq 0$　　　　　　　　　　　　　B. $|A^T B^T|$ 有意义

C. 秩 $(A) =$ 秩 $(A^T) \leqslant 3$　　　　　　　D. 秩 $(AB) \leqslant 3$

3. 设 $A$ 是 $n$ 阶反对称矩阵，且 $A$ 可逆，则有（　　）成立.

A. $A^T A^{-1} = -E$　　　B. $AA^T = -E$　　　C. $A^{-1} = -A^T$　　　D. $|A^T| = -|A|$

4. $n$ 个未知量 $m$ 个方程的齐次线性方程组满足条件（　　）时，此方程组有非零解.

A. $n = m$　　　　　　　　　　　　B. 系数矩阵的秩 $< m$

C. $n < m$　　　　　　　　　　　　D. 系数矩阵的秩 $< n$

5. 当非齐次线性方程组 $A_{m \times n} X_{n \times 1} = B_{m \times 1}$ 满足条件（　　）时，此方程组有解.

A. 秩 $(A, B) \geqslant n$　　　　　　　　　B. 秩 $(A, B) =$ 秩 $(A)$

C. 秩 $(A, B) \leqslant n$　　　　　　　　　D. 秩 $(A, B) \geqslant$ 秩 $(A)$

6. 设 $A$ 和 $B$ 都是 $n$ 阶方阵，且 $|A + AB| = 0$，则有（　　）.

A. $|A| = 0$　　　　　　　　　　　　B. $|E + B| = 0$

C. $|A| = 0$ 或 $|E + B| = 0$　　　　　D. $|A| = 0$ 且 $|E + B| = 0$

7. 矩阵 $A = \begin{bmatrix} 2 & 3 & 2 \\ 1 & 4 & 2 \\ 1 & -3 & 1 \end{bmatrix}$ 的特征值是（　　）.

A. $\lambda_1 = 1, \lambda_2 = 1, \lambda_3 = 3$　　　　　　　　B. $\lambda_1 = 3, \lambda_2 = 3, \lambda_3 = 1$

C. $\lambda_1=1,\lambda_2=2,\lambda_3=3$          D. $\lambda_1=2,\lambda_2=1,\lambda_3=1$

8. 设 $A=\begin{pmatrix} 1 & 1 & 0 & 1 & 5 \\ 0 & 2 & 0 & 4 & 0 \\ 0 & 0 & 1 & 0 & 0 \\ 0 & 0 & 0 & 1 & 0 \\ 0 & 0 & 0 & 2 & 3 \end{pmatrix}$，$|A|=($    $)$.

A. 1          B. 2          C. 4          D. 6

9. 线性方程组 $\begin{pmatrix} 5 & 1 & 2 \\ 2 & 1 & 1 \\ 9 & 2 & 5 \end{pmatrix}\begin{pmatrix} x_1 \\ x_2 \\ x_3 \end{pmatrix}=\begin{pmatrix} 2 \\ 4 \\ 3 \end{pmatrix}$ 的解为(    ).

A. $x_1=-\dfrac{1}{4},x_2=\dfrac{23}{4},x_3=-\dfrac{5}{4}$          B. $x_1=-\dfrac{1}{2},x_2=\dfrac{23}{2},x_3=-\dfrac{5}{2}$

C. $x_1=\dfrac{1}{4},x_2=-\dfrac{23}{4},x_3=\dfrac{5}{4}$          D. $x_1=\dfrac{1}{2},x_2=-\dfrac{23}{4},x_3=\dfrac{5}{2}$

10. 方程组 $\begin{cases} 2x_1-3x_2+x_3+5x_4=6 \\ -3x_1+x_2+2x_3-4x_4=5 \\ -x_1-2x_2+3x_3+x_4=11 \end{cases}$ 的解是(    ).

A. $x_1=x_3+x_4-3,x_2=x_3-x_4-4$          B. $x_1=x_3-x_4+3,x_2=x_3+x_4+4$

C. $x_1=x_3-x_4-3,x_2=x_3+x_4-4$          D. $x_1=x_3+x_4+3,x_2=x_3-x_4-4$

11. 对任意 $n$ 阶方阵 $A$、$B$，总有(    ).

    A. $|A+B|=|A|+|B|$          B. $(AB)^T=A^TB^T$

    C. $(A+B)^2=A^2+2AB+B^2$          D. $|AB|=|BA|$

12. 下列矩阵中不满足 $A^2=-E$ 的矩阵是(    ).

    A. $\begin{bmatrix} 1 & -2 \\ 1 & -1 \end{bmatrix}$          B. $\begin{bmatrix} -1 & -2 \\ 1 & 1 \end{bmatrix}$          C. $\begin{bmatrix} 1 & -2 \\ 1 & 1 \end{bmatrix}$          D. $\begin{bmatrix} 1 & 1 \\ -2 & -1 \end{bmatrix}$

13. 以下结论正确的是(    ).

    A. 若方阵 $A$ 的行列式 $|A|=0$，则 $A=0$

    B. 若 $A^2=0$，则 $A=0$

    C. 若 $A$ 为对称矩阵，则 $A^2$ 也是对称矩阵

    D. 对任意的同阶方阵 $A,B$ 有 $(A+B)(A-B)=A^2-B^2$

14. 若 $A=\begin{bmatrix} 3 & 1 & -2 \\ 1 & 5 & 2 \end{bmatrix}$，$B=\begin{bmatrix} 4 & 1 \\ -2 & 3 \\ 2 & 1 \end{bmatrix}$，$C=\begin{bmatrix} 0 & 2 & -1 \\ 3 & -1 & 2 \end{bmatrix}$，则下列矩阵运算的结果

为 $3\times 2$ 矩阵的是(    ).

    A. $ABC$          B. $AC^TB^T$

    C. $C^TB^TA^T$          D. $CBA$

15. 矩阵 $\begin{bmatrix} 3 & 3 \\ -1 & 0 \end{bmatrix}$ 的逆矩阵是( ).

A. $\begin{bmatrix} 0 & -1 \\ 3 & 3 \end{bmatrix}$
　　　B. $\begin{bmatrix} 0 & -1 \\ \frac{1}{3} & 1 \end{bmatrix}$
　　　C. $\begin{bmatrix} 0 & -3 \\ 1 & 3 \end{bmatrix}$
　　　D. $\begin{bmatrix} 1 & \frac{1}{3} \\ -1 & 0 \end{bmatrix}$

16. 已知 $A$ 为 $m \times n$ 矩阵,且 $R(A) = r$,则 $A$ 中必成立( ).

A. 没有等于零的 $r-1$ 阶子式,至少有一个 $r$ 阶子式不为零

B. 有等于零的 $r$ 阶子式,没有不等于零的 $r+1$ 阶子式

C. 有不等于零的 $r$ 阶子式,所有 $r+1$ 阶子式全为零

D. 任何 $r$ 阶子式不等于零,任何 $r+1$ 阶子式都等于零

17. 设 $A$ 为 $n$ 阶方阵,如果 $A$ 经过若干次初等变换成矩阵 $B$,则成立( ).

A. $|A| = |B|$
　　　　　　　　　B. 若 $|A| = 0$,则必有 $|B| = 0$

C. $|A| \neq |B|$
　　　　　　　　　D. 若 $|A| > 0$,则必有 $|B| > 0$

18. 设 $A$ 为 $n$ 阶可逆矩阵,则( ).

A. 若 $AB = CB$,则 $A = C$

B. $A$ 总可以经过初等变换化为 $E$

C. 对矩阵 $(A \mid E)$ 施行若干次初等变换,当 $A$ 变为 $E$ 时,相应的 $E$ 变为 $A^{-1}$

D. 对矩阵 $\begin{bmatrix} A \\ E \end{bmatrix}$ 施行若干次初等变换,当 $A$ 变为 $E$ 时,相应的 $E$ 变为 $A^{-1}$

19. $A$ 为 $n$ 阶矩阵,$A$ 经若干次初等变换变到矩阵 $B$,则必有( ).

A. $|A| = |B|$
　　B. $|A| \neq |B|$
　　C. $R(A) = R(B)$
　　D. $R(A) \neq R(B)$

20. 如果

$$D = \begin{vmatrix} a_{11} & a_{12} & a_{13} \\ a_{21} & a_{22} & a_{23} \\ a_{31} & a_{32} & a_{33} \end{vmatrix} = 1, D_1 = \begin{vmatrix} 4a_{11} & 2a_{11} - 3a_{12} & a_{13} \\ 4a_{21} & 2a_{21} - 3a_{22} & a_{23} \\ 4a_{31} & 2a_{31} - 3a_{32} & a_{33} \end{vmatrix} 那么 D_1 = ( ).$$

A. 8
　　　　　B. $-12$
　　　　　C. 24
　　　　　D. $-24$

**(B)**

21. 在下列何种情况下,齐次线性方程组 $\begin{cases} kx_1 + 2x_2 + x_3 = 0 \\ 2x_1 + kx_2 = 0 \\ x_1 - x_2 + x_3 = 0 \end{cases}$ 仅有零解?

A. $k \neq -2$
　　　　　　　　　B. $k \neq 3$

C. $k \neq -2$ 或 $k \neq 3$
　　　　　　　　D. $k \neq -2$ 且 $k \neq 3$

22. 若 $A$ 为可逆矩阵,下列( )恒正确.

A. $(2A)^T = 2A^T$
　　　　　　　　　B. $(2A)^{-1} = 2A^{-1}$

C. $[(A^{-1})^{-1}]^T = [(A^T)^T]^{-1}$
　　　　　　　D. $[(A^{-1})^T]^{-1} = [(A^T)^{-1}]^T$

23. 已知 $\begin{vmatrix} a_1 & b_1 \\ a_2 & b_2 \end{vmatrix} = 1$，则方程组 $\begin{cases} a_1x_1 + b_1x_2 + c_1 = 0 \\ a_2x_1 + b_2x_2 + c_2 = 0 \end{cases}$ 的解是（　　）.

A. $x_1 = \begin{vmatrix} c_1 & b_1 \\ c_2 & b_2 \end{vmatrix}$　$x_2 = \begin{vmatrix} a_1 & c_1 \\ a_2 & c_2 \end{vmatrix}$　　　B. $x_1 = \begin{vmatrix} a_1 & c_1 \\ a_2 & c_2 \end{vmatrix}$　$x_2 = \begin{vmatrix} c_1 & b_1 \\ c_2 & b_2 \end{vmatrix}$

C. $x_1 = -\begin{vmatrix} c_1 & b_1 \\ c_2 & b_2 \end{vmatrix}$　$x_2 = -\begin{vmatrix} a_1 & c_1 \\ a_2 & c_2 \end{vmatrix}$　　D. $x_1 = -\begin{vmatrix} a_1 & c_1 \\ a_2 & c_2 \end{vmatrix}$　$x_2 = -\begin{vmatrix} c_1 & b_1 \\ c_2 & b_2 \end{vmatrix}$

24. 设 $A$、$B$ 均为 $n$ 阶方阵，若 $AB = O$，且 $B \neq O$，则必有（　　）.

    A. $B$ 为不可逆阵　　　　　　　　　　B. $A$ 为不可逆阵

    C. $(A+B)^2 = A^2 + B^2$　　　　　　D. $A = O$

25. 设 $A$ 为 3 阶方阵，$|A| = 2$，则 $\left| \left( -\dfrac{A}{2} \right)^{-1} \right|$ 的值为（　　）.

    A. 1　　　　　　　　B. 4　　　　　　　　C. $-1$　　　　　　D. $-4$

26. 齐次方程组 $Ax = 0$ 有非零解的充要条件是（　　）.

    A. $A$ 的任意两个列向量线性相关

    B. $A$ 的任意两个列向量线性无关

    C. 必有一列向量是其余列向量的线性组合

    D. 任意一列向量都是其余列向量的线性组合

27. 设三阶方阵 $A = \begin{pmatrix} a_1 & b_1 & c_1 \\ a_2 & b_2 & c_2 \\ a_3 & b_3 & c_3 \end{pmatrix}$，$|A| = 4$；$B = \begin{pmatrix} a_1 & b_1 & d_1 \\ a_2 & b_2 & d_2 \\ a_3 & b_3 & d_3 \end{pmatrix}$，$|B| = 1$ 则行列式

$|A + B| = （　　）.$

    A. 20　　　　　　　B. 15　　　　　　　C. 10　　　　　　　D. 5

28. 矩阵 $A = \begin{bmatrix} k & 1 & 1 & 1 \\ 1 & k & 1 & 1 \\ 1 & 1 & k & 1 \\ 1 & 1 & 1 & k \end{bmatrix}$ 的特征值为 3，则（　　）.

    A. $k = 1$　　　　　　　　　　　　B. $k = -3$

    C. $k = 1$ 或 $k = -3$　　　　　　D. $k = 0$ 或 $k = 4$

29. 设 $A$ 为 $m \times n$ 矩阵，则有（　　）.

    A. 若 $m < n$，则 $Ax = b$ 有无穷多解；

    B. 若 $m < n$，则 $Ax = 0$ 有非零解，且基础解系含有 $n - m$ 个线性无关解向量；

    C. 若 $A$ 有 $n$ 阶子式不为零，则 $Ax = b$ 有唯一解；

    D. 若 $A$ 有 $n$ 阶子式不为零，则 $Ax = 0$ 仅有零解。

30. 设 $A = (a_{ij})$ 为三阶矩阵，若已知 $|A| = 2$，则 $||A|A|$ 值为（　　）.

    A. 4　　　　　　　　B. 16　　　　　　　C. 8　　　　　　　D. 1

## 二、填空题

1. 若将 $n$ 阶行列式 $D$ 中每个元素添上负号得一新的行列式 $\bar{D}$，则 $\bar{D}=(\qquad)D$.

2. 若 $\begin{vmatrix} 4 & h \\ h & h \end{vmatrix}=3$，则 $h=(\qquad)$.

3. 若 $A^*$ 为可逆矩阵 $A$ 的伴随矩阵，则 $A^{-1}=(\qquad)$.

4. 设 $A$ 与 $B$ 都是 $m \times n$ 型矩阵，则 $AB=BA$ 的充要条件是 $(\qquad)$.

5. 若 $A$ 与 $B$ 都是 $n$ 阶矩阵，则 $AB$ 不可逆的充要条件是 $(\qquad)$.

6. 非齐次线性方程组有解的充要条件是 $(\qquad)$.

7. 若 $n$ 元线性方程组有解，且其系数矩阵的秩为 $r$，则当 $(\qquad)$ 时方程组有唯一解；当 $(\qquad)$ 时方程组有无穷多组解.

8. 设 $\lambda_0$ 是矩阵 $A$ 的一个特征值，且 $|A| \neq 0$，则 $\lambda_0(\qquad)$，且 $\lambda_0^{-1}$ 是矩阵 $(\qquad)$ 的一个特征值.

9. 设 $a_1=(3,3,3)$，$a_2=(-1,1,-3)$，$a_3=(2,1,3)$，则 $a_1,a_2,a_3$ 线性 $(\qquad)$ 关.

10. 如果 $D_1$ 为二阶行列式，其值为 2；$D_2$ 为三阶行列式，其值为 $\frac{1}{3}$. 则行列式 $\begin{vmatrix} 0 & D_1 \\ D_2 & 0 \end{vmatrix}$ 值为 $(\qquad)$.

## 三、判断题

1. 将行列式 $|A|$ 的任意两行(列)的对应元素交换，所得的新行列式等于 $|A|$. ( )

2. 以数 $k$ 乘行列式 $|A|$，等于 $k$ 乘以这行列式的某一行(或某一列). ( )

3. 以数 $k$ 乘矩阵 $A$ 等于 $k$ 乘以这矩阵的某一行(或某一列). ( )

4. 若 $A$ 与 $B$ 均是 $n$ 阶方阵，则 $AB=BA$ ( )

5. 若 $A$ 与 $B$ 均是 $n$ 阶方阵，则 $|AB|=|BA|$. ( )

6. 计算二阶或三阶行列式的对角线法则可适用于四阶以上的行列式. ( )

7. $\begin{vmatrix} a & b \\ c & d \end{vmatrix} = \begin{vmatrix} c-a & d-b \\ c & d \end{vmatrix}$. ( )

8. $\begin{vmatrix} a & 0 & 0 & 0 \\ 0 & 0 & b & 0 \\ 0 & 0 & 0 & c \\ 0 & d & 0 & 0 \end{vmatrix}=abcd$. ( )

9. 若 $A$ 与 $B$ 为同阶方阵，则 $A+B$ 可逆. ( )

10. 矩阵的特征向量不能是零向量. ( )

## 四、计算及证明题

（A）

1. 计算下列行列式.

① $\begin{vmatrix} 3 & 1 & -1 & 2 \\ -5 & 1 & 3 & -4 \\ 2 & 0 & 1 & -1 \\ 1 & -5 & 3 & -3 \end{vmatrix}$
　　　　
② $\begin{vmatrix} 1 & 1 & 1 & 1 \\ 1 & 2 & 3 & 4 \\ 1 & 3 & 6 & 10 \\ 1 & 4 & 10 & 20 \end{vmatrix}$

2. 计算下列行列式.

① $\begin{vmatrix} 0 & a & b \\ -a & 0 & c \\ -b & -c & 0 \end{vmatrix}$
　　　　
② $\begin{vmatrix} a+b & c & c \\ a & b+c & a \\ b & b & c+a \end{vmatrix}$

3. 用克莱姆法则解下列线性方程组.

① $\begin{cases} 2x-3y=1 \\ 3x+2y=8 \end{cases}$
　　　　
② $\begin{cases} x+2y-z=3 \\ 2x-y-2z=1 \\ x+3y+z=6 \end{cases}$

4. 解下列矩阵方程.

① $5\begin{bmatrix} 1 & -1 & 2 \\ 6 & 3 & -7 \end{bmatrix}+\boldsymbol{X}=\begin{bmatrix} 5 & -1 & 2 \\ 6 & 3 & -7 \end{bmatrix}$

② $\begin{bmatrix} 3 & -1 \\ 1 & 2 \\ 2 & -1 \end{bmatrix}+\boldsymbol{X}^T-2\begin{bmatrix} -1 & 1 \\ 0 & 2 \\ 1 & 2 \end{bmatrix}=\begin{bmatrix} -1 & 1 & -2 \\ 4 & 3 & 1 \end{bmatrix}^T$

5. 计算下列矩阵.

① $\begin{bmatrix} 1 & 1 \\ 2 & 1 \\ 1 & -1 \end{bmatrix}\begin{bmatrix} 1 & 3 & 0 & 2 \\ 2 & 1 & 1 & 3 \end{bmatrix}$
　　　
② $\begin{bmatrix} a & b & c \\ c & b & a \\ 1 & 1 & 1 \end{bmatrix}\begin{bmatrix} 1 & a & c \\ 1 & b & b \\ 1 & c & a \end{bmatrix}$

③ $\begin{bmatrix} 2 & 1 & 1 \\ 3 & 1 & 0 \\ 0 & 1 & 2 \end{bmatrix}^T (x,y,z)^T$
　　　
④ $(x,y)\begin{bmatrix} a & b \\ c & d \end{bmatrix}\begin{bmatrix} x \\ y \end{bmatrix}$

6. 用矩阵方程表示生物种群的年龄分布关系.

$\begin{cases} n_1=f_1m_1+f_2m_2+f_3m_3+f_4m_4 \\ n_2=p_1m_1 \\ n_3=p_2m_2 \\ n_4=p_3m_3 \end{cases}$

其中，$m_i$ 是各年龄组母体的初始数目，$n_i$ 是经单位时间后的数目，$f_i$ 是 $m_i$ 产生的子代，$p_i$ 是第 $i$ 组母体进入第 $i+1$ 组的比率.

7. 求下列矩阵的伴随矩阵.

$$①A=\begin{bmatrix} 1 & 3 \\ 2 & 8 \end{bmatrix} \qquad\qquad ②A=\begin{bmatrix} 2 & 1 & 1 \\ 3 & 1 & 0 \\ 0 & 1 & 2 \end{bmatrix}$$

8. 求下列矩阵的逆矩阵.

$$①A=\begin{bmatrix} 3 & -5 \\ 2 & -3 \end{bmatrix} \qquad\qquad ②A=\begin{bmatrix} 2 & 1 & 1 \\ 0 & 1 & 0 \\ 0 & 1 & 2 \end{bmatrix}$$

9. 用矩阵方程解下列线性方程组.

$$①\begin{cases} 2x_1-x_2=3 \\ x_1+2x_2=4 \end{cases} \qquad ②\begin{cases} x-y+3z=-8 \\ 2x+y-z=23 \\ 3x+4y+2z=11 \end{cases}$$

10. 某制药厂的三个车间互相提供产品,全年各车间出厂产量及对其他车间产品消耗情况如表所示. 第一列数字分别表示第一车间生产 1 单位产品需消耗第一、二、三车间 $0.1$、$0.2$、$0.5$ 单位产品(称直接消耗系数). 第一行 $0.1x_1$、$0.2x_2$、$0.45x_3$ 分别表示第一车间消耗在各车间的产品流量. 第二、三列类同. 用矩阵方程求各车间的总产量 $x_1$、$x_2$、$x_3$.

**某制药厂的三个车间的产品流量**

| 车 间 | 1 | 2 | 3 | 出厂产量 | 总产量 |
|---|---|---|---|---|---|
| 1 | 0.10 | 0.20 | 0.45 | 22 | $x_1$ |
| 2 | 0.20 | 0.20 | 0.30 | 0 | $x_2$ |
| 3 | 0.50 | 0 | 0.12 | 55.6 | $x_3$ |

11. 判断向量 $a$、$b$、$c$ 的相关性.

①$a=(2,2,0,1),b=(-1,2,1,3),c=(1,2,2,0)$

②$a=(1,0,2),b=(3,1,8),c=(2,0,4)$

12. 解下列线性方程组.

$$①\begin{cases} 2x_1-4x_2+3x_3-x_4=0 \\ x_1+4x_2+x_3-3x_4=0 \end{cases} \qquad ②\begin{cases} 2x_1+7x_2+3x_3+x_4=6 \\ 3x_1+5x_2+2x_3+2x_4=4 \\ 9x_1+4x_2+x_3+7x_4=2 \end{cases}$$

13. Crow 和 Kimura(1970)研究近视遗传问题,得到如

$$\begin{vmatrix} -\lambda & 1 & 0 \\ 0 & 1/2-\lambda & 1/2 \\ 1/4 & 1/2 & -\lambda \end{vmatrix}=0$$

所示的特征方程,证明特征方程可化为 $\lambda^3-\lambda^2/2-\lambda/4-1/8=0$,并有特征值 $\lambda\approx0.9196$.

14. Searle 归纳出如

$$A = \begin{pmatrix} 1 & 1/4 & 1/18 \\ 0 & 2/4 & 8/18 \\ 0 & 1/4 & 9/18 \end{pmatrix}$$

所示的生物基因概率矩阵,求特征值及所属的特征向量.

(B)

15. 证明题

① $\begin{vmatrix} a^2 & ab & b^2 \\ 2a & a+b & 2b \\ 1 & 1 & 1 \end{vmatrix} = (a-b)^3$

② $\begin{vmatrix} ax+by & ay+bz & az+bx \\ ay+bz & az+bx & ax+by \\ az+bx & ax+by & ay+bz \end{vmatrix} = (a^3+b^3) \begin{vmatrix} x & y & z \\ y & z & x \\ z & x & y \end{vmatrix}$

16. 设 $\boldsymbol{\alpha}_1 = (1,2,3), \boldsymbol{\alpha}_2 = (0,-2,1), \boldsymbol{\alpha}_3 = (1,4,a)$,当 $a$ 为何值时,$\alpha_1, \alpha_2, \alpha_3$ 线性相关.

17. 求满足下面方程的矩阵 $\boldsymbol{X}$: $\begin{bmatrix} 1 & 4 \\ -1 & 2 \end{bmatrix} \boldsymbol{X} \begin{bmatrix} 2 & 0 \\ -1 & 1 \end{bmatrix} = \begin{bmatrix} 3 & 1 \\ 0 & -1 \end{bmatrix}$.

18. 设 $\boldsymbol{A}$、$\boldsymbol{B}$ 是三阶方阵,$\boldsymbol{E}$ 是三阶单位阵,$|\boldsymbol{A}| = -2$ 且 $\boldsymbol{A}^2 + \boldsymbol{AB} - 3\boldsymbol{E} = \boldsymbol{O}$,求 $|\boldsymbol{A}+\boldsymbol{B}|$.

19. 设方阵 $\boldsymbol{A}$ 满足 $\boldsymbol{A}^2 - \boldsymbol{A} - 2\boldsymbol{E} = \boldsymbol{O}$,证明 $\boldsymbol{A}$ 及 $\boldsymbol{A}+2\boldsymbol{E}$ 都可逆,并求 $\boldsymbol{A}^{-1}$ 及 $(\boldsymbol{A}+2\boldsymbol{E})^{-1}$.

20.

① 求 $\lambda, \mu$ 取何值时,齐次线性方程组 $\begin{cases} \lambda x_1 + x_2 + x_3 = 0 \\ x_1 + \mu x_2 + x_3 = 0 \\ x_1 + 2\mu x_2 + x_3 = 0 \end{cases}$ 有非零解?

② $\lambda$ 取何值时,非齐次线性方程组 $\begin{cases} \lambda x_1 + x_2 + x_3 = 1, \\ x_1 + \lambda x_2 + x_3 = \lambda, \\ x_1 + x_2 + \lambda x_3 = \lambda^2 \end{cases}$ (1)有唯一解;(2)无解;(3)有无穷多个解?

21. 设矩阵 $\boldsymbol{A} = \begin{bmatrix} 1 & 0 & 1 \\ 0 & 2 & 6 \\ 1 & 6 & 1 \end{bmatrix}$ 满足 $\boldsymbol{AX} + \boldsymbol{E} = \boldsymbol{A}^2 + \boldsymbol{X}$,求矩阵 $\boldsymbol{X}$.

22. 设 $\boldsymbol{A}, \boldsymbol{B}$ 为 $n$ 阶矩阵,且 $\boldsymbol{A}$ 为对称矩阵,证明 $\boldsymbol{B}^T \boldsymbol{AB}^T$ 也是对称矩阵.

23. 已知 $\boldsymbol{AA}^T = \boldsymbol{E}$,且 $|\boldsymbol{A}| = -1$,试证 $|\boldsymbol{A}+\boldsymbol{E}| = 0$.

24. 已知矩阵 $\boldsymbol{A} = \begin{bmatrix} 2 & -1 & 2 \\ 5 & a & 3 \\ -1 & b & -2 \end{bmatrix}$ 的一个特征向量为 $x = (1,1,-1)^T$,求 $a,b$ 之值

及特征向量 $x$ 所对应的特征值.

# 参 考 答 案

## 一、单项选择题

**(A)**

1. B  2. A  3. A  4. D  5. B  6. C  7. B  8. D  9. A  10. C  11. D  12. C  13. C
14. C  15. B  16. C  17. B  18. B  19. C  20. B

**(B)**

21. 正确答案 D

$$\begin{vmatrix} k & 2 & 1 \\ 2 & k & 0 \\ 1 & -1 & 1 \end{vmatrix} \neq 0, k^2 - 2 - k - 4 = k^2 - k - 6 = (k-3)(k+2) \neq 0$$

所以 $k \neq 3$ 且 $k \neq -2$，选 D.

22. 正确答案 A

$(2A)^{-1} = \frac{1}{2}A^{-1}$，B 错；$[(A^T)^T]^{-1} = A^{-1}$，$[(A^{-1})^{-1}]^T = A^T$，C 错；$[(A^{-1})^T]^{-1} = A^T$，

$[(A^T)^{-1}]^T = A^{-1}$，D 错，所以选 A.

23. 正确答案 C

因为 $\begin{cases} a_1 x_1 + b_1 x_2 = -c_1 \\ a_2 x_1 + b_2 x_2 = -c_2 \end{cases}$

$x_1 = -\begin{vmatrix} -c_1 & b_1 \\ -c_2 & b_2 \end{vmatrix} = -\begin{vmatrix} c_1 & b_1 \\ c_2 & b_2 \end{vmatrix}, x_2 = \begin{vmatrix} a_1 & -c_1 \\ a_2 & -c_2 \end{vmatrix} = -\begin{vmatrix} a_1 & c_1 \\ a_2 & c_2 \end{vmatrix}$  选 C.

24. 正确答案 B

$(A+B)^2 = A^2 + AB + BA + B^2 = A^2 + BA + B^2$，由于 $AB = O$ 但 $BA$ 未必为 0，故 C 错；

因为 $AB = O$，$|AB| = 0$，所以 $|A||B| = 0$，$|A| = 0$ 或 $|B| = 0$，

即 $A, B$ 矩阵至少有一个可逆，不妨令 $A$ 可逆，则 $A^{-1}AB = B = O$ 与已知矛盾，故 $A$ 必不可逆，选 B.

25. 正确答案 D

$\left| \left( -\frac{A}{2} \right)^{-1} \right| = |-2A^{-1}| = (-2)^3 |A^{-1}| = -8 \frac{1}{|A|} = -4.$

26. 正确答案 C

A 是充分非必要条件，错；B 能推出仅有零解，错，

D 是充分非必要条件，错；C 正确.

**27. 正确答案 A**

$$A+B=\begin{pmatrix}a_1 & b_1 & c_1\\ a_2 & b_2 & c_2\\ a_3 & b_3 & c_3\end{pmatrix}+\begin{pmatrix}a_1 & b_1 & d_1\\ a_2 & b_2 & d_2\\ a_3 & b_3 & d_3\end{pmatrix}=\begin{pmatrix}2a_1 & 2b_1 & c_1+d_1\\ 2a_2 & 2b_2 & c_2+d_2\\ 2a_3 & 2b_3 & c_3+d_3\end{pmatrix}$$

$$|A+B|=\begin{vmatrix}2a_1 & 2b_1 & c_1+d_1\\ 2a_2 & 2b_2 & c_2+d_2\\ 2a_3 & 2b_3 & c_3+d_3\end{vmatrix}=4\begin{vmatrix}a_1 & b_1 & c_1+d_1\\ a_2 & b_2 & c_2+d_2\\ a_3 & b_3 & c_3+d_3\end{vmatrix}$$

$$=4\begin{vmatrix}a_1 & b_1 & c_1\\ a_2 & b_2 & c_2\\ a_3 & b_3 & c_3\end{vmatrix}+4\begin{vmatrix}a_1 & b_1 & d_1\\ a_2 & b_2 & d_2\\ a_3 & b_3 & d_3\end{vmatrix}$$

$$=4|A|+4|B|=20.$$

**28. 正确答案 D**

$$\begin{vmatrix}k-3 & 1 & 1 & 1\\ 1 & k-3 & 1 & 1\\ 1 & 1 & k-3 & 1\\ 1 & 1 & 1 & k-3\end{vmatrix}\xlongequal[\substack{(1)+(3)\\(1)+(4)}]{(1)+(2)}\begin{vmatrix}k & 1 & 1 & 1\\ k & k-3 & 1 & 1\\ k & 1 & k-3 & 1\\ k & 1 & 1 & k-3\end{vmatrix}$$

$$=k\begin{vmatrix}1 & 1 & 1 & 1\\ 1 & k-3 & 1 & 1\\ 1 & 1 & k-3 & 1\\ 1 & 1 & 1 & k-3\end{vmatrix}\xlongequal[\substack{(3)-(1)\\(4)-(1)}]{(2)-(1)}k\begin{vmatrix}1 & 0 & 0 & 0\\ 1 & k-4 & 0 & 0\\ 1 & 0 & k-4 & 0\\ 1 & 0 & 0 & k-4\end{vmatrix}$$

$$=k(k-4)^3=0.$$

解得 $k=0$ 或 $k=4$,选 D.

**29. 正确答案 D**

A 错误,因为 $m<n$,不能保证 $R(A)=R(A\mid b)$;B 错误,$Ax=O$ 的基础解系含有 $n-R(A)$ 个解向量;C 错误,因为有可能 $R(A)=n<R(A\mid b)=n+1$,$Ax=b$ 无解;D 正确,因为 $R(A)=n$.

**30. 正确答案 B**

$||A|A|=|2A|=8|A|=16$ 选 B.

## 二、填空题

1. $(-1)^n$　2. 1 或 3　3. $\dfrac{1}{|A|}A^*$

4. $m=n$,且 $A$ 与 $B$ 可互换

5. $|A|=0$ 或 $|B|=0$

6. 系数矩阵的秩等于增广矩阵的秩

7. $n=r$;$n>r$  8. $\neq 0$,$\boldsymbol{A}^{-1}$  9. 相  10. $\dfrac{2}{3}$

## 三、判断题

1. 错  2. 是  3. 错  4. 错  5. 是  6. 错  7. 错  8. 是  9. 错  10. 是

## 四、计算及证明题

**(A)**

1.

①

$$\begin{vmatrix} 3 & 1 & -1 & 2 \\ -5 & 1 & 3 & -4 \\ 2 & 0 & 1 & -1 \\ 1 & -5 & 3 & -3 \end{vmatrix} \xrightarrow{(2)\times 5+(1)} \begin{vmatrix} 8 & 1 & -1 & 2 \\ 0 & 1 & 3 & -4 \\ 2 & 0 & 1 & -1 \\ -24 & -5 & 3 & -3 \end{vmatrix} \xrightarrow{(3)\times 12+(4)}$$

$$\begin{vmatrix} 8 & 1 & -1 & 2 \\ 0 & 1 & 3 & -4 \\ 2 & 0 & 1 & -1 \\ 0 & -5 & 15 & -15 \end{vmatrix} \xrightarrow{(2)\times 5+(4)} \begin{vmatrix} 8 & 1 & -1 & 2 \\ 0 & 1 & 3 & -4 \\ 2 & 0 & 1 & -1 \\ 0 & 0 & 30 & -35 \end{vmatrix} = 5\begin{vmatrix} 8 & 1 & -1 & 2 \\ 0 & 1 & 3 & -4 \\ 2 & 0 & 1 & -1 \\ 0 & 0 & 6 & -7 \end{vmatrix}$$

$$\xrightarrow{(4)\times 6/7+(3)} 5\begin{vmatrix} 8 & 1 & 5/7 & 2 \\ 0 & 1 & -3/7 & -4 \\ 2 & 0 & 1/7 & -1 \\ 0 & 0 & 0 & -7 \end{vmatrix} \xrightarrow[\substack{(1)\div(-4)+(3)}]{(2)\times(-1)+(1)} 5\begin{vmatrix} 8 & 0 & 8/7 & 6 \\ 0 & 1 & -3/7 & -4 \\ 0 & 0 & -1/7 & -5/2 \\ 0 & 0 & 0 & -7 \end{vmatrix}$$

$$= 5\left[ 8\times\left(-\dfrac{1}{7}\right)\times(-7) \right] = 40$$

②

$$\begin{vmatrix} 1 & 1 & 1 & 1 \\ 1 & 2 & 3 & 4 \\ 1 & 3 & 6 & 10 \\ 1 & 4 & 10 & 20 \end{vmatrix} \xrightarrow[\substack{(1)\times(-1)+(3) \\ (1)\times(-1)+(4)}]{(1)\times(-1)+(2)} \begin{vmatrix} 1 & 1 & 1 & 1 \\ 0 & 1 & 2 & 3 \\ 0 & 0 & 1 & 3 \\ 0 & 3 & 10 & 20 \end{vmatrix} \xrightarrow[\substack{(2)\times(-2)+(4)}]{(2)\times(-2)+(3)} \begin{vmatrix} 1 & 1 & 1 & 1 \\ 0 & 1 & 2 & 3 \\ 0 & 0 & 1 & 3 \\ 0 & 0 & 0 & 1 \end{vmatrix} = 1$$

2.

①

$$\begin{vmatrix} 0 & a & b \\ -a & 0 & c \\ -b & -c & 0 \end{vmatrix} \xrightarrow{(1)\times\frac{c}{a}+(3)} \begin{vmatrix} 0 & a & b \\ -a & 0 & c \\ -b & 0 & bc/a \end{vmatrix} \xrightarrow{(1)\sim(2)} -\begin{vmatrix} -a & 0 & c \\ 0 & a & b \\ -b & 0 & bc/a \end{vmatrix}$$

$$\xrightarrow{(1)\times\left(\frac{-b}{a}\right)+(3)} -\begin{vmatrix} -a & 0 & c \\ 0 & a & b \\ 0 & 0 & 0 \end{vmatrix} = 0$$

②

$$\begin{vmatrix} a+b & c & c \\ a & b+c & a \\ b & b & c+a \end{vmatrix} \xrightarrow{(1)\times\left(\frac{-a}{a+b}\right)+(2)} \begin{vmatrix} a+b & c & c \\ 0 & \dfrac{b(a+b+c)}{a+b} & \dfrac{a(a+b-c)}{a+b} \\ b & b & c+a \end{vmatrix}$$

$$(1)\times\frac{-b}{a+b}+(3) \quad \begin{vmatrix} a+b & c & c \\ 0 & \dfrac{b(a+b+c)}{a+b} & \dfrac{a(a+b-c)}{a+b} \\ 0 & \dfrac{b(a+b-c)}{a+b} & \dfrac{a(a+b+c)}{a+b} \end{vmatrix}$$

$$=(a+b)\begin{vmatrix} \dfrac{b(a+b+c)}{a+b} & \dfrac{a(a+b-c)}{a+b} \\ \dfrac{b(a+b-c)}{a+b} & \dfrac{a(a+b+c)}{a+b} \end{vmatrix}$$

$$=\frac{ab}{a+b}\begin{vmatrix} a+b+c & a+b-c \\ a+b-c & a+b+c \end{vmatrix}=4abc$$

3.

① $D_1=\begin{vmatrix} 1 & -3 \\ 8 & 2 \end{vmatrix}=26 \quad D_2=\begin{vmatrix} 2 & 1 \\ 3 & 8 \end{vmatrix}=13 \quad D=\begin{vmatrix} 2 & -3 \\ 3 & 2 \end{vmatrix}=13$

$\therefore x=\dfrac{D_1}{D}=\dfrac{26}{13}=2,y=\dfrac{D_2}{D}=\dfrac{13}{13}=1$

② $\because D_1=\begin{vmatrix} 3 & 2 & -1 \\ 1 & -1 & -2 \\ 6 & 3 & 1 \end{vmatrix}=-20 \quad D_2=\begin{vmatrix} 1 & 3 & -1 \\ 2 & 1 & -2 \\ 1 & 6 & 1 \end{vmatrix}=-10$

$D_3=\begin{vmatrix} 1 & 2 & 3 \\ 2 & -1 & 1 \\ 1 & 3 & 6 \end{vmatrix}=10 \quad D=\begin{vmatrix} 1 & 2 & -1 \\ 2 & -1 & -2 \\ 1 & 3 & 1 \end{vmatrix}=-10$

$\therefore x=\dfrac{D_1}{D}=2,y=\dfrac{D_2}{D}=1,z=\dfrac{D_3}{D}=1$

4.

① $X=\begin{bmatrix} 5 & -1 & 2 \\ 6 & 3 & -7 \end{bmatrix}-\begin{bmatrix} 5 & -5 & 10 \\ 30 & 15 & -35 \end{bmatrix}=\begin{bmatrix} 0 & 4 & -8 \\ -24 & -12 & 28 \end{bmatrix}$

② $X=\begin{bmatrix} -1 & 1 & -2 \\ 4 & 3 & 1 \end{bmatrix}+2\begin{bmatrix} -1 & 0 & 1 \\ 1 & 2 & 2 \end{bmatrix}-\begin{bmatrix} 3 & 1 & 2 \\ -1 & 2 & -1 \end{bmatrix}=\begin{bmatrix} -6 & 0 & -2 \\ 7 & 5 & 6 \end{bmatrix}$

5.

① $\begin{bmatrix} 1 & 1 \\ 2 & 1 \\ 1 & -1 \end{bmatrix}_{3\times2}\begin{bmatrix} 1 & 3 & 0 & 2 \\ 2 & 1 & 1 & 3 \end{bmatrix}_{2\times4}=\begin{bmatrix} 3 & 4 & 1 & 5 \\ 4 & 7 & 1 & 7 \\ -1 & 2 & -1 & -1 \end{bmatrix}_{3\times4}$

② $\begin{bmatrix} a & b & c \\ c & b & a \\ 1 & 1 & 1 \end{bmatrix}\begin{bmatrix} 1 & a & c \\ 1 & b & b \\ 1 & c & a \end{bmatrix}=\begin{bmatrix} a+b+c & a^2+b^2+c^2 & b^2+2ac \\ a+b+c & b^2+2ac & a^2+b^2+c^2 \\ 3 & a+b+c & a+b+c \end{bmatrix}$

③ $\begin{bmatrix} 2 & 1 & 1 \\ 3 & 1 & 0 \\ 0 & 1 & 2 \end{bmatrix}^T(x,y,z)^T=\left[(x,y,z)\begin{bmatrix} 2 & 1 & 1 \\ 3 & 1 & 0 \\ 0 & 1 & 2 \end{bmatrix}\right]^T=(2x+3y,x+y+z,x+2z)^T$

$$= \begin{pmatrix} 2x+3y \\ x+y+z \\ x+2z \end{pmatrix}$$

④$(x,y)_{1\times1} \begin{pmatrix} a & b \\ c & d \end{pmatrix}_{2\times2} \begin{pmatrix} x \\ y \end{pmatrix}_{2\times1} = (ax+cy \quad bx+dy) \begin{pmatrix} x \\ y \end{pmatrix} = ax^2+cxy+bxy+dy^2$

6.

$$\begin{pmatrix} n_1 \\ n_2 \\ n_3 \\ n_4 \end{pmatrix} = \begin{pmatrix} f_1 & f_2 & f_3 & f_4 \\ p_1 & 0 & 0 & 0 \\ 0 & p_2 & 0 & 0 \\ 0 & 0 & p_3 & 0 \end{pmatrix} = \begin{pmatrix} m_1 \\ m_2 \\ m_3 \\ m_4 \end{pmatrix}$$

7.

①$A^* = \begin{pmatrix} 8 & -3 \\ -2 & 1 \end{pmatrix}$

②$A_{11} = \begin{vmatrix} 1 & 0 \\ 1 & 2 \end{vmatrix} = 2, A_{12} = -\begin{vmatrix} 3 & 0 \\ 0 & 2 \end{vmatrix} = -6, A_{13} = \begin{vmatrix} 3 & 1 \\ 0 & 1 \end{vmatrix} = 3$

$A_{21} = -\begin{vmatrix} 1 & 1 \\ 1 & 2 \end{vmatrix} = -1, A_{22} = \begin{vmatrix} 2 & 1 \\ 0 & 2 \end{vmatrix} = 4, A_{23} = -\begin{vmatrix} 2 & 1 \\ 0 & 1 \end{vmatrix} = -2$

$A_{31} = \begin{vmatrix} 1 & 1 \\ 1 & 0 \end{vmatrix} = -1, A_{32} = -\begin{vmatrix} 2 & 1 \\ 3 & 0 \end{vmatrix} = 3, A_{33} = \begin{vmatrix} 2 & 1 \\ 3 & 1 \end{vmatrix} = -1$

$\therefore A^* = \begin{pmatrix} 2 & -1 & -1 \\ -6 & 4 & 3 \\ 3 & -2 & -1 \end{pmatrix}$

8.

①$A^{-1} = \dfrac{1}{a_{11}a_{22}-a_{12}a_{21}} \begin{pmatrix} a_{22} & -a_{12} \\ -a_{21} & a_{11} \end{pmatrix} = \dfrac{1}{-9+10} \begin{pmatrix} -3 & 5 \\ -2 & 3 \end{pmatrix} = \begin{pmatrix} -3 & 5 \\ -2 & 3 \end{pmatrix}$

②$A^{-1} = \dfrac{A^*}{|A|} = \dfrac{1}{4} \begin{pmatrix} 2 & -1 & -1 \\ 0 & 4 & 0 \\ 0 & -2 & 2 \end{pmatrix} = \begin{pmatrix} \frac{1}{2} & -\frac{1}{4} & -\frac{1}{4} \\ 0 & 1 & 0 \\ 0 & -\frac{1}{2} & \frac{1}{2} \end{pmatrix}$

9.

①$\begin{pmatrix} 2 & -1 \\ 1 & 2 \end{pmatrix} \begin{pmatrix} x_1 \\ x_2 \end{pmatrix} = \begin{pmatrix} 3 \\ 4 \end{pmatrix} \qquad |A| = 5 \neq 0, A^{-1} = \dfrac{1}{5} \begin{pmatrix} 2 & 1 \\ -1 & 2 \end{pmatrix}$

$\begin{pmatrix} x_1 \\ x_2 \end{pmatrix} = \dfrac{1}{5} \begin{pmatrix} 2 & 1 \\ -1 & 2 \end{pmatrix} \begin{pmatrix} 3 \\ 4 \end{pmatrix} = \begin{pmatrix} 2 \\ 1 \end{pmatrix}$

② $\begin{pmatrix} 1 & -1 & 3 \\ 2 & 1 & -1 \\ 3 & 4 & 2 \end{pmatrix} \begin{pmatrix} x_1 \\ x_2 \\ x_3 \end{pmatrix} = \begin{pmatrix} -8 \\ 23 \\ 11 \end{pmatrix}$

$\begin{pmatrix} x_1 \\ x_2 \\ x_3 \end{pmatrix} = \frac{1}{28} \begin{pmatrix} 6 & 14 & -2 \\ -7 & -7 & 7 \\ 5 & -7 & 3 \end{pmatrix} \begin{pmatrix} -8 \\ 23 \\ 11 \end{pmatrix} = \frac{1}{28} \begin{pmatrix} 252 \\ -28 \\ -168 \end{pmatrix} = \begin{pmatrix} 9 \\ -1 \\ -6 \end{pmatrix}$

10. 由题意:第一车间总产量为:$x_1 = 22 + 0.1x_1 + 0.2x_2 + 0.45x_3$.

第二车间总产量为:$x_2 = 0 + 0.2x_1 + 0.2x_2 + 0.3x_3$

第三车间总产量为:$x_3 = 55.6 + 0.5x_1 + 0.12x_3$

方程组为:$\begin{cases} 18x_1 - 4x_2 - 9x_3 = 440 \\ 2x_1 - 8x_2 + 3x_3 = 0 \\ 25x_1 - 44x_3 = -2780 \end{cases}$

方程可表示为,$AX = C$ 即:

$\begin{pmatrix} 18 & -4 & -9 \\ 2 & -8 & 3 \\ 25 & 0 & -44 \end{pmatrix} \begin{pmatrix} x_1 \\ x_2 \\ x_3 \end{pmatrix} = \begin{pmatrix} 440 \\ 0 \\ -2780 \end{pmatrix}$

$A^{-1} = \frac{1}{|A|} A^* = \frac{1}{3884} \begin{pmatrix} 352 & -176 & -84 \\ 163 & -567 & -72 \\ 200 & -100 & -136 \end{pmatrix}$

$X = A^{-1}C = \frac{1}{3884} \begin{pmatrix} 352 & -176 & -84 \\ 163 & -567 & -72 \\ 200 & -100 & -136 \end{pmatrix} \begin{pmatrix} 440 \\ 0 \\ -2780 \end{pmatrix} = \frac{1}{3884} \begin{pmatrix} 388400 \\ 271880 \\ 466080 \end{pmatrix} = \begin{pmatrix} 100 \\ 70 \\ 120 \end{pmatrix}$

11.

① $A^T = (a^T, b^T, c^T) = \begin{pmatrix} 2 & -1 & 1 \\ 2 & 2 & 2 \\ 0 & 1 & 2 \\ 1 & 3 & 0 \end{pmatrix} \rightarrow \begin{pmatrix} 1 & 3 & 0 \\ 0 & -4 & 2 \\ 0 & 1 & 2 \\ 0 & -7 & 1 \end{pmatrix} \rightarrow \begin{pmatrix} 1 & 3 & 0 \\ 0 & 1 & 2 \\ 0 & 0 & 10 \\ 0 & 0 & 15 \end{pmatrix} \rightarrow \begin{pmatrix} 1 & 3 & 0 \\ 0 & 1 & 2 \\ 0 & 0 & 1 \\ 0 & 0 & 0 \end{pmatrix}$

$R(A) = 3 = n$ 故线性无关.

② $A^T = (a^T, b^T, c^T) = \begin{pmatrix} 1 & 3 & 2 \\ 0 & 1 & 0 \\ 2 & 8 & 4 \end{pmatrix} \rightarrow \begin{pmatrix} 1 & 0 & 1 \\ 0 & 1 & 0 \\ 0 & 0 & 0 \end{pmatrix}$,

$R(A) = 2 < 3 = n$,故线性相关.

12.

① $\begin{pmatrix} 2 & -4 & 3 & 1 \\ 1 & 4 & 1 & -3 \end{pmatrix} \rightarrow \begin{pmatrix} 1 & 0 & \frac{4}{3} & \frac{-4}{3} \\ 0 & 1 & \frac{-1}{12} & \frac{-5}{12} \end{pmatrix}$

一般解为 $\begin{cases} x_1 = -\dfrac{4}{3}x_3 + \dfrac{4}{3}x_4 \\ x_2 = \dfrac{1}{12}x_3 + \dfrac{5}{12}x_4 \end{cases}$ ,一个基础解系为 $X_1 = \begin{pmatrix} -16 \\ 1 \\ 12 \\ 0 \end{pmatrix}$、$X_2 = \begin{pmatrix} 16 \\ 5 \\ 0 \\ 12 \end{pmatrix}$,

通解为 $\begin{pmatrix} x_1 \\ x_2 \\ x_3 \\ x_4 \end{pmatrix} = k_1 \begin{pmatrix} -16 \\ 1 \\ 12 \\ 0 \end{pmatrix} + k_2 \begin{pmatrix} 16 \\ 5 \\ 0 \\ 12 \end{pmatrix}$

② $\begin{pmatrix} 2 & 7 & 3 & 1 & 6 \\ 3 & 5 & 2 & 2 & 4 \\ 9 & 4 & 1 & 7 & 2 \end{pmatrix} \rightarrow \begin{pmatrix} 2 & 7 & 3 & 1 & 6 \\ 0 & -11 & -5 & 1 & -10 \\ 0 & 0 & 0 & 0 & 0 \end{pmatrix} \rightarrow \begin{pmatrix} 1 & 0 & -\dfrac{1}{11} & \dfrac{9}{11} & \dfrac{-2}{11} \\ 0 & 1 & \dfrac{5}{11} & \dfrac{-1}{11} & \dfrac{10}{11} \end{pmatrix}$

$\begin{cases} x_1 = \dfrac{1}{11}x_3 - \dfrac{9}{11}x_4 - \dfrac{2}{11} \\ x_2 = -\dfrac{5}{11}x_3 + \dfrac{1}{11}x_4 + \dfrac{10}{11} \end{cases}$

在线性方程组的一般解令 $x_3 = x_4 = 0$,得特解 $\boldsymbol{X}_0 = \left(-\dfrac{2}{11}, \dfrac{10}{11}, 0, 0\right)^T$

在对应齐次线性方程组的一般解分别令 $x_3$、$x_4$ 之一为 $0$,得到一个基础解系 $(1, -5, 11, 0)^T$、$(-9, 1, 0, 11)^T$. 故得线性方程组的通解为

$$\begin{pmatrix} x_1 \\ x_2 \\ x_3 \\ x_4 \end{pmatrix} = \begin{pmatrix} -2/11 \\ 10/11 \\ 0 \\ 0 \end{pmatrix} + k_1 \begin{pmatrix} 1 \\ -5 \\ 11 \\ 0 \end{pmatrix} + k_2 \begin{pmatrix} -9 \\ 1 \\ 0 \\ 11 \end{pmatrix}$$

13. $\begin{vmatrix} -\lambda & 1 & 0 \\ 0 & 1/2-\lambda & 1/2 \\ 1/4 & 1/2 & -\lambda \end{vmatrix} \xrightarrow[\substack{(3)+\lambda(1)}]{\substack{(1)\sim(3) \\ 4(1)}} \dfrac{1}{4} \begin{vmatrix} 1 & 2 & -4\lambda \\ 0 & 1/2-\lambda & 1/2 \\ 0 & 1+2\lambda & -4\lambda^2 \end{vmatrix}$

$= \dfrac{1}{4} \begin{vmatrix} 1/2-\lambda & 1/2 \\ 1+2\lambda & -4\lambda^2 \end{vmatrix} = \dfrac{1}{4}\left[-4\lambda^2\left(\dfrac{1}{2}-\lambda\right) - \dfrac{1}{2}(1+2\lambda)\right]$

$= \lambda^3 - \dfrac{1}{2}\lambda^2 - \dfrac{1}{4}\lambda - \dfrac{1}{8}$,

故特征方程可化为 $\lambda^3 - \dfrac{1}{2}\lambda^2 - \dfrac{1}{4}\lambda - \dfrac{1}{8} = 0$

$0.9196^3 - \dfrac{1}{2} \times 0.9196^2 - \dfrac{1}{4} \times 0.9196 - \dfrac{1}{8} \approx 0.7777 - 0.4228 - 0.2299 - 0.125 = -0.0003 \approx 0$

故有特征值 $\lambda \approx 0.9196$

14. $|A-\lambda E| = \begin{vmatrix} 1-\lambda & \dfrac{1}{4} & \dfrac{1}{18} \\ 0 & \dfrac{2}{4}-\lambda & \dfrac{8}{18} \\ 0 & \dfrac{1}{4} & \dfrac{9}{18}\lambda \end{vmatrix} = (1-\lambda)\left[\left(\dfrac{1}{2}-\lambda\right)^2-\dfrac{1}{9}\right]=0$

$\lambda=1, \lambda=5/6, \lambda=1/6$ 分别将它们代入下列齐次方程:

$$\begin{pmatrix} \lambda-1 & \dfrac{1}{4} & \dfrac{1}{18} \\ 0 & \lambda-\dfrac{1}{2} & \dfrac{8}{18} \\ 0 & \dfrac{1}{4} & \dfrac{9}{18}-\lambda \end{pmatrix}\begin{pmatrix} x_1 \\ x_2 \\ x_3 \end{pmatrix}=0$$

故 $\lambda_1=1$ 的特征向量为:$X_1=k\begin{pmatrix} 1 \\ 0 \\ 0 \end{pmatrix}$,$(k\neq 0)$,$\lambda_2=5/6$ 的特征向量为:$X_2=k\begin{pmatrix} -7 \\ 4 \\ 3 \end{pmatrix}$,$(k$

$\neq 0)$,$\lambda_3=1/6$ 的特征向量为:$X_3=k\begin{pmatrix} 1 \\ -4 \\ 3 \end{pmatrix}$,$(k\neq 0)$

**(B)**

15. 证明:① 左边 $\overset{(2)-(1)}{\underset{(3)-(1)}{=\!=\!=}} \begin{vmatrix} a^2 & ab-a^2 & b^2-a^2 \\ 2a & b-a & 2b-2a \\ 1 & 0 & 0 \end{vmatrix} = (-1)^{3+1}\begin{vmatrix} ab-a^2 & b^2-a^2 \\ b-a & 2b-2a \end{vmatrix}$

$= (b-a)(b-a)\begin{vmatrix} a & b+a \\ 1 & 2 \end{vmatrix} = (a-b)^3 = $ 右边

② 左边 $\overset{按第一列}{\underset{分开}{=\!=\!=}} a\begin{vmatrix} x & ay+bz & az+bx \\ y & az+bx & ax+by \\ z & ax+by & ay+bz \end{vmatrix} + b\begin{vmatrix} y & ay+bz & az+bx \\ z & az+bx & ax+by \\ x & ax+by & ay+bz \end{vmatrix}$

$\overset{分别再分}{=\!=\!=} a^2\begin{vmatrix} x & ay+bz & z \\ y & az+bx & x \\ z & ax+by & y \end{vmatrix} + 0+0+b\begin{vmatrix} y & z & az+bx \\ z & x & ax+by \\ x & y & ay+bz \end{vmatrix}$

$\overset{分别再分}{=\!=\!=} a^3\begin{vmatrix} x & y & z \\ y & z & x \\ z & x & y \end{vmatrix} + b^3\begin{vmatrix} y & z & x \\ z & x & y \\ x & y & z \end{vmatrix} = a^3\begin{vmatrix} x & y & z \\ y & z & x \\ z & x & y \end{vmatrix} + b^3\begin{vmatrix} x & y & z \\ y & z & x \\ z & x & y \end{vmatrix}(-1)^2$

$= $ 右边

16. $\begin{vmatrix} 1 & 0 & 1 \\ 2 & -2 & 4 \\ 3 & 1 & a \end{vmatrix}=0$    即 $-2(a-3)-2=0$   得 $a=2$

17. 令 $A=\begin{bmatrix} 1 & 4 \\ -1 & 2 \end{bmatrix}$，$B=\begin{bmatrix} 2 & 0 \\ -1 & 1 \end{bmatrix}$，$C=\begin{bmatrix} 3 & 1 \\ 0 & -1 \end{bmatrix}$，

原方程为　$AXB=C$，$XB=A^{-1}C$，$X=A^{-1}BC^{-1}$.

$A^{-1}=\begin{bmatrix} 2 & -4 \\ 1 & 1 \end{bmatrix} \Big/ \begin{vmatrix} 1 & 4 \\ -1 & 2 \end{vmatrix} = \begin{bmatrix} 1/3 & -2/3 \\ 1/6 & 1/6 \end{bmatrix}$

$B^{-1}=\begin{bmatrix} 1 & 0 \\ 1 & 2 \end{bmatrix} \Big/ \begin{vmatrix} 2 & 0 \\ -1 & 1 \end{vmatrix} = \begin{bmatrix} 1/2 & 0 \\ 1/2 & 1 \end{bmatrix}$

$X=A^{-1}CB^{-1}=\begin{bmatrix} 1/3 & -2/3 \\ 1/6 & 1/6 \end{bmatrix}\begin{bmatrix} 3 & 1 \\ 0 & -1 \end{bmatrix}\begin{bmatrix} 1/2 & 0 \\ 1/2 & 1 \end{bmatrix}=\begin{bmatrix} 1 & 1 \\ 1/4 & 0 \end{bmatrix}$

所求矩阵 $X=\begin{bmatrix} 1 & 1 \\ 1/4 & 0 \end{bmatrix}$

18. 由 $A^2+AB-3E=0$ 得到 $A(A+B)=3E$

即 $|A(A+B)|=|3E|=27$，$|A|\cdot|A+B|=27$ 所以 $|A+B|=-27/2$

19. 证明　由 $A^2-A-2E=O$ 得 $A^2-A=2E$，两端同时取行列式：$|A^2-A|=2$

即 $|A||A-E|=2$，故 $|A|\neq0$，所以 $A$ 可逆，而 $A+2E=A^2$

$|A+2E|=|A^2|=|A|^2\neq0$　　故 $A+2E$ 也可逆.

由 $A^2-A-2E=O$ 得 $A(A-E)=2E$

所以 $A^{-1}A(A-E)=2A^{-1}E$，进一步推出 $A^{-1}=\frac{1}{2}(A-E)$

又由 $A^2-A-2E=O\Rightarrow(A+2E)A-3(A+2E)=-4E$

$(A+2E)(A-3E)=-4E$

$\therefore (A+2E)^{-1}(A+2E)(A-3E)=-4(A+2E)^{-1}$

$\therefore (A+2E)^{-1}=\frac{1}{4}(3E-A)$

20. 解　①$D_3=\begin{vmatrix} \lambda & 1 & 1 \\ 1 & \mu & 1 \\ 1 & 2\mu & 1 \end{vmatrix}=\mu-\mu\lambda$，齐次线性方程组有非零解，则 $D_3=0$

即 $\mu-\mu\lambda=0$　得　$\mu=0$ 或 $\lambda=1$

不难验证，当 $\mu=0$ 或 $\lambda=1$ 该齐次线性方程组确有非零解.

②

(1) $\begin{vmatrix} \lambda & 1 & 1 \\ 1 & \lambda & 1 \\ 1 & 1 & \lambda \end{vmatrix}=(\lambda+2)(\lambda-1)^2\neq0$，即 $\lambda\neq1,-2$ 时方程组有唯一解.

(2) $R(A)<R(B)$

$B=\begin{bmatrix} \lambda & 1 & 1 & 1 \\ 1 & \lambda & 1 & \lambda \\ 1 & 1 & \lambda & \lambda^2 \end{bmatrix}\sim\begin{bmatrix} 1 & 1 & \lambda & \lambda^2 \\ 0 & \lambda-1 & 1-\lambda & \lambda(1-\lambda) \\ 0 & 0 & (1-\lambda)(2+\lambda) & (1-\lambda)(\lambda+1)^2 \end{bmatrix}$

由 $(1-\lambda)(2+\lambda)=0,(1-\lambda)(1+\lambda)^2\ne0$ 得 $\lambda=-2$ 时,方程组无解.

(3)$R(\boldsymbol{A})=R(\boldsymbol{B})<3$,由 $(1-\lambda)(2+\lambda)=(1-\lambda)(1+\lambda)^2=0$,

得 $\lambda=1$ 时,方程组有无穷多个解.

21. 由 $\boldsymbol{AX}+\boldsymbol{E}=\boldsymbol{A}^2+\boldsymbol{X}$,化简得到 $\boldsymbol{AX}-\boldsymbol{X}=\boldsymbol{A}^2-\boldsymbol{E}=\boldsymbol{A}^2-\boldsymbol{E}^2$

即 $(\boldsymbol{A}-\boldsymbol{E})\boldsymbol{X}=(\boldsymbol{A}+\boldsymbol{E})(\boldsymbol{A}-\boldsymbol{E})$,

又因为 $(\boldsymbol{A}-\boldsymbol{E})=\begin{bmatrix}0&0&1\\0&1&6\\1&6&0\end{bmatrix}$ 知 $|\boldsymbol{A}-\boldsymbol{E}|=-1\ne0$,故 $(\boldsymbol{A}-\boldsymbol{E})$可逆

所以 $\boldsymbol{X}=(\boldsymbol{A}+\boldsymbol{E})=\begin{bmatrix}2&0&1\\0&3&6\\1&6&2\end{bmatrix}$

22. 证明　因为 $\boldsymbol{A}^T=\boldsymbol{A}$

则 $(\boldsymbol{B}^T\boldsymbol{AB})^T=\boldsymbol{B}^T(\boldsymbol{B}^T\boldsymbol{A})^T=\boldsymbol{B}^T\boldsymbol{A}^T\boldsymbol{B}=\boldsymbol{B}^T\boldsymbol{AB}$

从而 $\boldsymbol{B}^T\boldsymbol{AB}$ 也是对称矩阵.

23. $|\boldsymbol{A}+\boldsymbol{E}|=|\boldsymbol{A}+\boldsymbol{AA}^T|=|\boldsymbol{A}(\boldsymbol{E}+\boldsymbol{A}^T)|=|\boldsymbol{A}||\boldsymbol{E}+\boldsymbol{A}^T|$

将 $|\boldsymbol{A}|=-1$ 代入有

$|\boldsymbol{A}+\boldsymbol{E}|=-|\boldsymbol{E}+\boldsymbol{A}^T|=-|\boldsymbol{E}^T+\boldsymbol{A}^T|=-|(\boldsymbol{E}+\boldsymbol{A})^T|=-|(\boldsymbol{E}+\boldsymbol{A})|$

右边移项到左边,得证.

24. 将 $\boldsymbol{A},x$ 代入 $\boldsymbol{AX}=\lambda\boldsymbol{X}$ 式子中有

$\begin{bmatrix}2&-1&2\\5&a&3\\-1&b&-2\end{bmatrix}\begin{bmatrix}1\\1\\-1\end{bmatrix}=\lambda\begin{bmatrix}1\\1\\-1\end{bmatrix}$

列出方程解得

$a=-3,b=0,\lambda=-1$

# 综合测试题 ▷▷▷▷

## 综合测试题 1

### 一、判断题（对的打"√"，错的打"×"）（共 5 分，每题 1 分）

1. 函数在某点存在极限，则在该点必连续．（　　）

2. $\dfrac{\mathrm{d}}{\mathrm{d}x}\displaystyle\int_1^2 2x\mathrm{d}x=0$．（　　）

3. 微分方程通解中任意常数是可以随意安排位置的．（　　）

4. 若二元函数 $z=f(x,y)$ 在点 $p_0(x_0,y_0)$ 有偏导数 $f_x(x_0,y_0)$、$f_y(x_0,y_0)$，则 $z=f(x,y)$ 在点 $p_0(x_0,y_0)$ 可微．（　　）

5. 两个非零向量互相垂直的充分必要条件是它们的数量积等于零．（　　）

### 二、填空题（共 10 分，每题 2 分）

1. $\displaystyle\int_1^{+\infty}\dfrac{1}{1+x^2}\mathrm{d}x=($　　　　$)$．

2. 方程 $3y^2\mathrm{d}y+2x^2\mathrm{d}x=1$ 是（　　　　）阶微分方程．

3. $\displaystyle\lim_{x\to\infty}\left(1+\dfrac{k}{x}\right)^x=\mathrm{e}^5$，则 $k=($　　　　$)$．

4. $\sin3x\mathrm{d}x=($　　　　$)\mathrm{d}(1-\cos3x)$．

5. 曲线 $y=\dfrac{1}{x}$ 在点 $\left(\dfrac{1}{2},2\right)$ 处的切线方程为（　　　　）．

### 三、单项选择题（共 40 分，每题 2 分）

1. 方程 $x^2+y^2-z^2=0$ 表示的二次曲面是（　　）．

    A. 球面　　　　　　B. 旋转抛物面　　　　C. 圆锥面　　　　　　D. 圆柱面

2. $\displaystyle\int\dfrac{x}{\mathrm{e}^x}\mathrm{d}x=($　　$)$．

    A. $-\mathrm{e}^{-x}(x+1)+C$　　　　　　　　　B. $\mathrm{e}^{-x}(x+1)+C$

    C. $-\mathrm{e}^{-x}(x-1)+C$　　　　　　　　　D. $\mathrm{e}^{-x}(x-1)+C$

3. $y=\dfrac{1+2x}{x^2}$ 在下面(　　)的变化过程中为无穷大量.

A. $x\to 0$ 　　　　　B. $x\to\infty$ 　　　　　C. $x\to 1$ 　　　　　D. $x\to -\dfrac{1}{2}$

4. 函数 $f(x)=\arctan x-x$ 在 $(-\infty,+\infty)$ 上是(　　).

A. 单调增加 　　　　B. 单调减少 　　　　C. 有最大值 　　　　D. 有最小值

5. 设 $\displaystyle\int_0^k e^{2x}\mathrm{d}x=\dfrac{3}{2}$,则 $k=$(　　).

A. 1 　　　　　　　B. 2 　　　　　　　C. ln2 　　　　　　D. $\dfrac{1}{2}\ln 2$

6. 设积分区域 $D$ 为:$4\leqslant x^2+y^2\leqslant 9$,则 $\displaystyle\iint_D \mathrm{d}x\mathrm{d}y=$(　　).

A. $\pi$ 　　　　　　B. $3\pi$ 　　　　　　C. $5\pi$ 　　　　　　D. $4\pi$

7. 交换二次积分 $\displaystyle\int_0^1\mathrm{d}x\int_x^{\sqrt{x}}f(x,y)\mathrm{d}y$ 的积分次序得(　　).

A. $\displaystyle\int_0^1\mathrm{d}y\int_{\sqrt{y}}^y f(x,y)\mathrm{d}x$ 　　　　　　　B. $\displaystyle\int_0^1\mathrm{d}y\int_{y^2}^y f(x,y)\mathrm{d}x$

C. $\displaystyle\int_0^1\mathrm{d}y\int_y^{\sqrt{y}}f(x,y)\mathrm{d}x$ 　　　　　　　D. $\displaystyle\int_0^1\mathrm{d}y\int_0^1 f(x,y)\mathrm{d}x$

8. 设 $f(x)=\cos x\cdot e^{1-3x}$,则 $f'(x)=$(　　).

A. $-(\sin x+3\cos x)e^{1-3x}$ 　　　　　　B. $-\sin x\,e^{1-3x}$

C. $-3e^{1-3x}\sin x$ 　　　　　　　　　　D. $3e^{1-3x}\sin x$

9. 若 $\vec{a}=(1,1,1),\vec{b}=(3,-2,1)$,则 $\vec{a}\times\vec{b}=$(　　).

A. $3\vec{i}+2\vec{j}+5\vec{k}$ 　　　　　　　B. $3\vec{i}+2\vec{j}-5\vec{k}$

C. $3\vec{i}-2\vec{j}+5\vec{k}$ 　　　　　　　D. $3\vec{i}-2\vec{j}+\vec{k}$

10. 若 $\displaystyle\int f(x)\mathrm{d}x=x^2 e^{2x}+C$,则 $f(x)=$(　　).

A. $2xe^{2x}$ 　　　　B. $2x^2 e^{2x}$ 　　　　C. $xe^{2x}$ 　　　　D. $2xe^{2x}(1+x)$

11. $\displaystyle\lim_{x\to 0}\dfrac{\sin kx}{2x}=3$,则 $k=$(　　).

A. 0 　　　　　　　B. 1 　　　　　　　C. 2 　　　　　　　D. 6

12. 设 $y=\sqrt{1-x^2}$,则 $\mathrm{d}y=$(　　).

A. $\dfrac{-x}{\sqrt{1-x^2}}$ 　　B. $\dfrac{x}{\sqrt{1-x^2}}$ 　　C. $\dfrac{1}{2\sqrt{1-x^2}}\mathrm{d}x$ 　　D. $\dfrac{-x}{\sqrt{1-x^2}}\mathrm{d}x$

13. 曲线 $y=e^x,y=e^{-x}$ 及 $x=1$ 所围图形面积为(　　).

A. $\displaystyle\int_0^1(e^{-x}-e^x)\mathrm{d}x$ 　　　　　　　B. $\displaystyle\int_{1/e}^e(e^x-e^{-x})\mathrm{d}x$

C. $\displaystyle\int_{1/e}^e\left(\ln y-\ln\dfrac{1}{y}\right)\mathrm{d}y$ 　　　　　D. $\displaystyle\int_0^1(e^x-e^{-x})\mathrm{d}x$

14. 设 $f(x) = \begin{cases} x^2 & x > 0 \\ x & x \leqslant 0 \end{cases}$，则 $\int_{-1}^{1} f(x) \, dx = ($     $)$.

    A. $2\int_{-1}^{0} x \, dx$                      B. $2\int_{0}^{1} x^2 \, dx$

    C. $\int_{0}^{1} x^2 \, dx + \int_{-1}^{0} x \, dx$        D. $\int_{0}^{1} x \, dx + \int_{-1}^{0} x^2 \, dx$

15. 设 $z = \arctan\left(xy + \dfrac{\pi}{4}\right)$，则 $\dfrac{\partial z}{\partial x} = ($     $)$.

    A. $\dfrac{xy}{1 + \left(xy + \dfrac{\pi}{4}\right)}$             B. $\dfrac{x+1}{1 + \left(xy + \dfrac{\pi}{4}\right)^2}$

    C. $\dfrac{xy \sec^2\left(xy + \dfrac{\pi}{4}\right)}{1 + \left(xy + \dfrac{\pi}{4}\right)^2}$      D. $\dfrac{y}{1 + \left(xy + \dfrac{\pi}{4}\right)^2}$

16. 微分方程 $y' = e^{-\frac{1}{2}x}$ 的通解是（    ）.

    A. $y = e^{-\frac{1}{2}x} + C$                B. $y = -\dfrac{1}{2} e^{-\frac{1}{2}x} + C$

    C. $y = -2 e^{-\frac{1}{2}x} + C$            D. $y' = C e^{-\frac{1}{2}x}$

17. $\begin{vmatrix} 3 & 4 & 9 \\ 5 & 7 & 1 \\ 2 & 1 & 4 \end{vmatrix}$ 的 $a_{23}$ 的代数余子式 $A_{23}$ 值为（    ）.

    A. 3           B. $-3$          C. 5          D. $-5$

18. 若 $f(x)$ 满足 $f'(1) = 0$，则称 $x = 1$ 为 $f(x)$ 的（    ）.

    A. 驻点        B. 极值点       C. 最值点       D. 拐点

19. 若 $y = f(2x)$，则 $y' = ($    $)$.

    A. $f'(2x)$      B. $2f'(x)$      C. $2f'(2x)$      D. $\dfrac{1}{2} f'(2x)$

20. 设 $\begin{cases} x = \ln(1+t^2) \\ y = t + \operatorname{arccot} t \end{cases}$，则 $\dfrac{dy}{dx} = ($    $)$.

    A. $\dfrac{t}{2}$          B. $\dfrac{2}{t}$          C. $t$          D. $2t$

## 四、问答题（5 分）

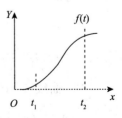

    如图所示为函数 $f(t)$ 的图形，它表示某种国家级保护动物在 $t$ 时刻存在的总数量，

    (1)确定在 $t_1$ 与 $t_2$ 时刻的导数 $f'(t_1)$、$f''(t_1)$、$f'(t_2)$、$f''(t_2)$ 各自的符号；

    (2)在 $t_1$ 与 $t_2$ 时刻，你预料研究这种国家级保护动物的动物学家会分别做出什么

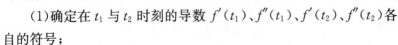

结论?

## 五、证明题（5分）

证明可微函数 $z = F(xy) + \dfrac{y^2}{x}$ 满足关系式：$\dfrac{1}{y} \cdot \dfrac{\partial z}{\partial x} - x \cdot \dfrac{\partial z}{\partial y} + \dfrac{3y}{x^2} = 0$.

## 六、计算题（共35分，每题5分）

1. 求 $\lim\limits_{x \to 0} \dfrac{\int_0^x (1+t^2)\sin t \, dt}{x^2}$

2. 求积分 $\displaystyle\int \dfrac{dx}{2x-1}$

3. 求积分 $\displaystyle\int x \arctan x \, dx$

4. 求积分 $\displaystyle\int_{-1}^{1} \dfrac{x}{\sqrt{5-4x}} dx$

5. 求微分方程 $y'' + y' - 2y = 0$ 满足初始条件 $y(0)=2, y'(0)=1$ 的特解.

6. 证明曲线积分在整个 $xoy$ 面内与路径无关，并计算积分值.

$$\int_{(1,,1)}^{(2,3)} (x+y)dx + (x-y)dy$$

7. 求线性方程组 $\begin{cases} x_1 - x_2 + 2x_3 = 1 \\ x_1 - 2x_2 - x_3 = 2 \\ 3x_1 - x_2 + 5x_3 = 3 \\ -2x_1 + 2x_2 + 3x_3 = -4 \end{cases}$ 的解.

# 综合测试题 2

## 一、填空题（共20分，每题2分）

1. $\lim\limits_{x \to 0} x \sin \dfrac{1}{x} = ($        $)$.

2. 设 $y = e^{-3x}$，则 $y'' = ($        $)$.

3. 曲线 $y = \dfrac{1}{x}$ 在点 $x=1$ 处的切线方程为（        ）.

4. 设函数 $y = \ln(1+x^4)$，则 $dy = ($        $)$.

5. 曲线 $f(x) = \dfrac{3x^2}{1-2x}$ 的垂直渐近线为（        ）.

6. $\displaystyle\int F'(x)dx = ($        $)$.

7. $\dfrac{d}{dx} \displaystyle\int_0^x \sin t^3 \, dt = ($        $)$.

8. $\lim\limits_{\substack{x \to 0 \\ y \to 0}} \dfrac{xy}{\sqrt{xy+1}-1} = ($        $)$.

9. 对微分方程 $y''=f(y,y')$，降阶的方法是设 $y'=($       $)$，则 $y''=($       $)$.

10. 设 $D:\pi^2\leqslant x^2+y^2\leqslant 4\pi^2$，则 $\iint\limits_{D}\sin\sqrt{x^2+y^2}\,dxdy=($       $)$.

## 二、单选题(共 30 分,每题 2 分)

1. 若函数 $f(x)=\begin{cases}2x, & 0\leqslant x\leqslant 1\\ x+a, & 1<x<2\end{cases}$ 在定义域内连续,则 $a=($   $)$.

    A. 0           B. 1           C. 2           D. 3

2. 当 $x\to 0$ 时,$1+x^2$ 是 $x$ 的(   ).

    A. 高阶无穷小           B. 等价无穷小

    C. 同阶无穷小,但不是等价无穷小       D. 低阶无穷小

3. $\lim\limits_{x\to 3}\dfrac{\sqrt{1+x}-2}{x-3}=($   $)$.

    A. 2           B. 4           C. $\dfrac{1}{2}$           D. $\dfrac{1}{4}$

4. 设 $f'(x_0)$ 存在,则下列极限值为 $f'(x_0)$ 的是(   ).

    A. $\lim\limits_{\Delta x\to 0}\dfrac{f(x_0+2\Delta x)-f(x_0)}{\Delta x}$       B. $\lim\limits_{n\to\infty}n\left[f\left(x_0+\dfrac{1}{n}\right)-f(x_0)\right]$

    C. $\lim\limits_{h\to 0}\dfrac{f(x_0+h)-f(x_0-h)}{h}$       D. $\lim\limits_{t\to 0}\dfrac{f(x_0+\alpha t)-f(x_0+\beta t)}{t}$

5. 设函数 $\begin{cases}x=3\cos t\\ y=2\sin t\end{cases}$,在 $t=\dfrac{\pi}{4}$ 处,$y'=($   $)$.

    A. $-\dfrac{3}{2}$       B. $\dfrac{2}{3}$       C. $-\dfrac{2}{3}$       D. $\dfrac{3}{2}$

6. $\lim\limits_{x\to 0^+}\dfrac{\sin x}{e^x-1}=($   $)$.

    A. 2           B. 极限不存在       C. 1           D. 0

7. 函数 $y=x^3+12x+1$ 在定义域内(   ).

    A. 单调增加           B. 单调减少

    C. 图形是凹的           D. 图形是凸的

8. 若 $\int f(x)dx=-2\cos\dfrac{x}{2}+C$,则 $f(x)=($   $)$.

    A. $\sin\dfrac{x}{2}+C$       B. $\sin\dfrac{x}{2}$       C. $2\sin\dfrac{x}{2}+C$       D. $2\cos\dfrac{x}{2}$

9. 下列式子中正确的有(   ).

    A. $\dfrac{d}{dx}\int_a^b f(x)dx=f(x)$       B. $\dfrac{d}{dx}\int_a^b f(x)dx=0$

    C. $\dfrac{d}{dx}\int_a^x f(x)dx=f(a)$       D. $\dfrac{d}{dx}\int_a^x f(x)dx=0$

10. 设 $\int_a^b f(x)\mathrm{d}x = 0$,且 $f(x)$ 在 $[a,b]$ 连续,则（　　）.

    A. $f(x)\equiv 0$                         B. 必存在 $x$ 使 $f(x)=0$

    C. 存在唯一的一点 $x$ 使 $f(x)=0$     D. 不一定存在点 $x$,使 $f(x)=0$

11. 方程（　　）是可分离变量的微分方程.

    A. $y'=x+\cos y$                      B. $\dfrac{\mathrm{d}y}{\mathrm{d}x}+xy=\dfrac{\mathrm{d}x}{\mathrm{d}y}$

    C. $y'=\sin(x^2+y^2)$                D. $(x\mathrm{e}^y+x)\mathrm{d}x+(x^2y-y)\mathrm{d}y=0$

12. $y=f(x),y=g(x)$ 两曲线相交于点 $(x_1,y_1),(x_2,y_2)$;$f(x)>0,g(x)>0$ 所围图形绕 $x$ 轴旋转一周所得的旋转体体积是 $V=$（　　）.

    A. $\int_{x_1}^{x_2}\pi[f(x)-g(x)]^2\mathrm{d}x$;         B. $\int_{x_1}^{x_2}\pi|f^2(x)-g^2(x)|\mathrm{d}x$

    C. $\int_{x_1}^{x_2}\pi[f(x)]^2\mathrm{d}x-\int_{x_1}^{x_2}\pi[g(x)]^2\mathrm{d}x$;     D. $\int_{x_1}^{x_2}[\pi f(x)-\pi g(x)]^2\mathrm{d}x$

13. 若 $\begin{vmatrix} 4 & a \\ a & a \end{vmatrix}=3$,则 $a=$（　　）.

    A. $-4$ 或 $1$     B. $-1$ 或 $4$     C. $-1$ 或 $-3$     D. $1$ 或 $3$

14. $I=\int_0^1 \mathrm{d}x \int_{x^2}^x f(x,y)\mathrm{d}y$ 变换积分次序后得到（　　）.

    A. $I=\int_0^1 \mathrm{d}y \int_y^{\sqrt{y}} f(x,y)\mathrm{d}x$         B. $I=\int_{x^2}^x \mathrm{d}y \int_0^1 f(x,y)\mathrm{d}x$

    C. $I=\int_0^1 \mathrm{d}y \int_{y^2}^y f(x,y)\mathrm{d}x$         D. $I=\int_y^{\sqrt{y}} \mathrm{d}y \int_0^1 f(x,y)\mathrm{d}x$

15. 下列哪组函数是线性相关的（　　）.

    A. $\mathrm{e}^x,x$     B. $\sin^2 x,1-\cos^2 x$     C. $\mathrm{e}^{x^2},\mathrm{e}^{-x^2}$     D. $\mathrm{e}^{\sqrt{x}},\mathrm{e}^{-\sqrt{x}}$

## 三、判断题(共 10 分,每题 2 分)

1. 函数 $y=f(x)$ 在 $x_0$ 点处连续,则 $\lim\limits_{x\to x_0}f(x)=f(x_0)$.（　　）

2. 函数 $Z=f(x,y)$ 在点 $(x_0,y_0)$ 处偏导数存在,则在该点处可微.（　　）

3. 用数 $k$ 乘行列式,等于 $k$ 乘这个行列式的每一个元素.（　　）

4. 由于 $\dfrac{\sin y}{y}$ 不可积,所以在计算 $\iint\limits_D \dfrac{\sin y}{y}\mathrm{d}x\mathrm{d}y$ 时要先对 $x$ 求积分,后对 $y$ 求积分.（　　）

5. 在空间直角坐标系中,方程 $x^2+y^2+z^2-2x-2z=0$ 表示球面.（　　）

## 四、证明题(5 分)

证明:曲线积分 $\int_{(1,2)}^{(3,4)}(6xy^2-y^3)\mathrm{d}x+(6x^2y-3xy^2)\mathrm{d}y$ 与路径无关,并求此积分值.

### 五、计算题(共 35 分,每题 5 分)

1. 求积分 $\int x^2 e^x dx$.

2. 求积分 $\int_1^2 \dfrac{\sqrt{x-1}}{x} dx$.

3. 求微分方程 $y'' - 4y' + 3y = 0$ 满足初始条件 $y(0) = 6$,$y'(0) = 10$ 的特解.

4. 设 $W = F(xy, yz)$,$F$ 有连续偏导数,求 $\dfrac{\partial W}{\partial x}$,$\dfrac{\partial W}{\partial y}$,$\dfrac{\partial W}{\partial z}$.

5. 计算 $\iint\limits_D \left( 1 - \dfrac{x}{3} - \dfrac{y}{4} \right) d\sigma$,$D$ 是矩形域:$-1 \leqslant x \leqslant 1$,与 $-2 \leqslant y \leqslant 2$.

6. 求矩阵 $A = \begin{bmatrix} 0 & 1 & 3 \\ 2 & 3 & 5 \\ 3 & 5 & 7 \end{bmatrix}$ 的逆矩阵.

7. 用矩阵的初等行变换解线性方程组 $\begin{cases} 2x_1 - 3x_2 + x_3 + 5x_4 = 6 \\ -3x_1 + x_2 + 2x_3 - 4x_4 = 5. \\ -x_1 - 2x_2 + 3x_3 + x_4 = 11 \end{cases}$

# 参考答案

## 综合测试题 1 参考答案

### 一、判断题(共 5 分,每题 1 分)

1. ×   2. √   3. ×   4. ×   5. √

### 二、填空题(共 10 分,每题 2 分)

1. $\dfrac{\pi}{4}$   2. 一   3. 5   4. $\dfrac{1}{3}$   5. $y - 2 = -4\left( x - \dfrac{1}{2} \right)$ 或 $y = 4 - 4x$

### 三、单项选择题(共 40 分,每题 2 分)

1. C   2. A   3. A   4. B   5. C   6. C   7. B   8. A   9. B   10. D   11. D   12. D   13. D
14. C   15. D   16. C   17. C   18. A   19. C   20. A

### 四、问答题(5 分)

(1) $f'(t_1) > 0$、$f''(t_1) > 0$、$f'(t_2) > 0$、$f''(t_2) < 0$;

(2)在 $t_1$ 时刻,动物学家会说:在今后的一段时间内,动物总量增长速度将逐渐加快;在 $t_2$ 时刻,动物学家会说:在今后的一段时间内,动物总量增长速度将逐渐慢下来.

## 五、证明题(5分)

证明:$\dfrac{\partial z}{\partial x}=F'\cdot y-\dfrac{1}{x^2}\cdot y^2$,　　　$\dfrac{\partial z}{\partial y}=F'\cdot x+\dfrac{2y}{x}$

$\dfrac{1}{y}\cdot\dfrac{\partial z}{\partial x}-\dfrac{1}{x}\cdot\dfrac{\partial z}{\partial y}=-\dfrac{1}{x^2}y-\dfrac{2y}{x^2}=-\dfrac{3y}{x^2}$

所以,$\dfrac{1}{y}\cdot\dfrac{\partial z}{\partial x}-\dfrac{1}{x}\cdot\dfrac{\partial z}{\partial y}+\dfrac{3y}{x^2}=0$.

## 六、计算题(共35分,每题5分)

1. 原式 $=\lim\limits_{x\to0}\dfrac{(1+x^2)\sin x}{2x}=\lim\limits_{x\to0}\dfrac{1+x^2}{2}\lim\limits_{x\to0}\dfrac{\sin x}{x}=\dfrac{1}{2}$;

2. 原式 $=\dfrac{1}{2}\displaystyle\int\dfrac{\mathrm{d}(2x-1)}{2x-1}=\dfrac{1}{2}\ln|2x-1|+C$;

3. 原式 $=\displaystyle\int\arctan x\,\mathrm{d}\left(\dfrac{x^2}{2}\right)=\dfrac{x^2}{2}\arctan x-\displaystyle\int\dfrac{x^2}{2}\dfrac{1}{1+x^2}\mathrm{d}x$;

$=\dfrac{x^2}{2}\arctan x-\dfrac{1}{2}\displaystyle\int\left(1-\dfrac{1}{1+x^2}\right)\mathrm{d}x=\dfrac{x^2}{2}\arctan x-\dfrac{x}{2}+\dfrac{1}{2}\arctan x+C$

$=\dfrac{(x^2+1)}{2}\arctan x-\dfrac{x}{2}+C$;

4. 令 $\sqrt{5-4x}=t$,$x=\dfrac{5-t^2}{4}$,$\mathrm{d}x=-\dfrac{t}{2}\mathrm{d}t$;

原式 $=\displaystyle\int_3^1\dfrac{5-t^2}{4t}\left(-\dfrac{t}{2}\right)\mathrm{d}t=\dfrac{1}{8}\displaystyle\int_1^3(5-t^2)\mathrm{d}t=\dfrac{1}{8}\left(5t-\dfrac{t^3}{3}\right)\Big|_1^3=\dfrac{1}{6}$;

5. 特征方程为　$r^2+r-2=0$,解得 $r_1=1,r_2=-2$

所以方程通解为 $y=C_1\mathrm{e}^x+C_2\mathrm{e}^{-2x}$,

$y'=C_1\mathrm{e}^x-2C_2\mathrm{e}^{-2x}$

将初始条件 $y(0)=2,y'(0)=1$ 代入

$2=C_1+C_2,1=C_1-2C_2$,解得　$C_1=\dfrac{5}{3},C_2=\dfrac{1}{3}$

所求特解为 $y=\dfrac{5}{3}\mathrm{e}^x+\dfrac{1}{3}\mathrm{e}^{-2x}$;

6. $P=x+y,Q=x-y$,　$\because\dfrac{\partial P}{\partial y}=1=\dfrac{\partial Q}{\partial x}$

故曲线积分在整个 $xoy$ 面上与路径无关

$\displaystyle\int_{(1,1)}^{(2,3)}(x+y)\mathrm{d}x+(x-y)\mathrm{d}y=\displaystyle\int_{(1,1)\to(2,1)}+\displaystyle\int_{(2,1)\to(2,3)}$

$$= \int_1^2 (x+1)\mathrm{d}x + \int_1^3 (2-y)\mathrm{d}y = \left(\frac{1}{2}x^2 + x\right)\Big|_1^2 + \left(2y - \frac{1}{2}y^2\right)\Big|_1^3 = \frac{5}{2};$$

7. 对增广矩阵 $B$ 实行初等变换：

$$B = \begin{bmatrix} 1 & -1 & 2 & 1 \\ 1 & -2 & -1 & 2 \\ 3 & -1 & 5 & 3 \\ -2 & 2 & 3 & -4 \end{bmatrix} \xrightarrow[\substack{r_3+(-3)r_1 \\ r_4+2r}]{r_2+(-1)r_1} \begin{bmatrix} 1 & -1 & 2 & 1 \\ 0 & -1 & -3 & 1 \\ 0 & 2 & -1 & 0 \\ 0 & 0 & 7 & -2 \end{bmatrix} \xrightarrow{r_3+2r}$$

$$\begin{bmatrix} 1 & -1 & 2 & 1 \\ 0 & -1 & -3 & 1 \\ 0 & 0 & -7 & 2 \\ 0 & 0 & 7 & -2 \end{bmatrix} \xrightarrow{r_4+r_3} \begin{bmatrix} 1 & -1 & 2 & 1 \\ 0 & -1 & -3 & 1 \\ 0 & 0 & -7 & 2 \\ 0 & 0 & 0 & 0 \end{bmatrix}$$

因为 $R(\boldsymbol{A})=R(\boldsymbol{B})$，则方程组有解；又因 $R(\boldsymbol{A})=3=n$，所以方程组有唯一解.
所以与原方程同解的方程组为

$$\begin{cases} x_1 - x_2 + 2x_3 = 1 \\ -x_2 - 3x_3 = 1 \\ -7x_3 = 2 \end{cases}$$

由该方程解得

$$x_3 = -\frac{2}{7};\ x_2 = -1 + \frac{6}{7} = -\frac{1}{7};\ x_1 = 1 + \left(-\frac{1}{7}\right) - 2\left(-\frac{2}{7}\right) = \frac{10}{7},\ 即 \begin{cases} x_1 = -\frac{2}{7} \\ x_2 = -\frac{1}{7} \\ x_3 = \frac{10}{7} \end{cases}.$$

# 综合测试题 2 参考答案

## 一、填空题（20 分，每题 2 分）

1. 0    2. $9\mathrm{e}^{-3x}$    3. $y = -x + 2$    4. $\dfrac{4x^3}{1+x^4}\mathrm{d}x$    5. $x = \dfrac{1}{2}$

6. $F(x)+C$    7. $\sin x^3$    8. 2    9. $P(y)$，$P\dfrac{\mathrm{d}p}{\mathrm{d}y}$    10. $-6\pi^2$

## 二、单项选择题（30 分，每题 2 分）

1. B    2. D    3. D    4. B    5. C    6. C    7. A    8. B    9. B    10. B    11. D    12. B    13. D
14. A    15. B

## 三、判断题（10 分，每题 2 分）

1. $\sqrt{}$　2. $\times$　3. $\times$　4. $\sqrt{}$　5. $\sqrt{}$

## 四、证明题（5 分）

证明：由 $P(x,y)=6xy^2-y^3,Q(x,y)=6x^2y-3xy^2$

得 $\dfrac{\partial Q}{\partial x}=\dfrac{\partial P}{\partial y}=12xy-3y^2$

所以　曲线积分与路径无关。

取 $A(1,2)\to B(3,2)\to C(3,4)$ 的折线作为积分路径

$\displaystyle\int_{(1,2)}^{(3,4)}(6xy^2-y^3)\mathrm{d}x+(6x^2y-3xy^2)\mathrm{d}y$

$\displaystyle=\int_{AB}+\int_{BC}=\int_1^3(24x-8)\mathrm{d}x+\int_2^4(54y-9y^2)\mathrm{d}y$

$=\left[12x^2\right]_1^3-16+\left[27y^2\right]_2^4-\left[3y^3\right]_2^4=236.$

## 五、计算题（35 分，每题 5 分）

1. $\displaystyle\int x^2\mathrm{e}^x\mathrm{d}x=\int x^2\mathrm{d}\mathrm{e}^x=\mathrm{e}^x x^2-\int \mathrm{e}^x\mathrm{d}x^2=\mathrm{e}^x x^2-2\int x\mathrm{e}^x\mathrm{d}x=\mathrm{e}^x x^2-2\int x\mathrm{d}\mathrm{e}^x$

$\qquad=\mathrm{e}^x x^2-2x\mathrm{e}^x+2\int \mathrm{e}^x\mathrm{d}x=\mathrm{e}^x(x^2-2x+2)+C;$

2. 设 $\sqrt{x-1}=t$，则 $x=t^2+1,\mathrm{d}x=2t\mathrm{d}t$

当 $x=1$ 时，$t=0$；$x=2$ 时，$t=1$

原式 $\displaystyle=\int_0^1\frac{t}{1+t^2}\cdot 2t\mathrm{d}t=2\int_0^1\frac{1+t^2-1}{1+t^2}\mathrm{d}t=2\int_0^1\left(1-\frac{1}{1+t^2}\right)\mathrm{d}t=\left[2\left(t-\arctan t\right)\right]_0^1$

$\qquad=2-\dfrac{\pi}{2};$

3. 特征方程为 $r^2-4r+3=0$，特征根 $r_1=1,r_1=3$

通解为：$y=C_1\mathrm{e}^x+C_2\mathrm{e}^{3x}$，

$y'=C_1\mathrm{e}^x+3C_2\mathrm{e}^{3x}$

由 $\begin{cases}y(0)=6\\y'(0)=10\end{cases}$ 得 $\begin{cases}C_1+C_2=6\\C_1+3C_2=10\end{cases}$ 解得 $\begin{cases}C_1=4\\C_2=2\end{cases}$

所求特解为：$y=4\mathrm{e}^x+2\mathrm{e}^{3x}$；

4. 设 $u=xy,v=yz$，则 $W=F(u,v)$

$\dfrac{\partial W}{\partial x}=\dfrac{\partial F}{\partial u}\dfrac{\partial u}{\partial x}=y\dfrac{\partial F}{\partial u}$

$\dfrac{\partial W}{\partial y}=\dfrac{\partial F}{\partial u}\dfrac{\partial u}{\partial y}+\dfrac{\partial F}{\partial v}\dfrac{\partial v}{\partial y}=x\dfrac{\partial F}{\partial u}+z\dfrac{\partial F}{\partial v}$

$\dfrac{\partial W}{\partial z} = \dfrac{\partial F}{\partial v}\dfrac{\partial v}{\partial z} = y\dfrac{\partial F}{\partial v}$;

5. $\displaystyle\iint\limits_{D}\left(1 - \dfrac{x}{3} - \dfrac{y}{4}\right)\mathrm{d}\sigma = \int_{-1}^{1}\mathrm{d}x\int_{-2}^{2}\left(1 - \dfrac{x}{3} - \dfrac{y}{4}\right)\mathrm{d}y = \int_{-1}^{1}\left[y - \dfrac{1}{3}xy - \dfrac{y^2}{8}\right]_{-2}^{2}\mathrm{d}x$

$\qquad\qquad = \displaystyle\int_{-1}^{1}\left(4 - \dfrac{4}{3}x\right)\mathrm{d}x = 4\left[x - \dfrac{1}{6}x^2\right]_{-1}^{1} = 8$;

6. $\begin{bmatrix} 0 & 1 & 3 & | & 1 & 0 & 0 \\ 2 & 3 & 5 & | & 0 & 1 & 0 \\ 3 & 5 & 7 & | & 0 & 0 & 1 \end{bmatrix} \xrightarrow{(1)\leftrightarrow(3)} \begin{bmatrix} 3 & 5 & 7 & | & 0 & 0 & 1 \\ 2 & 3 & 5 & | & 0 & 1 & 0 \\ 0 & 1 & 3 & | & 1 & 0 & 0 \end{bmatrix} \xrightarrow{(1)-(2)}$

$\begin{bmatrix} 1 & 2 & 2 & | & 0 & -1 & 1 \\ 2 & 3 & 5 & | & 0 & 1 & 0 \\ 0 & 1 & 3 & | & 1 & 0 & 0 \end{bmatrix} \xrightarrow{(2)-2(1)} \begin{bmatrix} 1 & 2 & 2 & | & 0 & -1 & 1 \\ 0 & -1 & 1 & | & 0 & 3 & -2 \\ 0 & 1 & 3 & | & 1 & 0 & 0 \end{bmatrix} \xrightarrow{(3)+(2)}$

$\begin{bmatrix} 1 & 2 & 2 & | & 0 & -1 & 1 \\ 0 & -1 & 1 & | & 0 & 3 & -2 \\ 0 & 0 & 4 & | & 1 & 3 & -2 \end{bmatrix} \begin{array}{l}{\scriptstyle(1)+2(2)}\\{\scriptstyle 0.25(3)}\end{array} \begin{bmatrix} 1 & 0 & 4 & | & 0 & 5 & -3 \\ 0 & -1 & 1 & | & 0 & 3 & -2 \\ 0 & 0 & 1 & | & 0.25 & 0.75 & -0.5 \end{bmatrix} \longrightarrow$

$\begin{bmatrix} 1 & 0 & 0 & | & -1 & 2 & -1 \\ 0 & -1 & 0 & | & -0.25 & 2.25 & -1.5 \\ 0 & 0 & 1 & | & 0.25 & 0.75 & -0.5 \end{bmatrix} \longrightarrow \begin{bmatrix} 1 & 0 & 0 & | & -1 & 2 & -1 \\ 0 & 1 & 0 & | & 0.25 & -2.25 & 1.5 \\ 0 & 0 & 1 & | & 0.25 & 0.75 & -0.5 \end{bmatrix}$

$A^{-1} = \begin{bmatrix} -1 & 2 & -1 \\ \dfrac{1}{4} & -\dfrac{9}{4} & \dfrac{3}{2} \\ \dfrac{1}{4} & \dfrac{3}{4} & -\dfrac{1}{2} \end{bmatrix}$;

7. $B = \begin{bmatrix} 2 & -3 & 1 & 5 & 6 \\ -3 & 1 & 2 & -4 & 5 \\ -1 & -2 & 3 & 1 & 11 \end{bmatrix} \begin{array}{l}{\scriptstyle(3)\leftrightarrow(1)}\\{\scriptstyle -(1)}\end{array} \begin{bmatrix} 1 & 2 & -3 & -1 & -11 \\ -3 & 1 & 2 & -4 & 5 \\ 2 & -3 & 1 & 5 & 6 \end{bmatrix}$

$\begin{array}{l}{\scriptstyle(2)+3(1)}\\{\scriptstyle(3)-2(1)}\end{array}\longrightarrow \begin{bmatrix} 1 & 2 & -3 & -1 & -11 \\ 0 & 7 & -7 & -7 & -28 \\ 0 & -7 & 7 & 7 & 28 \end{bmatrix} \longrightarrow \begin{bmatrix} 1 & 0 & 1 & 1 & -3 \\ 0 & 1 & -1 & -1 & -4 \\ 0 & 0 & 0 & 0 & 0 \end{bmatrix}$

$R(A) = R(B) = 2$ 　线性方程组有解

一般解为 $\begin{cases} x_1 = -3 - x_3 - x_4 \\ x_2 = -4 + x_3 + x_4 \end{cases}$

令 $x_3 = x_4 = 0$，得特解 $X_0 = (-3, -4, 0, 0)^T$

取自由变量 $x_3 = 1$、$x_4 = 0$，得对应齐次方程组的一个基础解系：$X_1 = (-1, 1, 1, 0)^T$

取自由变量 $x_3 = 0$、$x_4 = 1$，得对应齐次方程组的一个基础解系：$X_2 = (-1, 1, 0, 1)^T$

通解为 $\begin{bmatrix} x_1 \\ x_2 \\ x_3 \\ x_4 \end{bmatrix} = X_0 + k_1 X_1 + k_2 X_2 = \begin{bmatrix} -3 \\ -4 \\ 0 \\ 0 \end{bmatrix} + k_1\begin{bmatrix} -1 \\ 1 \\ 1 \\ 0 \end{bmatrix} + k_2\begin{bmatrix} -1 \\ 1 \\ 0 \\ 1 \end{bmatrix}$.